JN297062

近赤外分光法による前頭前野計測

認知症の早期発見と
リハビリテーション方法の評価

志村 孚城 編著

網田　孝司・牧　　　敦・鈴木　　剛
灰田　宗孝・金子　満雄・山崎　雅勇　共著
奥山恵理子・田中　有希・大城　昌平
重森　健太・近藤　真由・浅川　　毅

コロナ社

■ 編　者 ■

志村孚城（株式会社浜松早期認知症研究所）

■ 執筆者一覧 ■ （執筆順）

志村孚城（株式会社浜松早期認知症研究所）：1章，2.1節，4.1節，5.1節，5.4節，5.5節
網田孝司（株式会社島津製作所）：2.2節
牧　　敦（株式会社日立製作所）：2.3節
鈴木　剛（浜松ホトニクス株式会社）：2.4節
灰田宗孝（東海大学）：2.5節，5.2節
金子満雄（金子クリニック）：3.1節
山崎雅勇（釧路協立病院）：3.2節
奥山惠理子（株式会社浜松人間科学研究所）：4.1節
田中有希（東京医科歯科大学）：4.1節，5.1節，5.4節，5.5節
大城昌平（聖隷クリストファー大学大学院）：4.2節
重森健太（聖隷クリストファー大学大学院）：4.2節
近藤真由（東海大学）：5.2節
浅川　毅（東海大学）：5.3節

〔所属は 2009 年 6 月現在〕

推 薦 の 辞

東京大学名誉教授・東京電機大学名誉教授

斎藤　正男

　志村孚城先生とは，20年以上にわたって生体物性学や生体画像処理の研究をともにしてきました．近年，先生は認知症の診断についておもに工学技術的側面から研究を続け，2001年から日本生体医工学会（旧日本エム・イー学会）で研究会を主宰されてきました．今回先生が主宰される研究グループが，金子満雄先生を中心とする研究グループの方々とともに，早期認知症の診断に対する近赤外線イメージングの応用について，御研究の進展状況をまとめられるとのこと，誠に慶祝の至りであります．

　御承知のとおり，高齢社会の進行に伴い認知症患者が急激に増加し，医療施設だけでなく，患者家族の物理的，精神的負担には計り知れない深刻な事態が生じつつあります．この疾病に対しては多くの場合に早期の発見によって進行を抑制することが可能であり，医療体制の整備と一般人への知識の普及の必要性が叫ばれております．

　すべての地域に多数の高齢者と潜在的認知症患者が存在し，また単に加齢による物忘れ現象に怯（おび）える人々も多く存在するとき，プライマリーケアに当たる人たちの責任は大きいというべきです．しかし実際に地域での医療活動を見ると，必要性は十分に感じていても，進んで手間のかかる検査を行い，診断し治療する余裕はとてもないのが実情のようです．

　一方，認知症には多様な種類と程度があります．さまざまな検査診断方式が提案されているものの，検査に手間と時間を要します．また正確で確実な鑑別結果を得ることが困難なために，さらに専門的な検査を必要としています．夢物語ではありますが，限られた範囲の認知症であっても，ある程度以上の確実さをもって診断ができる装置と方法が提供されれば，プライマリーケアにおける事情も一変することでしょう．おそらく志村先生方がいま努力しておられる目標も，究極的にはそこにあるのだと理解しております．

　金子先生方のグループは，老化廃用型認知症の初期状態が前頭前野の機能低下として現れることに気づき，そのエビデンスを提出されるとともに，信念をもって検査法，治療法などを考案し，臨床適用と普及活動を続けてこられました．その御努力には心から敬意を表したいと思います．

　一方，志村先生のグループでは，この考えに近赤外分光法（NIRS：near infrared spectroscopy）を応用し，実証することを検討してこられました．脳の構造上の変化はさまざまな画像法によって診断することができますが，構造に一見大きな変化がなく，精神的な作業をしたときにその機能が十分働かないといった種類の欠陥に対しては，この方法のほかには f-MRI，SPECT，脳波（電気的，磁気的）など限られ方法しかありません．

先生方は，NIRS をおもに検討されてきましたが，それはおもに実用化の見地からだと理解しております。NIRS は，体外から近赤外光を体内に照射し，戻ってくる光に基づいて酸素化ヘモグロビンと脱酸素化ヘモグロビンの成分を検出し，赤外光通過領域の脳組織の活動程度を推定しようとするものです。体外に光放射器と検出器を装着するだけでよいので，実用上有利だと考えられます。NIRS 関連の技術については国内外の研究者の関心が高く，心疾患など他の臓器について，あるいは脳の前頭以外の領域について作業負荷による変化など，測定の試みが散見されます。しかし認知症に対して本格的な応用を試みた例はなく，今回の取りまとめの意義は大きいと信じます。

　NIRS による画像技術としては，空間分解能，時間的応答，雑音などいくつかの技術的問題があり，研究が進められています。いまの段階では前頭前野内の領域が細かく指定されているわけではなく，時間的応答についても厳しい要求はないと思います。「やればうまくいきそう」な感じがありますから，この方向へ研究を進めるのが自然なのでしょう。

　しかし困難な点もあります。一つには健常な状態と認知症の状態間の NIRS 結果の変化がきわめて小さいと予想されます。装置の雑音との闘いというよりは，循環状態の変化など生体由来の擾乱によって，目的の変化がマスクされてしまう危険が多分にあります。もう一つにはサンプル数が少ないことがあります。もともと認知症は多種類にわたり，また現行の検査スケールは○×というほど簡単ではなく多段階にわたります。どの患者がどの分類に属するかはあまり確実とはいえません。そのままで種類や段階ごとにサンプルを用意するときわめて少数かつ不確実になり，医学的診断と NIRS 結果を対応させて統計的に信頼できる結果を導くことは困難なように思われます。

　しかしこの種の困難は，新しい診断技術を開発するときにはつねに経験されてきたことです。技術の可能性に確信があれば，実用的見地から一気に研究を進めるべきでしょう。しかし，この場合のように方法論自体がまだ確立していない段階では，実用化からいったん離れても基礎的な方法論を固めることが必要なようです。例えば，SPECT や f-MRI は，広くプライマリーケアで使うことが期待できなくても，現行の検査方法と脳内の現象を関連づけるためには役に立つはずです。他の古典的な方法も援用できるでしょう。検査対象も患者だけでなく，健常者に負荷をかけて得られる「当たり前」の結果を出発点として，患者の診断を試みるのが普通の手順のように思います。

　いずれにしても，この研究には大勢の研究者の努力と大勢の患者の協力が必要です。そのためには，まず提案方法の有効性を広く実感してもらうことが必要で，そこでは統計的有意性よりも明確な成功例が役に立ちます。研究者が増えれば，自然に統計的有意性が検証できる状況になるはずです。この書が大勢の関係者の関心を呼び，それを契機として研究がさらに拡がることを期待します。

推薦の辞

県西部浜松医療センター名誉院長

室久敏三郎

　認知症は現在増加の一途をたどり 2015 年には国内で 250 万人に達すると予測されている人類が遭遇する大きな疾病の一つです．残念ながら，その原因，疾病の分類，治療方法などは十分に解明されているといえず，まさに胃がんの医療の黎明期の様相を示しているように思われます．

　私は 1956 年，医学部を卒業し，大学の外科教室（大学院入学）に入局しました．当時は，X 線検査を含めてすべての画像診断はきわめて不完全で，特に消化器領域においては，しばしば「試験開腹」なる言葉が使われていました．術前の検査ではわからず，「ともかくお腹を開いて見よう」ということです．いま考えると無茶苦茶と思いますが，当時はそれが普通であったのです．そのまま亡くなって，剖検されないこともありました．私が外科を選んだ理由の一つに最終診断をはっきりさせたいということがありました．

　1962 年，ある成人病センターからの紹介患者の手術をしたときのことです．開腹して胃をさわったがなにもふれません．術前の検査をした N 医長に，誤診ではないかということで連絡しましたが，「あるはずだ」ということで，胃切除し，手術を終えてから切除胃を開きましたが，肉眼的には小さなビラン（潰瘍の浅いもの）があるのみでした．この症例は，私がはじめて見る II c 型という分類に入る早期の胃がんでした．いまでは，日常ルーチンに発見される早期がんも，当時は特殊な医療機関で症例報告として発表された時代でした．多くの胃がんは，進行がんで手術できず試験開腹に終わることも多く，胃切除できたとしても，大半が，まもなく再発して死亡したものでした．

　消化器の病理の専門家で，早期胃がんを認めない学者さえもいました．日本中が，内科も外科も放射線科も病理も，早期胃がんの問題で沸騰しました．市川平三郎氏（国立がんセンター）の『胃 X 線診断の実際』(1964) が専門書としてはめずらしくベストセラーになったと聞きました．多くの臨床例が蓄積され，その一例一例が詳細に検討されたのです．その結果，胃がんの予後は，けっして大きさでなく，進達度（胃壁へ浸潤する深さ）によるものであることがわかってきました．早期というのは，けっして，がんになって早いのではなく，胃壁の内側に近い層，例えば粘膜層・粘膜下層にとどまっているということです．別の言葉でいえば，治るがんということです．特に粘膜層にとどまるなら 5 年生存率が 100% に近いのです．私が医師になったころはほとんどが死への転帰をたどったことを思えば，まさにコペルニクス的転回であるともいえましょう．

　いまや，早期胃がんの概念は全世界で認められるに至りました．日本が発信した誇るべき

医学です。しかも現在，集団検診で発見される 50-70％が早期胃がんであり，明らかに胃がんの死亡率は低下しています。

　ここで早期認知症に視点を戻します。金子満雄博士が老化廃用型早期痴呆を提唱されたときには，多くの識者からの疑問が投げかけられました。しかし，いまや老化廃用型早期痴呆（老化廃用型早期認知症）の概念は，しだいに広く浸透しつつあります。認知症の場合は，胃がんに比べるとかなり複雑です。したがって，胃がんのように結論がでるにはまだまだ時間がかかると思います。剖検や検体検査に頼っていた病理学は最新の画像診断技術によって格段と進歩しています。PET や SPECT のみならず，本書でとりあげている近赤外分光法のような新しい画像診断法が，早期認知症の概念を変えていくこともあるかもしれません。

　若い研究者が柔軟な心で，未知の分野の開拓に情熱を捧げることを願っているもののひとりです。

発刊の趣旨

　介護保険上の推定で2015年には国内で250万人に達すると予測されている認知症は高齢者の関心事の第一にあげられる問題です。認知症に陥ると本人は予測できないようなつらさを感じることが最近わかってきましたし，介護する家族に精神的，経済的負担を強いることになります。国家経済的立場から見れば，医療保険や介護保険を圧迫する最大の課題になりつつあります。

　さて，認知症は，痴呆（dementia）は差別用語であるとして厚生労働省の指示で2004年に改められた名称です。命名について，まだいろいろな議論が聞かれます。工学側の編者にとって，この分野の用語使いは複雑であるので，2000年発行の南山堂医学大辞典を調べました。痴呆とは，「発育過程で獲得した知能，記憶，判断力，理解力，抽象能力，言語，行為能力，認識，見当識，感情，意欲，性格などの諸々の精神機能が，脳の器質的障害によって障害され，そのことによって独立した日常生活・社会生活や円滑な人間関係を営めなくなった状態をいう」とあります。

　さらに，アルツハイマー型痴呆（DAT：dementia of Alzheimer type）の項を要約すれば，「DATは初老期（40歳代後半から50歳代にかけて）に発症するアルツハイマー病（1907年ドイツの精神科医 Alois Alzheimer により初めて報告された疾患，AD：Alzheimer's disease）と高齢期（70歳代後半以降）に発症する老年痴呆（senile dementia）あるいはアルツハイマー型老年痴呆（SDAT：senile dementia of Alzheimer type）の総称である」と記載されています。厚生労働省の指示に従えば，アルツハイマー型痴呆はアルツハイマー型認知症に，老年痴呆あるいはアルツハイマー型老年痴呆は老年認知症あるいはアルツハイマー型老年認知症に読み替えるものと解釈しています。しかし最近は，アルツハイマー病を上記のように若年性認知症に限定して使わず，アルツハイマー型老年認知症を含む全体の総称として用いられている場合が多く見受けられます。

　最近の認知症の分類は，症状の問診，神経心理テスト，画像診断，検体検査，剖検など，臨床から病理までを駆使して精力的に行われています。現状では，日進月歩で確定的ではありませんが，大分類として，アルツハイマー型認知症や老化廃用型認知症（1987年の金子満雄らが提唱した前頭前野機能の障害から始まる認知症）のように加齢とともに進行する認知症と若年性認知症のように短期間に進行する認知症，あるいは発症原因から分類すれば，老化廃用型認知症と疾患に起因する認知症に分けて考えてよさそうです。

　かつては認知症の治療法はほとんど存在しないといわれていましたが，金子らの老化廃用型認知症や1996年のPetersonらのアルツハイマー病の軽度認知障害（MCI：mild cognitive impairment）などの進行性認知症は早期発見と早期治療が効果的であるとの研究成果がいろいろと報告されるようになりました。

一方，800 nm-2.5 μmの波長の電磁波（近赤外線）を脳に照射しその後方散乱光から行路の酸素化ヘモグロビン濃度と脱酸素化ヘモグロビン濃度を計測する技術が開発され，近年実用化されました。送光ファイバと受光ファイバの組合せで一つの時系列データを得る装置から，複数の送光ファイバと受光ファイバを千鳥に組合せ面として測定結果を得て，それをリアルタイムにカラー表示する装置まで使えるようになっています。それらは近赤外分光法（NIRS）と呼ばれます。この装置の最大の特徴は作業中の脳の活動状態が計測できることです。

このような社会的ニーズ，医学的背景，工学技術の進歩を統合して，認知症の初期段階の診断と治療に近赤外分光法を活用する試みが開始されています。これからは，この分野の教育，研究，臨床などに携わる人々が急増すると思われます。本書は医学関係者，介護福祉関係者，生体医工学関係者，およびそれらを学習中の学生諸君を対象とし，基礎的内容から実験研究の方法まで幅広く掲載しています。基礎知識としては，近赤外分光法の機器の研究開発を手懸けている株式会社島津製作所，株式会社日立製作所，浜松ホトニクス株式会社の三社の特徴を競う記載，近赤外分光法の生理学的意味を記載しました。さらに，金子らの老化廃用型認知症に関する医学的解説は，本書の題目である「近赤外分光法による前頭前野計測」に関連する医学的意義の一端を示しました。また，実験研究に関する著者はおもに日本生体医工学会のBME on Dementia 研究会において先駆的にこの分野に挑戦してこられた方々ですので，具体的な実験研究を行う際の参考になると考えています。

編者は，2015年には約250万人に達する認知症の仲間に入る可能性がある年代です。自分ではMCIなどの認知症予備軍には入っていないと思っていますが，心配です。自分自身のためにも早く確実な認知症予防の道筋が見出されればよいと考えております。本書が認知症の初期段階でのスクリーニング方法，精密診断方法，脳のリハビリテーション方法などをすみやかに確立するために微力ながら貢献できればと考えております。

2009年6月

志村　孚城

目　　　次

■ 1.　序　　　論 ■

1.1　はじめに ……………………………………………………………………………………… 1
1.2　認知症の原因の分類 ………………………………………………………………………… 4
1.3　老化廃用型認知症の進行と脳のリハビリテーション …………………………………… 5
1.4　認知症予備軍の全体像 ……………………………………………………………………… 6
　1.4.1　アルツハイマー型認知症 ……………………………………………………………… 6
　1.4.2　進行型認知症の認知症予備軍の定義・診断についての提案 ……………………… 7
1.5　近赤外分光法で期待される効果 …………………………………………………………… 9
引用・参考文献 …………………………………………………………………………………… 9

■ 2.　近赤外分光法の基礎 ■

2.1　各種画像診断法の計測原理と特徴 ………………………………………………………… 12
　2.1.1　MRIとf-MRI …………………………………………………………………………… 12
　2.1.2　SPECT …………………………………………………………………………………… 14
　2.1.3　PET ……………………………………………………………………………………… 14
　2.1.4　脳波計 …………………………………………………………………………………… 15
　2.1.5　脳磁計 …………………………………………………………………………………… 16
　2.1.6　超音波診断装置 ………………………………………………………………………… 17
　2.1.7　近赤外分光法 …………………………………………………………………………… 18
2.2　近赤外分光法の原理とイメージング（島津製作所方式） ……………………………… 19
　2.2.1　歴史 ……………………………………………………………………………………… 19
　2.2.2　光脳機能イメージング装置の原理 …………………………………………………… 20
　2.2.3　画像化の方法 …………………………………………………………………………… 23
　2.2.4　ハードウェアと特長 …………………………………………………………………… 24
　2.2.5　解析機能 ………………………………………………………………………………… 25
　2.2.6　SRS装置について ……………………………………………………………………… 27
　2.2.7　脳機能計測における将来展望 ………………………………………………………… 28

2.3 近赤外分光法の原理とイメージング（日立メディコ方式）・・・・・・29
- 2.3.1 歴史的背景 ・・・・・・29
- 2.3.2 近赤外分光トポグラフィの計測原理 ・・・・・・30
- 2.3.3 近赤外分光トポグラフィによる脳機能信号の抽出 ・・・・・・34
- 2.3.4 近赤外分光トポグラフィの安全性 ・・・・・・35
- 2.3.5 近赤外分光トポグラフィの応用 ・・・・・・36

2.4 近赤外分光法の原理とイメージング（浜松ホトニクス方式）・・・・・・39
- 2.4.1 測定原理 ・・・・・・40
- 2.4.2 NIRO-200 の特徴 ・・・・・・42
- 2.4.3 多チャネル酸素モニタ（マルチファイバアダプタシステム）・・・・・・49

2.5 近赤外分光法の生理学的意味 ・・・・・・55
- 2.5.1 脳機能測定法 ・・・・・・55
- 2.5.2 近赤外分光法による脳機能測定 ・・・・・・57
- 2.5.3 近赤外分光法から得られる情報 ・・・・・・59
- 2.5.4 近赤外分光法で得られた信号の意味 ・・・・・・61
- 2.5.5 近赤外分光法による脳計測のモデル ・・・・・・62
- 2.5.6 近赤外光を用いた脳機能測定で得られた信号のどれを使うか ・・・・・・65
- 2.5.7 多数の被験者の比較 ・・・・・・66
- 2.5.8 光機能画像 ・・・・・・66

引用・参考文献 ・・・・・・67

■ 3. 早期認知症の医学的解説 ■

3.1 老化廃用型認知症 ・・・・・・71
- 3.1.1 前頭前野とはなにか ・・・・・・72
- 3.1.2 個々の前頭前野機能 ・・・・・・73
- 3.1.3 早期認知症（痴呆）とはなにか ・・・・・・79
- 3.1.4 浜松二段階方式簡易認知症診断法 ・・・・・・82
- 3.1.5 臨床実績 ・・・・・・88
- 3.1.6 早期認知症（廃用型）に対する脳活性化訓練 ・・・・・・89

3.2 老化廃用型認知症の SPECT 診断 ・・・・・・91
- 3.2.1 SPECT の基礎 ・・・・・・92
- 3.2.2 放射性医薬品（トレーサ）・・・・・・95
- 3.2.3 SPECT の検査評価法 ・・・・・・96
- 3.2.4 脳血流 SPECT による認知症の診断 ・・・・・・98

引用・参考文献 ・・・・・・105

■ 4. 近赤外分光法の早期認知症診断への適用 ■

4.1 かなひろいテスト・漢字色別テスト物語編の評価 ……………………… 107
   4.1.1 かなひろいテストと漢字色別テスト物語編の概要 ………………… 107
   4.1.2 漢字色別テスト物語編のコントロールスタディ …………………… 110
   4.1.3 近赤外分光法による漢字色別テスト物語編の評価 ………………… 113
4.2 近赤外分光法によるMMSEの評価 …………………………………… 119
   4.2.1 MMSEによる認知症の臨床評価 ……………………………………… 119
   4.2.2 MMSEの限界 …………………………………………………………… 121
   4.2.3 近赤外分光法による前頭前野活動の評価 …………………………… 123
引用・参考文献 ………………………………………………………………… 128

■ 5. 近赤外分光法の早期認知症脳リハビリテーションへの適用 ■

5.1 音楽療法（対象者の個人の特性に関する検討） ………………………… 130
   5.1.1 音楽療法 ………………………………………………………………… 131
   5.1.2 近赤外分光法を利用した装置による計測データとその意味 ……… 132
   5.1.3 実験方法および手順に関する諸注意 ………………………………… 132
   5.1.4 実験プロトコルを立てる際の諸注意 ………………………………… 133
   5.1.5 実験研究1：数値解析法による音楽聴取中の前頭前野機能の賦活状況の評価 … 133
   5.1.6 実験研究2：画像診断法による音楽聴取中の前頭前野機能の賦活情報の評価 … 139
   5.1.7 個人の特性に関する検討のまとめ …………………………………… 144
5.2 音楽療法（対象者の聴取態度に関する検討） …………………………… 145
   5.2.1 方法 ……………………………………………………………………… 146
   5.2.2 解析方法 ………………………………………………………………… 148
   5.2.3 結果 ……………………………………………………………………… 148
   5.2.4 考察 ……………………………………………………………………… 150
   5.2.5 音楽療法の今後の期待 ………………………………………………… 153
5.3 オンデマンド型回想式すごろくシステムによるゲーム療法 …………… 154
   5.3.1 回想法 …………………………………………………………………… 154
   5.3.2 オンデマンド型回想式すごろくシステム概要 ……………………… 155
   5.3.3 オンデマンド型回想式すごろくシステムの実施手順 ……………… 155
   5.3.4 近赤外分光法によるシステムの評価 ………………………………… 156
   5.3.5 評価結果・考察 ………………………………………………………… 158

5.4 ペグ・ソリテールによるゲーム療法 …………………………………… 161
　5.4.1 ゲーム療法とアクティビティケア ………………………………… 161
　5.4.2 近赤外分光法を利用した装置によるデータとその意味 ………… 162
　5.4.3 実験研究：時間軸推移によるゲーム療法中の前頭前野機能の賦活状況の評価 ……… 162
　5.4.4 近赤外分光法を利用した装置によるゲーム療法の効果の測定 ……… 167
5.5 絵 画 療 法 …………………………………………………………… 167
　5.5.1 絵 画 療 法 ……………………………………………………… 167
　5.5.2 近赤外光イメージング装置によるデータとその意味 …………… 169
　5.5.3 実験研究：芸術療法による前頭前野機能の賦活状況の評価 ……… 169
　5.5.4 近赤外分光法を利用した装置による絵画療法の効果の測定 ……… 174
引用・参考文献 ………………………………………………………………… 175

●索　　　引● …………………………………………………………………… 177

1. 序　　　論

1.1　はじめに　　　　　　　　　　　　　　　　　　　　　　　　（志村孚城）

　はじめに，認知症の分化の過程（**図1.1**）を振り返りたい。最上位概念のdementiaから最初の分化は，1892–1906年にかけてArnold Pickが報告した前頭前野にかかわるピック病（PD：Pick's disease）[1]† であった。ほぼ時を同じくして，1907年Alois Alzheimerが大脳後半に関係するアルツハイマー病（AD：Alzheimer's disease）を分化した。アルツハイマ

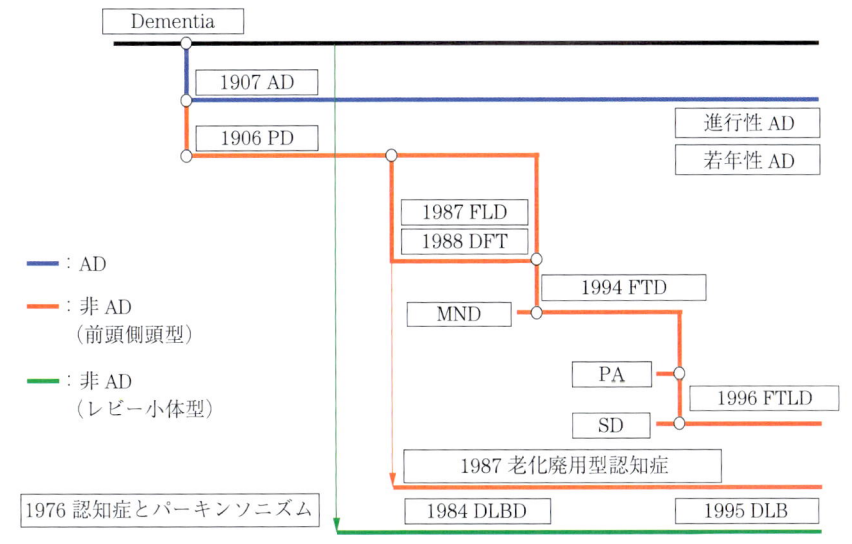

AD：Alzheimer's disease（アルツハイマー病），PD：Pick's disease（ピック病），FLD：frontal lobe degeneration of non-Alzheimer type（非アルツハイマー型前頭葉変性症），DFT：dementia of frontal lobe type（前頭葉型認知症），MND：motor neuron disease（運動ニューロン疾患），FTD：frontotemporal dementia（前頭側頭型認知症），PA：progressive non-fluent aphasia（進行性非流暢性失語），SD：semantic dementia（意味性認知症），FTLD：frontotemporal lobar degeneration（前頭側頭葉変性症），DLBD：diffuse Lewy body disease（慢性レビー小体病），DLB：dementia with Lewy bodies（レビー小体型認知症）

図1.1　認知症の分化

---
† 肩付き数字は，章末の引用・参考文献の番号を表す。

一病については，ベータアミロイドの沈着などの病理学的研究や軽度認知機能障害（MCI：mild cognitive impairment）などの臨床症状的研究などがたがいに影響しつつ著しい進歩が現れている。

一方，本書が対象とする前頭前野に関係する疾病については，1987-1988年にかけて非ピック病としてGustafson[2]やNeary[3]らが発表した非アルツハイマー型前頭葉変性症（FLD：frontal lobe degeneration of non-Alzheimer type）あるいは前頭葉型認知症（DFT：dementia of frontal lobe type）が分化した。老化廃用型認知症（SDD：senile disuse demantia）の概念が金子満雄より提唱された[4]のが1987年であり，まさに同時期の発表であった。前頭前野が関連する認知症はその後いくつかの変遷を経て，1996年にマンチェスターのグループによる上位概念に統合され，前頭側頭葉変性症（FTLD：frontotemporal lobar degeneration）と命名[5]され，1998年にはさらにそれらの詳細な診断基準が発表[6]されている。前頭側頭葉変性症は前頭側頭葉変性症群というべきもので，最初に侵される脳領域の違いに対応して出現する臨床症状に基づいた分類であり，特定の神経病理学的特徴には対応しないとされている。将来，老化廃用型認知症と前頭側頭葉変性症群がどのように整理されていくかはたいへん重要な課題の一つであると考えている。

その他，パーキンソン病に根をもつレビー小体型認知症が最近国際的に認知されるようになった。これは，小坂らが1976年以降相ついで発表した認知症とパーキンソニズムを主症状とした症例に端を発する[7]。病理像としては中枢神経系における多数のレビー小体およびレビー関連神経突起の出現とそれに基づく神経細胞脱落に特徴づけられるといわれている。この認知症は本書の対象である前頭前野には関係が薄いと考えている。

> 本書の目的は，上記のような位置づけの前頭側頭型認知症や老化廃用型認知症の予備軍や早期認知症患者のスクリーニング手法や診断手法，脳のリハビリテーション手法，該リハビリテーション効果測定方法など，臨床的に用いられる医療技術の進歩に近赤外分光法を適用する道を開くことである。

ほかの認知症と同様に，前頭側頭型認知症や老化廃用型認知症におけるスクリーニングや脳のリハビリテーションの評価方法として，①問診や観察法，②神経心理テスト，③画像診断，④病理学的診断が研究されている。すでに，試行され効果が報告されているものもある。

しかし，問診や観察法は検者の経験，技量に左右されることは容易に想像できる。例えば，金子満雄らが創案した30項目の問診表は検者間のばらつきが大きく診察の補助的資料にしかならないとの報告がある[8]。本書の目的である前頭側頭型認知症や老化廃用型認知症の早期認知症患者や未病の認知症予備軍に対して前頭前野の機能低下を診断する場合，個人

が元来有する性格的な状態と疾病による状態を分離することの難しさも加わり，問診法や観察法のみで確定診断することは容易ではないと考える。

一方，神経心理テストは，多くの手法がテストバッテリーとして集約されている[9),10)]。本書の目的とする前頭側頭型認知症や老化廃用型認知症の初期段階でのスクリーニングや診断のためには，この中から前頭前野の機能低下を診断できるテストを抽出して用いればよい。しかし，抽出したテストが真に前頭前野機能を計測しているかは，検証が必要である。例えば，国際的に認知されているMMSE（mini-mental states examination）は広範な認知症の段階に適用されているが，項目によっては前頭前野を賦活させないものもあることが最近近赤外分光法で明らかにされた[11)]。すなわち，MMSEを認知症の初期段階に適用して全項目の合計点のみで判定することは危険であることを示した。

画像診断では，従来，脳波計，PET，SPECT，MRI，f-MRIなどが用いられてきた[12)~16)]。問題は，いずれの方法でも被験者を静止状態にとどめておく必要があることである。例えば，脳波計測における筋電の影響は広く知られていて，前頭前野計測のFp.1，Fp.2（国際脳波学会の10/20法）の電極位置では眼球運動や瞬きが脳波計出力に影響するほどである。他の装置はそれほどではないものの，与える刺激はほぼ視覚系と聴覚系に限定され，その応答の表現方法も限られている。

最近，近赤外の後方散乱光をスペクトル解析して酸素化ヘモグロビン（oxy-Hb）と脱酸素化ヘモグロビン（deoxy-Hb）の濃度を計測する新しい計測法が実用化された。被験者にタスクを課しながら測定部位の酸素代謝が測定できることが特徴で，空間分解能が悪いなどの欠点もあるが，前頭側頭型認知症や老化廃用型認知症の早期認知症患者や認知症予備軍に関係の深い前頭前野機能を評価するうえで最適な方法といえる。この計測法では，測定位置の酸素化ヘモグロビンと脱酸素化ヘモグロビンの時系列信号を表示する装置と2次元の測定位置を同時計測して値をカラーコード化し2次元カラー表示を行う装置が市販されていて，メーカがそれぞれ独自の名称をつけている。本書では，時系列信号を表示する装置も2次元カラー表示を行う装置もその解析過程で近赤外光の分光分析を行っているゆえに，近赤外分光法あるいはNIRS（near infrared spectroscopy）と統一して用いることを推奨する。

最近の病理学的診断技術は，PETやSPECTに用いるトレーサおよび検体の染色にかかわる生化学技術の革新的進歩を統合し，各種認知症を診断できるマーカー探しが精力的に行われている。本書の分野ではないが，著しい技術革新の最中にあるので，この分野を統括している日本認知症学会の研究活動には目が離せないと筆者は思う。

本書に記載される近赤外分光法の測定技術については，開花期であるため，装置のメーカは各社各様な独自性を創出している。この機会に各社の主張を大いに述べていただき，今後の技術の発展に役立てていただきたいと考えた。また，測定された結果から脳の生理学的活

動をどのように解釈するかについて議論がさかんである[17)~20)]。その中で，灰田宗孝の生理学的モデル[21)]は論理的で理解しやすいので，本書にとりあげ解説をお願いした。

　また，進行性認知症の未病段階やごく初期の段階をどのように位置づけるかについては，老化廃用型認知症，前頭側頭型認知症，アルツハイマー型認知症，レビー小体型認知症とそれぞれに分けて考える必要があると筆者は考える。その中でアルツハイマー型認知症については，Petersenらの提唱するMCI（mild cognitive impairment）[22)]が有名であり，国際老年精神医学会がまとめたAACD（aging-associated cognitive decline）[23)]もある。しかし，これらの考えですべてが決着したとはいい切れないと考えている。それに対して，老化廃用型認知症については，MCIに相当する議論はなされていない。そこで，1.4節ではこの点に触れ，自説を披露する。

　老化廃用型認知症の医学的な記述としては，臨床的立場から疾病の診断・治療に必要な前頭前野機能判定の必要性などを中心に金子満雄に，医療画像診断の側面から山崎雅勇にそれぞれお願いした。

　近赤外分光法は，比較的簡単に酸素化ヘモグロビンと脱酸素化ヘモグロビンの濃度を測ることができ，2次元のカラー賦活マップが視覚的に訴える力が強いためその図ばかりが一人歩きしがちである。本書では，この点をいろいろな角度からとりあげ，成果の表現方法が安易にならないように警鐘をならすことも使命に加えた。

1.2　認知症の原因の分類　　　　　　　　　　　　　　（志村孚城）

　認知症の分類は，機能を使わないことに起因する老化廃用型認知症と疾患に原因がある認知症に大別される[24)]。前者については本書の3章に詳しく記述されているが，要点は大脳皮質の前頭前野に着目することである。前頭前野は人間の行動の司令塔であり，図1.2に示すような機能を有している。この機能にかげりが生じると，就業，自治会活動，近所づき合

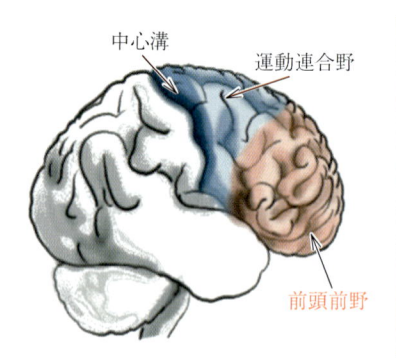

■図1.2　前　頭　前　野

（中心溝，運動連合野，前頭前野）

前頭前野機能
　創造
　機転
　計画
　制御・抑制
　注意分配
　短期記憶
　・
　・
　・

い，友達づき合いなどの社会生活に支障をきたすようになり，早期認知症の段階に入ったことになる。さらに進むと，日常生活の自立も難しくなる（**表1.1**）。ここで示している未病の老化廃用型認知症予備軍は早期認知症には至っていないが，生活習慣の改善，脳機能訓練など予防措置を行わず現状の生活を続ければ早期老化廃用型認知症に陥るグループをさしている。

■ 表1.1　老化廃用型認知症の分類

	認知症予備軍（未病）	早期認知症	認知症
自立水準	生活スタイルの中に埋没，自身の性格などと区別できない	社会生活（ASL：activity of social living）の低下	日常生活（ADL：activity of daily living）の低下が付加
脳機能	前頭前野の軽度な機能低下	前頭前野の機能低下として現れる（金子満雄提唱）	認知機能の低下が付加

　後者の疾患に原因のある認知症に関し，神経変性疾患として，アルツハイマー病，ピック病，パーキンソン病，ハンチントン舞踏病，進行性核上麻痺，汎発性レビー小体病，脊髄小脳変性症，皮質基底核変性症などが，また脳梗塞や脳出血などの脳血管障害，脳挫傷，脳内出血，慢性硬膜下血腫などの外傷性疾患，脳腫がん，がん性髄膜炎などの腫瘍性疾患，髄膜炎，脳炎，脳膿瘍，進行麻痺，クロイツフェルト・ヤコブ病などの感染性疾患，甲状腺機能低下症，下垂体機能低下症，ビタミンB_{12}欠乏症，肝性脳症，電解質異常，脱水，ウェルニッケ脳症，ペラグラ脳症，アルコール脳症などの内分泌・代謝性・中毒性疾患，および正常圧水頭症，多発性硬化症などがあげられている[24]。

1.3　老化廃用型認知症の進行と脳のリハビリテーション　　（志村孚城）

　本書は前頭前野に着目していて，関係する認知症としては前頭側頭型認知症や老化廃用型認知症などがあるが，この節では老化廃用型に焦点をあてた。その理由は，老化廃用型認知症に対する脳のリハビリテーション効果の発表が多く見られるからである。

　老化廃用型認知症の進行の経緯を**図1.3**に示す。浜松二段階方式の診断法[25]によれば，認知症予備軍と認知症との境界の診断を前頭前野機能検査で行う。これが，スクリーニングであり，用いるテストは「かなひろいテスト」である。その後，境界以下の被験者に対し脳の全体機能を簡便に測定できる MMSE を適用し，その得点に従い認知症のレベル（軽度認知症，中度認知症，重度認知症）を判定する。日本早期認知症学会では軽度認知症と中度認知症を早期認知症と位置づける考えが主流である[26]。早期認知症患者に対して，前頭前野を

図1.3 老化廃用型認知症の進行

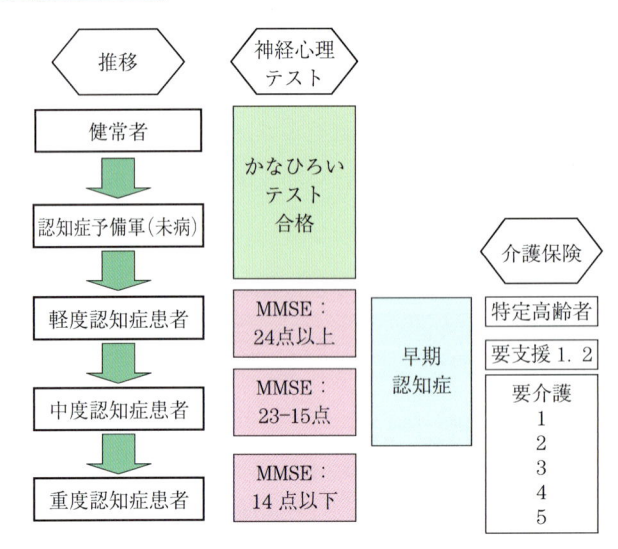

推　移：認知症は認知症予備軍，軽度，中度，重度と進行
神経心理テスト：浜松二段階方式による判定
介護保険：対応する介護保険制度

中心とした脳リハビリテーションを行い維持・改善が可能であるとの研究成果が早期認知症学会大会講演録に数多く報告されている[27)~35)]。

1.4　認知症予備軍の全体像　　　　　　　　　　　　　　(志村孚城)

認知症予防については厚生労働省「認知症の医療と生活の質を高める緊急プロジェクト」[36)]の中の重要な施策としてとりあげられている。対象者は認知症予備軍であるが，現在まで健常者と思われる人々から認知症予備軍を抽出するスクリーニング方法があらゆるタイプの認知症で確立されているわけではない。

●1.4.1　アルツハイマー型認知症

進行的に認知症に至るアルツハイマー型認知症では，認知機能の変化から見れば正常な老化の過程と区別できる前期的な期間が存在するといわれている。**図1.4**に示す概念図[24)]が説明のためによく用いられる。縦軸は認知機能，横軸は年齢がとられ，通常の加齢に伴う機能の低下以上に機能が低下する人々を認知症予備軍としてとらえ，機能低下が社会生活に問題が起きるレベルまでの期間を一般に軽度認知障害（MCI：mild cognitive impairment）といっている。縦軸を認知機能の中の［記憶・学習，注意・集中，思考（例えば，問題解決能力），言語（例えば，理解，単語検索），視空間認知］の5項目にとった国際老年精神医学

会の AACD（aging-associated cognitive decline）[23] が広義の MCI といわれ，記憶障害に注目したのが Petersen らが提唱する MCI[22] である。脳機能から見れば，AACD はかなり広範な部位を対象にしているため，記憶のみに着目している Petersen らの MCI より認知症に進む割合が多くなる結果[36] は当然であると考える。

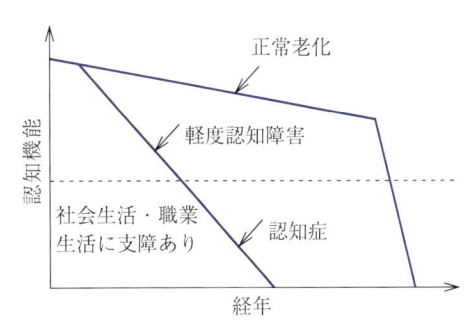

図1.4 アルツハイマー型認知症の進行

問題は，抽出した認知症予備軍から認知症に進む割合の多少を比較するのではなく，抽出した認知症予備軍にどのような治療やリハビリテーションを施して改善させるかにあると考える。この点から考えると，単に記憶機能に着目した Petersen らの MCI のほうが多面的機能を総合した AACD より優れているスクリーニング方式であると考える。参考までに開示されている Petersen らの MCI の診断基準（英文と日本語翻訳）[24],[38] を表1.2に示す。実際の診断は CDR（clinical dementia rating scale）[39],[40] や GDS（global deterioration scale）[41] が適当であるとのコンセンサスが得られている[24]。

表1.2 軽度認知障害の診断基準（和文[24]と英文[38]）

(1)	記憶に関する訴えがあること，情報提供者による情報があればより望ましい
(2)	年齢と教育年数で調整した基準で客観的な記憶障害があること
(3)	一般的な認知機能は保たれていること
(4)	日常生活能力は基本的に維持されていること
(5)	認知症でないこと

(1)	memory complain
(2)	normal activities of daily living
(3)	normal general cognitive function
(4)	abnormal memory for age
(5)	not dementia

● 1.4.2　進行型認知症の認知症予備軍の定義・診断についての提案

Petersen らの MCI の診断基準である記憶について考える。記憶機能には 0.2 秒くらいで消える感覚一時貯蔵[41]，通常数分以内といわれる短期記憶[41]，比較的最近（例えば，昨日）の出来事の近時記憶[42] と時間的にかなり経過した出来事の遠隔記憶[42] があり，それぞれをつかさどる脳の部位が異なるので，それぞれを分離してスクリーニングするほうがその後実施する脳のリハビリテーションの観点から優れている方法と考える。

進行性認知症の前期症状は記憶機能だけではない。表1.3は，筆者がかかわる認知症予防

■ 表1.3　進行性認知症の危険な予兆の推定（記憶機能障害を除く）

脳の部位	危険予兆例
前頭連合野	意欲の低下，自律力の低下，コミュニケーションの低下，軽度失語症など
側頭連合野	言語理解の低下，人や形の認知の低力，会話がちぐはぐになるなど
頭頂連合野	図形模写の低下，文字書きが下手になる，箸の使い方が下手になるなど

型有料老人ホームや認知症対応型デイサービスにおいて体験し，推定した記憶機能以外の危険な予兆である。前頭連合野，側頭連合野，頭頂連合野について分類して記したが，これ以外にも多種多様である。これらの前駆的機能低下が認知症につながっていくと推定しているが，どのような過程でどのように複合化しながら認知症に進行していくかは長期的観察が必要であり，今後の調査課題である。

　老化廃用型認知症も進行的に認知症に至る。本書の対象である前頭前野に着目すると，表1.3の前頭連合野の危険な予兆の中の，① なにごとについても行動を起こす意欲の低下，② 自分で計画して日々の生活を組み立てていく自律力の低下，③ 人間とのコミュニケーションをとる能力の低下などが該当する三大因子であると考えている。

　以上述べた前駆症状を総括し，進行性認知症に対して図1.4に示したPetersenらのMCIの概念図を普遍化し，図1.5のような認知症予備軍の期間を提案する。縦軸を認知機能でなく前頭前野機能にとれば，前頭側頭型認知症や老化廃用型認知症予備軍の概念として，軽度前頭前野機能障害（MPFI：mild prefrontal function impairment）と呼ぶ期間が存在すると考える。図1.6にこの様子を示す。また，縦軸を頭頂連合野機能にとれば，空間的座標や方向性の認知の低下に伴う軽い模写機能の低下や書き文字の乱れの軽度頭頂野機能障害（mild parietal function impairment）が存在すると考えればよい。

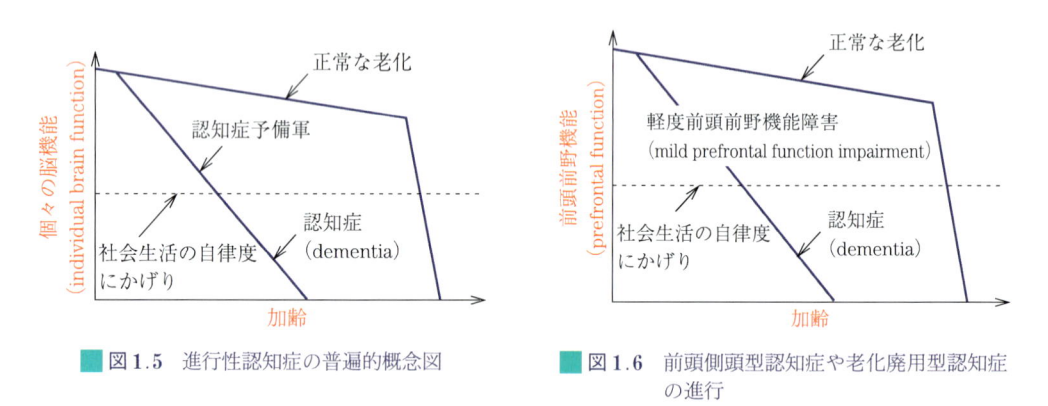

■ 図1.5　進行性認知症の普遍的概念図　　■ 図1.6　前頭側頭型認知症や老化廃用型認知症の進行

　本書の2章以降では，老化廃用型認知症を前駆症状で前頭前野の機能低下として現れる段階を踏む認知症に限定して用いている。しかし，老化廃用型すなわち加齢とともに脳活動をお休みさせた結果生じる脳機能低下は前頭前野に限るものでないのではないと筆者は考えて

いて，老化廃用型認知症の場合の病理学的解明に期待している。

1.5　近赤外分光法で期待される効果　　　　　　　　　　（志村孚城）

　近赤外分光法は，脳に刺激を与えその反応を酸素代謝として計測できる唯一の方法である。認知症の画像診断を行う場合には，他の装置では安静状態の被験者の血流や代謝を計測して診断せざるをえなかった。認知症の症状は，なにか行動を起こしたり物事を判断するときなどに現れる症状であるから，安静状態での計測に基づく判定は必要十分ではない。また，タスクの前後に脳機能を計測してその差分からタスクの効果を見極めようとする試みも行われているが，やはり間接的評価である。それに対して，近赤外分光法を用いれば，脳の刺激としてタスクを与えつつその反応が計測できるので直接的であり，最も有用な手法である。

　近赤外分光法を適用する脳の部位は大脳皮質全体にわたるが，以降は前頭側頭型認知症や老化廃用型認知症に関連する前頭前野に絞った解説を進める。近赤外分光法の具体的な活用方法としては

① 認知症予備軍や早期認知症の診断に用いる神経心理テスト実施時に前頭前野がいかに賦活するかを計測し，該神経心理テストの有効性の評価を行うこと

② 感覚的・試行錯誤的に行われていた脳のリハビリテーション方法を，事前に前頭前野がいかに賦活するかを計測し，該リハビリテーション方法を評価すること

③ 最適なタスクを与え前頭前野機能を測定することで直接的に認知症の診断を行うことが考えられる。しかし，③は近赤外線を送受信する光ファイバの簡便でかつ確実な装着機構の開発，時系列信号の一意的解釈，装置の経済性など，臨床的に使われるまでにはかなりのブレークスルーが必要である。他方①，②については装置として現実的な成果を期待できる段階に達していると考えている。日本生体医工学会の専門別研究会の一つであるBME on Dementia研究会のグループの研究がさかんであり，本書の著者は該研究会のメンバーを中心に編成した。

■引用・参考文献■

1) Pick, A.：Über die Beziehungen der senile Hirnatrophie zur Aphasie, Prag. Med. Wochenschr., **17**, pp.165-167（1892）
2) Gustafson, L.：Frontal lobe degeneration of non-Alzheimer type；2.Clinical picture and Differential diagnosis, Arch. Geront. Geriatr., **6**, pp.209-223（1987）
3) Neary, D., Snowden, J. S., Northen, B. and Gould, P.：Dementia of frontal lobe type, J. Neurol. Neurosurg. Psychiaty, **51**, pp.353-361（1988）

4) 船津桂子, 金子満雄：前頭葉障害に対する評価と機能訓練の試み, 失語の経過と予後, pp.367-391, 医学教育出版社 (1987)
5) Snowden, J. S., Neary, D. and Mann, D. M. A.：Front-temporal degeneration, progressive aphasia, semantic dementia, Chirchill Livingstone (1996)
6) Neary, D. et al.：Fronttemporal lober degeneration；a consensus on clinical diagnosis criteria, Neurology, **51**, pp.1546-1554 (1998)
7) Kosaka, K. et al.：Presenile dementia with Alzheimer—, Pick and Lewy body changes, Acta Neuropathol., **36**, pp.221-233 (1976)
8) 志村幸一, 金子満雄, 志村孚城：早期認知症診断法―浜松二段階方式と問診表の検討―, 第7回日本早期認知症学会大会講演録, DSC-2, pp.21-22 (2005)
9) 大塚俊男, 本間　昭：高齢者のための知的機能検査の手引き, ワールドプランニング (1991)
10) 桜井正人（訳）：高次脳機能検査の解釈過程, 協同医書出版社 (2006)
11) 重森健太, 大城昌平, 水池千尋, 奥山恵理子, 志村孚城：MMSE およびかな拾いテスト施行中の前頭前野賦活パターン, 日本生体医工学会 BME on Dementia 研究会研究報告集, **3**, 3, pp.25-28 (2008)
12) 山崎雅勇：痴呆の病型診断における脳血流 SPECT 検査の有用性について, 第7回日本早期認知症学会大会講演録, OS-1, pp.32-35 (2005)
13) 尾内康臣, 菅野敏彦, 吉川悦治, 小楠智美, 岡田裕之：PET を用いた早期痴呆の病態生理研究, 第7回日本早期認知症学会大会講演録, OS-1, pp.36-37 (2005)
14) 武者利光：シナプス・ニューロン機能劣化度計測法 DEMENTION　認知症の早期発見と治療効果の簡易モニター法, 第7回日本早期認知症学会大会講演録, OS-1, pp.38-41 (2005)
15) 黒田　輝, 菅野崇臣, 室伊三男, 押尾晃一, 松前光紀：痴呆診断に有効な MRI 技術：脳蓋内圧・組織弾性指標の非侵襲評価法を中心に, 第7回日本早期認知症学会大会講演録, OS-1, pp.44-47 (2005)
16) 栗城眞也, 鎌田恭輔, 竹内文也, 川口秀明：脳磁図（MEG）による脳機能検査, 第7回日本早期認知症学会大会講演録, OS-1, p.48 (2005)
17) 山田幸生：光脳機能イメージングの原理, 第9回日本光脳機能イメージング研究会, pp.1-3 (2008)
18) 星　詳子：神経血管カップリング―NIRS, BOLD―fMRI がとらえる神経活動とは？, 第9回日本光脳機能イメージング研究会, p.4 (2008)
19) 酒谷　薫：脳神経疾患例における NIRS パラメータ変化, 第9回日本光脳機能イメージング研究会, pp.5-8 (2008)
20) 福田正人：心理現象・精神疾患と NIRS, 第9回日本光脳機能イメージング研究会, pp.9-12 (2008)
21) 灰田宗孝：光信号の意味―脳と筋の光計測の違い―, 第8回日本光脳機能イメージング研究会, pp.17-20 (2007)；第7回日本早期認知症学会報告集, pp.49-52 (2005)
22) Petersen, R. C., Smith, G. E., Waring, S. C., Ivnic, R. J., Tangalos, E. G. and Kokmen, E.：Mild Cognitive Impairment―Clinical Characterization and Outcome―, Arch. Neurol., **56**, pp.303-308 (1999)
23) Levy, R.：Aging-associated Cognitive Decline, International Psychogeriatr., **6**, pp.63-68 (1994)
24) 本間　昭：認知症予防・支援マニュアル, 厚生労働省 認知症予防・支援についての研究班報告, 平成 17 年 12 月, pp.6-10 (2005)
25) 金子満雄：地域における痴呆検診と対策, pp.53-74, 真興交易医書出版部 (2002)
26) 渕上　哲：早期認知症の基礎・定義, 実践！脳リハビリ早期認知症の診断と介入, pp.16-22,

真興交易医療出版部（2007）
27) 西野恵子：施設における認知症予防プログラムの展開，第9回日本早期認知症学会報告集，pp.57-60（2008）
28) 土居めぐみ，伊井節子，古谷忠祐，曾根理沙，松岡延枝，藤田秀和，松井孝嘉，金子満雄：軽度から中等度認知症に対する脳リハビリの効果，第9回日本早期認知症学会報告集，pp.73-75（2008）
29) 森　祐一，井家良美，小林正興，中津川順子，平野ミサオ，大塚克己：通所リハビリにおける脳リハビリの有効性—MMSEによる検討—，第9回日本早期認知症学会報告集，pp.157-162（2008）
30) 兼平ミツ子，蜜石稔子，楠　直子，土田仁美，葛原正子，広長正子，河田仁美，伊藤純子，大杉　保，大杉敦彦，金子満雄：通所サービスにおける脳リハビリテーションの取り組みとその効果—介護予防事業としての展開と課題—，第8回日本早期認知症学会講演録，pp.15-18（2007）
31) 川瀬康裕：新しい認知症の診断と治療—認知症の早期診断と早期治療，当院の取り組み—，第8回日本早期認知症学会講演録，pp.47-50（2007）
32) 山上徹也，大澤　誠，伊藤慎一，山口晴保：脳活性化リハビリテーション〜作業回想法の早期認知症への効果〜，第7回日本早期認知症学会講演録，pp.49-52（2005）
33) 渕上　哲，末宮未奈，窪田智文，今宿素子，稲葉光一：第7回日本早期認知症学会講演録，pp.89-93（2005）
34) 片平真弓，朝倉美由紀，福松美織，大野桃子，森山裕子，山村美幸，桑迫国子：痴呆における脳リハビリの効果，第7回日本早期認知症学会講演録，pp.133-136（2005）
35) 木村里美，白井みつよ，山本博美，鈴木敏子，金子満雄：幸田町における脳いきいき教室「げんきかい」5年目の改善効果について，第7回日本早期認知症学会講演録，pp.137-139（2005）
36) 西川京子，朝田　隆，阿曾沼真司，岩坪　威，上田博三，遠藤英俊，外口　崇，中島健一，中村秀一，中村吉夫，永田久美子：認知症の医療と生活の質を高める緊急プロジェクト報告書，第6回今後の精神保健医療福祉のあり方等に関する検討会，平成20年7月16日，参考資料1（2008）
37) Ritchie, K. et al.：Classification criteria for mild cognitive impairment；A population-based validation study, Neurology, **56**, pp.37-42（2001）
38) Petersen, R. C. et al.：Apolipoprotein E status as a predictor of the development of Alzheimer's disease in memory-impaired individuals, JAMA, **273**, pp.1274-1278（1995）
39) Berg, L.：Clinical Dementia Rating（CDR）, Psychopharm. Bull., **24**, pp.637-639（1988）
40) Morris, J. C.：The Clinical Dementia Rating（CDR）：current version and scoring rules, Neulology, **43**, pp.2412-2414（1993）
41) Reisberg, B., Ferris, S., DeLeon, M. J. and Crook, T.：The Global Deterioration Scare for assessment of primary degenerative dementia, Am. J. Psychiatry, **130**, pp.1136-1139（1982）
42) 斎藤正男：制御と学習の人間科学，pp.94-102，コロナ社（2005）
43) 岩田　誠：図解雑学 脳の仕組み，pp.122-129，ナツメ社（2002）

2. 近赤外分光法の基礎

　さまざまな医用画像診断装置が認知症の診断に用いられている。本書では前頭側頭型認知症や老化廃用型認知症の早期発見に必要な前頭前野機能の計測の視点で医用画像装置を評価している。はじめに，近赤外分光法以外の医用画像装置について，物理的になにが画像として描出できるのかを簡潔な原理から解説し，近赤外分光法との差異を明らかにする。つぎに，この分野で日本の技術のリーダーである島津製作所，日立製作所，浜松ホトニクスの各社の特徴的技術を紹介する。

2.1　各種画像診断法の計測原理と特徴　　　　　　　　　　　　　（志村孚城）

　画像診断法は大分類として形態的な診断法と代謝関係の診断法に大別される。さらに，前者においては，形態が健常者と異なる程度で診断する方法がある。後者においては，被験者を安静にしておきそのときの代謝関連の描写された指標が健常者と異なる程度で診断する方法，被験者にタスクを与えそのときの脳の賦活を求めて診断する方法，被験者にタスクを与える前後の画像の差分からタスクによる脳の活性化を診断する方法がある。

　これらの診断において健常者との比較が重要であり，そのため Z-score がいろいろの画像診断で用いられている。これは，健常者の画像データを集め（NDB：normal database），各ボクセルの平均値と標準偏差をあらかじめ求めておいて，以下の式で定義される指標である。

$$\text{Z-score} = \frac{\text{NDB の平均値} - \text{被験者の測定値}}{\text{NDB の標準偏差}}$$

● 2.1.1　MRI と f-MRI

　核磁気双極子モーメントを有する原子核を静磁場で整列（熱平衡状態）させ，そこに特定の周波数のラジオ波を印加する。核磁気双極子モーメントはラジオ波を吸収し，その後スピン-格子緩和（T_1 緩和）とスピン-スピン緩和（T_2 緩和）過程でラジオ波を放出しもとの熱平衡状態に戻る（図 2.1）。この現象は核磁気共鳴現象と呼ばれ，1946 年ハーバード大学の

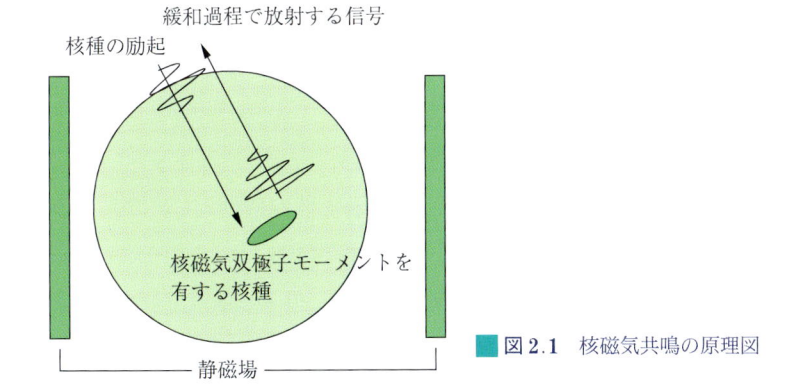

2.1 各種画像診断法の計測原理と特徴　13

図 2.1 核磁気共鳴の原理図

Purcell らとスタンフォード大学の Bloch らによって最初の測定が行われた。受信信号は核磁気双極子モーメントの数を反映しているので，この原理を用いて核磁気双極子モーメントの 2 次元分布を取得することが期待された。ノッチンガム大学の Mansfield らによる傾斜磁場の導入により空間の座標が確定化され，断層像（MRI：magnetic resonance imaging）が得られるようになった。対象とする原子核は水素が最も多い。

　脳が賦活化する領域では酸化ヘモグロビンの量が増加し，結果として T_2 が長くなり，T_2 強調画像で見ると賦活化したところの信号が増加する。これを通常の画像から差し引くと，賦活化された領域が明るく表示される。すなわち，脳の代謝が計測できる。この手法を BOLD（blood oxygen level dependence）コントラストイメージング[1] と呼び，f-MRI（functional MRI）の代表的手法である。f-MRI を用いた脳の研究としては，認知症の関係では診断のみならず Stroop 効果などの脳機能テストの評価[2] も行われている。一方，指の対向動作と賦活化領域の調査研究[1]，両手の把握運動における f-MRI と近赤外分光法との同時計測[3]，歩行時の f-MRI と近赤外分光法との同時計測[4]，脳と心の関係を調査する多くの研究[5] にも適用されている。

　f-MRI の脳の賦活画像の時間分解能は数秒，空間分解能は数 mm-10 mm であり，3 次元で得られるので，あらゆる部分の賦活化領域を同定できる。しかしながら，被験者に課す作業が頭を動かさないものであること，磁場に影響しない作業ツールしか用いられないことの制限がある。

　一方，深度に関係なく高精細な断層像が得られる MRI 画像の特徴を生かし，形態的に画像診断を行う試みがなされている。前頭前野の萎縮などが目視で確認されるようになると，早期認知症の段階を過ぎてしまっているといわれている。しかし，内側臭内野皮質の萎縮の Z-score や VSRAD を用いた萎縮率は MMSE が25-30 点の健常者と MMSE が24-29 点のアルツハイマー病とに有意な差（$p<0.001$）があるとの報告もある[6]。いずれの診断でも健常者の基準値をあらかじめ用意しておく必要があること，その値との被検者とのフィッティ

ングプロセスが誤差を生むことなどの障壁があるので，認知症予備軍や早期認知症の診断への道は厳しい。

● 2.1.2 SPECT

ラジオアイソトープ（RI）を薬物に付加し，それを体内に投入し，該薬物の挙動をRIの放射する放射線を目印に体外から追跡し画像化する方法の一つにSPECT（single photon emission CT）がある（図2.2）。RI付き薬物を血管に投入し血流計測に用いられる。RI付き薬物として ^{99m}Tc-ECD，^{99m}Tc-HMPAO，^{123}I-IMPなどγ線を放射するものが使用されている。計測装置としてはシンチカメラがあり，リアルタイムに該薬物の挙動を2次元画像で描写できる。これを脳の周りに回転させることで複数断面の投影データを得，X線CTと同じアルゴリズムで画像を再構成し，3次元断層像が得られる。これをSPECTと呼ぶ。

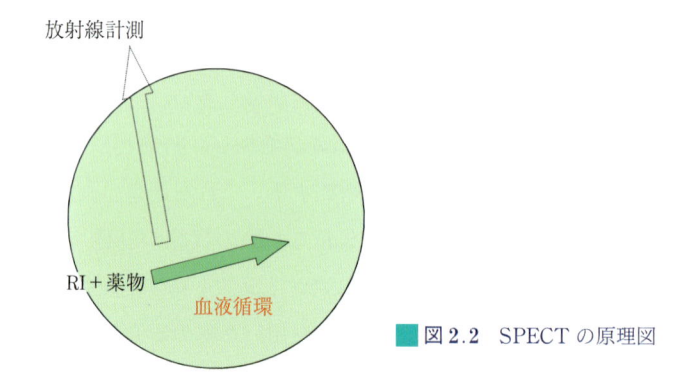

■図2.2 SPECTの原理図

3次元の脳内血流計測が行われ，血流の多寡で診断を行おうとしている。健常者に比較し血流の増加や減少を示す指標としてZ-scoreが最近多く使われている。早期認知症診断に効果的であると紹介されている[7]。本書の3章ではZ-scoreを用いた認知症の鑑別画像診断について詳しく掲載されている。Z-score以外にもいろいろ解析方法が検討されているが，まだ発展途上のように思われる。

SPECTは，時間分解能，空間分解能ともf-MRIより劣る。また，Z-scoreの計算に用いるNDBの平均値は計測の基準値となるので，RI付き薬物別，年齢・男女別，教育暦別，生活環境別などと多岐にわたり事前準備をする必要があること，被験者が計測中安静にしていなければならないこと，若干ではあるが放射線の被曝を受けることなどの問題がある。

● 2.1.3 PET

ラジオアイソトープ（RI）を薬物に付加しそれを体内に投入する点はSPECTと同じであるが，RIは陽電子（ポジトロン）を放射するものを使用する。放射されたポジトロンは

2-3 mm 以内の行程で電子と結合して1対のγ線を発生させ消滅する。この1対のγ線はそれぞれ約180°の方向に放射されるので，検体の周囲に配置した1対のγ線検出器で同時刻に検出される。いいかえれば，同時刻に1対の検出器で検出された信号の強度がその直線上に存在するRIの数すなわち薬物の数を反映している（図2.3）。この値を投影データとしてX線CTのアルゴリズムで薬物の分布を表す断層像を再構成できるので，古くはPECT（positron emission CT）といわれていた。最近はPET（positron emission tomography）と呼ばれる。

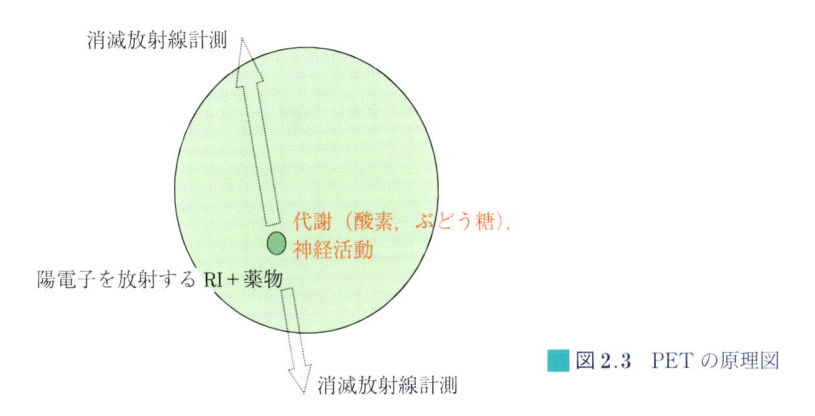

■図2.3　PETの原理図

ポジトロンの放射線荷重係数（危険度）が高いので，半減期の短いRI例えば ^{11}C（20.3 min），^{13}N（9.96 min），^{15}O（2.0 min）などが用いられるが，これはRIを製造するサイクロトロンを測定現場に近接して設けなければならないため，膨大な設備投資が必要である。しかしながら，薬物を選択することで，脳のエネルギー代謝分布断層像や神経受容体分布断層像などを得ることができる。前者ではエネルギー代謝の低い部位が機能退化を疑うべく診断され，後者では受容体密度で神経伝達系の良し悪しが診断される。時間分解能，空間分解能ともSPECTよりも劣る。

　早期のアルツハイマー型認知症患者に対して計算課題と単語想起課題を与え，課題施行中に ^{15}O 水を静脈に注入し画像を描写し，安静時の値と比較検討した実験が報告されている[8]。病態の解析には有効であるが，スクリーニングに用いるには経済性，放射線障害の点で難しい。

●2.1.4　脳　波　計

　脳の神経細胞は複数の他の神経細胞から出力を受け取るシナプスを有し，該シナプスには神経細胞間の情報伝達のための神経伝達物質を特異的に受け取る受容体を有する。受容体が神経伝達物質を受け取ると膜電位が上昇し，あるしきい値を超えると神経インパルスを発生させるがこれを活動電位という。該神経インパルスは軸索を伝わり軸索端末に達し，つぎの

神経細胞に情報を伝達する神経伝達物質を生成するように働く。このような神経細胞内の神経インパルスの伝達は細胞の電位変化を生じ，これが頭皮の電位変化として計測される（図2.4）。耳を基準とした電位差計測が一般的であり，国際的な測定位置10/20法が定められている。

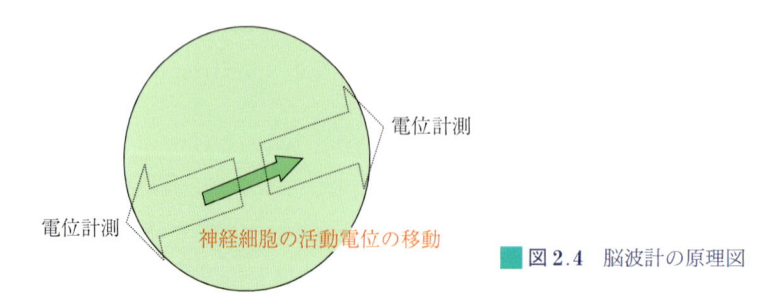

■図2.4　脳波計の原理図

　血液循環に関係する指標ではなく直接神経の伝達を反映していることが特徴であるが，活動部位と頭皮の測定位置間の電気的インピーダンスがそれぞれ異なるので，個々の測定値よりも全体のパターンで診断するほうが効果的である。武者のDIMENSION解析による脳機能診断法[9]や湯ノ口の脳波トポグラフィを用いた脳活動の解析[10]などがある。しかしながら，脳波は非常に微弱であり筋電が発生すると大きなノイズとなるので，身体を動かすような（瞬きさえも）タスクを行っているときの測定は難しい。

● 2.1.5　脳　磁　計

　図2.5に脳磁計の原理図を示したが，着目する生理的現象は神経の活動にかかわる神経インパルスの測定である。軸索を伝達する神経インパルスは右ねじの法則で磁界を発生させる。脳波計では電気的インピーダンスが頭皮上の測定値にかかわるのに対して，脳磁計の透磁率は無視できるほど小さいので頭皮上の測定値は賦活部位の深度の関数のみとなる。神経インパルスの集合（ダイポール）が一方向，1か所であれば，シングルダイポールとしてそのベクトル（強度と方向）の解析は簡単であるが，実際は脳の活動は複数のダイポールがい

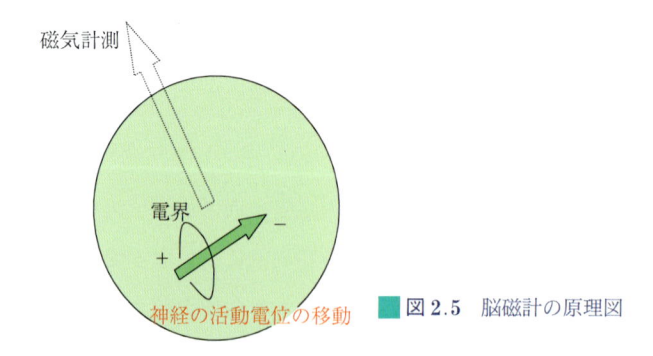

■図2.5　脳磁計の原理図

ろいろな方向に存在するので，アンデルセンの定理からそれらを一意的に解析することは不可能である。シングルダイポールを仮定した解析が行われている。

脳磁界の計測は，自発脳波で 10^{-12} T（テスラ），誘発脳波で 10^{-13} T と微弱であるためジョセフソンジャンクションを用いた SQUID をセンサとして用いなければならず，これには液体 He の冷却が必要であり，膨大なランニングコストが必要となる。さらに，10^{-3} T の地磁気や 10^{-8} T 以上の都市雑音に対して磁気シールドが不可欠である。

神経インパルスを頭外から計測できる特徴があるが，賦活部位の決定のあいまいさ，大掛かりな設備や高額なランニングコストゆえに，脳磁界による脳機能調査研究[11] はあまり進んでいない。

● 2.1.6 超音波診断装置

生体に超音波パルスを送信し，生体内の音響インピーダンスの異なる点や境界から反射する信号を体外で受信し内部の断層像（B-mode）やカラードップラー（color Doppler）と呼ぶ血流分布図などを得るものである。以下にカラードップラーを求める手順を簡潔に述べる。超音波プローブから生体に超音波パルスを送信しそれが移動している血球群で反射するとき，ドップラー効果により周波数シフト量が発生する（図2.6）。血球群の反射信号（エコー）は生体組織の反射信号に比べて 60 dB 以上低いため，周波数シフト量を解析するために複雑な信号処理が発明され[12]，はじめてリアルタイムイメージング装置が実用化された。周波数シフト量は血流の移動速度に比例するから血流の速度が求められる。ただし，超音波プローブに向かう成分のみしか計測していない点に注意を要する。この計測を断層の面の ROI（region of interest）の複数位置について行い 2 次元画像化したものがカラードップラーである。

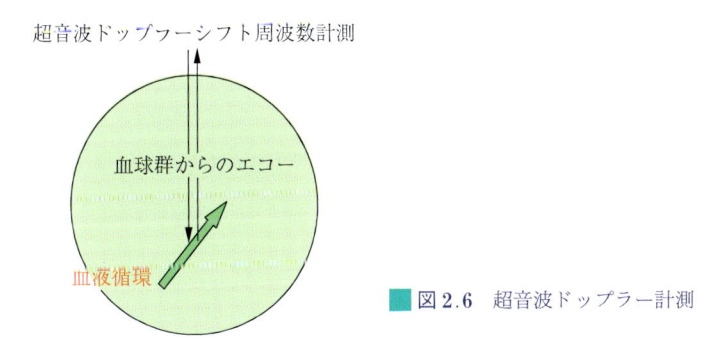

■ 図2.6　超音波ドップラー計測

当初の対象は心臓であったが，最近は生体のあらゆる部位で用いられている。しかし，脳を対象とした場合頭蓋骨に囲まれているため超音波が入りにくい。脳内部組織の断層像も取得できていない現状で血流計測はさらに難しい課題である。超音波は安全性，簡便性，経済

性に優れているエネルギーであるので，筆者は将来を期待している。

● 2.1.7 近赤外分光法

頭皮から大脳に近赤外線を送信すると頭蓋骨で散乱しさらに大脳内部で散乱を繰り返し，後方散乱光として再び頭皮に戻る（図2.7）。この受信光と送信光のスペクトルの差は近赤外光の行路における吸収を反映している。血液の中の酸素化ヘモグロビンと脱酸素化ヘモグロビンの近赤外の吸収スペクトルの違いから解析的に分離抽出する。この方法の各社の特徴は，本章2.2-2.4節に記載されている。

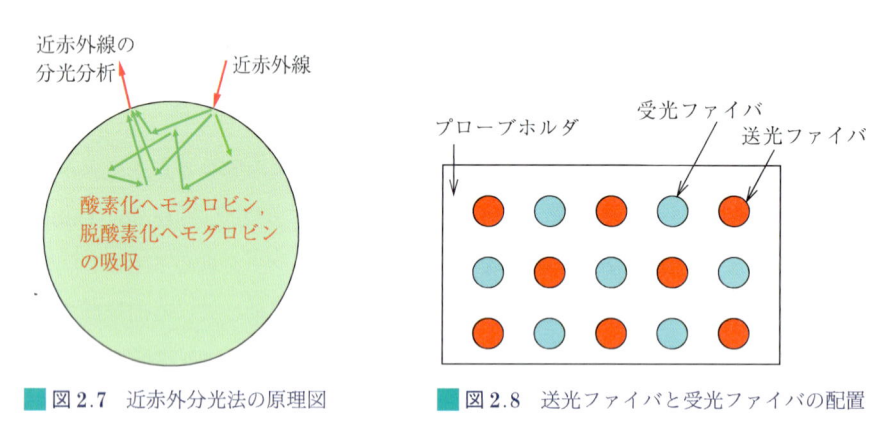

■ 図2.7　近赤外分光法の原理図　　■ 図2.8　送光ファイバと受光ファイバの配置

現在実用化されている装置は送光ファイバと受光ファイバの1対の組合せからなる図2.7に示すような構成と，送光ファイバと受光ファイバを頭蓋骨に沿い千鳥に配置する図2.8に示すような構成がある。前者はファイバ間の光路の酸素化ヘモグロビンと脱酸素化ヘモグロビンの濃度を時系列データとして実時間で測定できる。後者は送光ファイバと受光ファイバ間の複数の行路で酸素化ヘモグロビンと脱酸素化ヘモグロビン濃度を同時に実時間時系列データとして取得できるのみならず，これらを用いて2次元の酸素化ヘモグロビンや脱酸素化ヘモグロビンの濃度の分布図を表示することも行われる。1-2 cm程度の計測点の粗さを空間補間で補った画像を見て，あまり厳密な部位を同定しても意味がない。また，近赤外光の行路の深さについても送光ファイバと受光ファイバ間隔の1-2 cm程度であることに注意を要する。このように，空間分解能は他の医用画像装置の中で最も劣る。

近赤外分光法は以下に列挙するような他の医用画像装置にはない特長がある。

① 実時間計測
② 無侵襲計測
③ 作業タスク負荷中の計測
④ 鋭敏な感度

⑤　磁気シールドや放射線シールドルームが不要

一方，以下に列挙するような欠点もある。

①　空間分解能が悪い
②　急峻な動作は測定結果のノイズになるので要注意
③　測定値はなんらかの基準値を差し引き変化量としてとらえることが必要
④　測定中に基準値の変動が発生するので，タスクの賦活度の計測には工夫が必要
⑤　実験の前後に測定する基準値，タスク負荷前後に課すベースラインを得るための基準タスク（例えば，紙に書く作業タスクを与える場合は紙に単純に○印のみを書くこと）を工夫すること，およびそれらを含めた実験全体のプロトコルの設定を注意深く行うこと

また，本テーマであるタスク中の前頭前野計測においては特につぎの注意が必要である。

①　やさしいタスクはそのものによる賦活ではなく意欲のみが反映される危険性
②　タスクが難しすぎると逆に意欲が失われ賦活に反映されないこと
③　実験の前の動機付けが重要な要素であること
④　測定中の介入に鋭敏に反応するので注意が必要

以上の特長や欠点，注意事項を理解したうえではじめてよい成果が得られることを，この節のまとめとする。

2.2　近赤外分光法の原理とイメージング（島津製作所方式）　（網田孝司）

● 2.2.1　歴　　　史

島津製作所では，1980年代後半にNIRS装置の開発に着手しており，1991年に日本初の

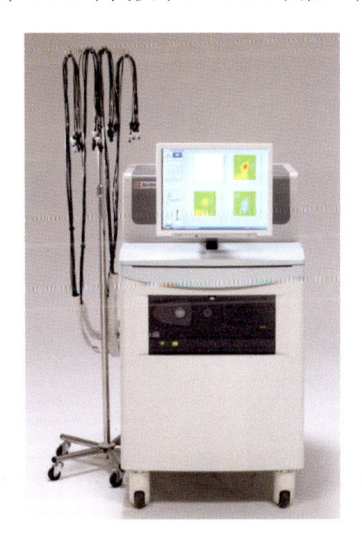

■図2.9　FOIRE-3000

医療用機器であるOM-100 A（1チャネル）を上市した歴史がある[1]。1997年には日本初の空間分解法を用いたOM-200（1チャネル），1999年にはOM-220（2チャネル）を発売している。また，2001年にはマルチチャネルの脳機能イメージング装置であるOMM-2001，2004年にはOMM-3000を発売している。さらに，2006年には研究用装置のFOIRE-3000（図2.9）を発売し，研究サポート体制を充実させた。

この間に，通商産業省工業技術院医療福祉機器技術研究開発制度「光断層イメージングシステムプロジェクト」（1992-1998年度）に，工業技術院機械技術研究所（当時），北海道大学電子科学研究所，浜松ホトニクスとともに参画し，光CTの開発に携わっている。

● 2.2.2 光脳機能イメージング装置の原理

近赤外分光法（NIRS：near infrared spectroscopy）は，近赤外光を用いて生体内の酸素化ヘモグロビンと脱酸素化ヘモグロビンの濃度の変化を計測する手法である。近赤外光を用いるのは図2.10に示すように，この領域では生体では吸収する物質が少なく，深いところまで光が到達すると見込まれること，ヘモグロビンの酸素化型，脱酸素化型で吸収スペクトルが異なること（図2.11）による。しかし，生体は強い散乱体であるため，直進光をとらえることは難しく，一般に反射光測定を行う（図2.12）。近赤外光の照射の方法，受光・解析の方法により現在のところ以下の手法が存在する。

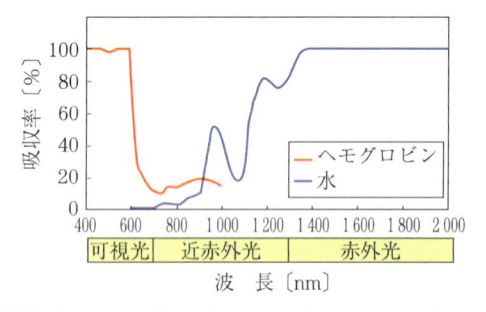

■ 図2.10　生体におけるヘモグロビンと水の吸収

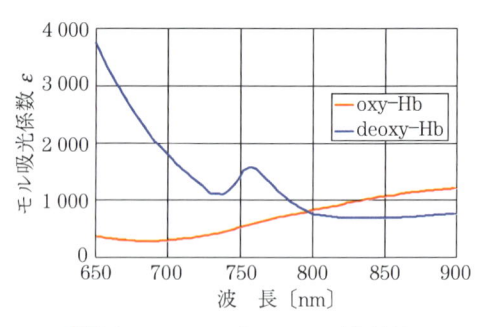

■ 図2.11　ヘモグロビンの吸収係数

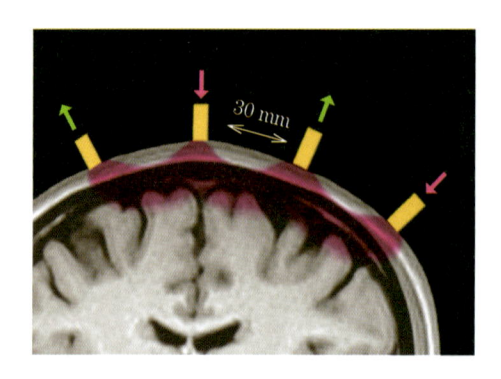

■ 図2.12　光の透過散乱模式図

- 連続光法（CW法：continuous wave method）
- 空間分解法（SRS法：spatially resolved spectroscopy）
- 周波数分解法（FDS法：frequency domain spectroscopy）
- 時間分解法（TRS法：time resolved spectroscopy）
- 拡散光トモグラフィ法（DOT法：diffuse optical tomography）

島津製作所のOMM-3000/FOIRE-3000はCW法の装置であり，OM-220はCW法とSRS法を組み合わせた装置である。

（1）　CW法　　CW法ではmodified Lambert-Beer法（MLB法）に基づいて酸素化ヘモグロビン（oxy-Hb）と脱酸素化ヘモグロビン（deoxy-Hb）の計算を行う[14]。これは古典的なLambert-Beer則を散乱のある媒体中に適用できるように拡張したものであり，以下の式で表される。

$$\log \frac{I_{\lambda b}}{I_{\lambda \text{out}}} = Abs_\lambda = \varepsilon_\lambda\, C\, L\, \beta + S \tag{2.1}$$

ここに，$I_{\lambda b}$：濃度0のときの波長λにおける検出光強度，$I_{\lambda\text{out}}$：波長λにおける検出光強度，ε_λ：目的物質の波長λにおけるモル吸光係数，C：目的物質の濃度，L：送受光間距離，β：光路長ファクタ，S：散乱による減光度，Abs_λ：吸光度，である。

ここで，ε_λは既知であるが[15),16)]，$I_{\lambda b}$，β，Sが未知であるので，Cは計算できない。そこで$I_{\lambda\text{out}}$の計測開始時を$I_{\lambda 0}$とし，t時間後の$I_{\lambda\text{out}}$を$I_{\lambda t}$としてその差分をとると

$$\log \frac{I_{\lambda t}}{I_{\lambda 0}} = Abs_{\lambda t} - Abs_{\lambda 0} = \varepsilon_\lambda\, L\, \beta\, (C_t - C_0) \tag{2.2}$$

となり，$(t-0)$を$\varDelta$と表記すると

$$\varDelta Abs_\lambda = \varepsilon_\lambda\, L\, \beta\, \varDelta C \tag{2.3}$$

実際には2成分（oxy-Hbとdeoxy-Hb）であるので，最低2波長（λ_1, λ_2）必要である。Absは各成分の吸収の和になるので，以下の式となる。

$$\varDelta Abs_{\lambda 1} = \varepsilon_{\text{oxy-Hb},\lambda 1}\, L\, \beta\, \varDelta C_{\text{oxy-Hb}} + \varepsilon_{\text{deoxy-Hb},\lambda 1}\, L\, \beta\, \varDelta C_{\text{deoxy-Hb}} \tag{2.4}$$

$$\varDelta Abs_{\lambda 2} = \varepsilon_{\text{oxy-Hb},\lambda 2}\, L\, \beta\, \varDelta C_{\text{oxy-Hb}} + \varepsilon_{\text{deoxy-Hb},\lambda 2}\, L\, \beta\, \varDelta C_{\text{deoxy-Hb}} \tag{2.5}$$

この連立方程式を解けば，$L\,\beta\,\varDelta C_{\text{oxy-Hb}}$と$L\,\beta\,\varDelta C_{\text{deoxy-Hb}}$を求めることができる。$\beta$は未知であるため，計算できるのは計測開始時からの濃度変化〔mmol/l〕に光路長〔cm〕を掛けたものになる。島津製作所ではこの単位に〔mmol/l・cm〕（別の表記では〔mM・cm〕）を採用している。この方法では変化のみが計測できるが，このヘモグロビン濃度の増減が脳神経活動を反映していることが判明したため[17),18)]，NIRSが脳機能計測法として注目されることになった。しかし，安静時と被験者になんらかの負荷をかけたときの差を見ることになるので，十分に考慮された安静と適切な負荷を与えないとこの変化が計測できないことがわかると思う。

また，多チャネルで計測した場合，チャネルごとに β は異なっている。これが，CW 法の計測では個人間，チャネル間で変化量の比較が困難な理由である。

この 2 波長による CW 法では，以下の仮定が入っていることに注意が必要である。

① 近赤外光の吸収変化を引き起こす物質は oxy-Hb，deoxy-Hb のみである。
② 光路長ファクタ（β）は波長 λ_1 と λ_2 で同一である。
③ 散乱による減光度（S）は計測中一定である。

①に関しては，生体内には近赤外に吸収帯をもつ化合物はいくつか存在するが，量が少ないこと，通常の計測時には吸収変化がないこと，により無視できるものと考えられている。これは CW 法に限らず，ヘモグロビンを計測する近赤外分光法すべてに共通する仮定である。さらに，脳を計測する場合には，「ヘモグロビンの濃度変化は脳のみで起こっている」という仮定も入ってくることに留意するべきである。皮膚血流の変化するようなタスクの場合にはこの仮定が成り立たなくなるため，タスクデザインが重要になる。

②に関しては，光路長ファクタは散乱係数と密接に関係しており，生体では散乱係数は短波長ほど大きくなることが知られている。すなわち，波長によりわずかながら光路長が異なるものと考えられる。

③に関しては血流の変化に伴って，当然散乱係数も変化していることが予想される。その影響の程度はまだ定まっていないが，軽減することを考慮する必要がある。

（2） OMM-3000/FOIRE-3000 における計算方法 　OMM-3000/FOIRE-3000 では，780 nm，805 nm，830 nm の近接した 3 波長を用いることにより，光路長ファクタの波長間の差異を軽減するとともに，波長間差計算法[19),20)]を用いることができるようになっている。このため，上記②，③の問題点を軽減し，より正確な計測を行うことができると考えている。

波長間差計算法とは，式（2.3）において，散乱による減光度はキャンセルされない，とする計算法である。すなわち式（2.3）を以下のように書き換える。

$$\Delta Abs_\lambda = \varepsilon_\lambda \, L \, \beta \, \Delta C + \Delta S_\lambda \tag{2.6}$$

3 波長であるので，それぞれの波長について表すと

$$\Delta Abs_{780} = \varepsilon_{\text{oxy-Hb},780} \, L \, \beta \, \Delta C_{\text{oxy-Hb}} + \varepsilon_{\text{deoxy-Hb},780} \, L \, \beta \, \Delta C_{\text{deoxy-Hb}} + \Delta S_{780} \tag{2.7}$$

$$\Delta Abs_{805} = \varepsilon_{\text{oxy-Hb},805} \, L \, \beta \, \Delta C_{\text{oxy-Hb}} + \varepsilon_{\text{deoxy-Hb},805} \, L \, \beta \, \Delta C_{\text{deoxy-Hb}} + \Delta S_{805} \tag{2.8}$$

$$\Delta Abs_{830} = \varepsilon_{\text{oxy-Hb},830} \, L \, \beta \, \Delta C_{\text{oxy-Hb}} + \varepsilon_{\text{deoxy-Hb},830} \, L \, \beta \, \Delta C_{\text{deoxy-Hb}} + \Delta S_{830} \tag{2.9}$$

となる。ここで 805 nm に対してそれぞれの差分をとると

$$\Delta Abs_{780} - \Delta Abs_{805} = (\varepsilon_{\text{oxy-Hb},780} - \varepsilon_{\text{oxy-Hb},805}) L \, \beta \, \Delta C_{\text{oxy-Hb}} + (\varepsilon_{\text{deoxy-Hb},780} - \varepsilon_{\text{deoxy-Hb},805}) L \, \beta \, \Delta C_{\text{deoxy-Hb}} + (\Delta S_{780} - \Delta S_{805}) \tag{2.10}$$

$$\Delta Abs_{830} - \Delta Abs_{805} = (\varepsilon_{\text{oxy-Hb},830} - \varepsilon_{\text{oxy-Hb},805}) L \, \beta \, \Delta C_{\text{oxy-Hb}} + (\varepsilon_{\text{deoxy-Hb},830} - \varepsilon_{\text{deoxy-Hb},805}) L \, \beta \, \Delta C_{\text{deoxy-Hb}} + (\Delta S_{830} - \Delta S_{805}) \tag{2.11}$$

となる。ここで，$(\varDelta S_{780}-\varDelta S_{805})$ と $(\varDelta S_{830}-\varDelta S_{805})$ は近い波長における散乱変化の差であるから，近似的に 0 とおくことができる。したがって，この連立方程式は解くことができ，より正確な濃度変化×光路長を計算することができる。この計算式を散乱補正式と呼んでいる。

OMM-3000/FOIRE-3000 では，3 波長の特長を生かして，従来の MLB 法による演算だけではなく，この散乱補正式にも対応することで，より正確な計測を目指している。

●2.2.3 画像化の方法

計測したデータをわかりやすくするため，2 次元のカラーマップ表示，MRI 画像への重ね合せ表示（FUSION）が行われる。MRI 画像に NIRS 画像を重ね合わせるソフトウェアを用意しているが，これは研究用であり，重ね合わせた画像を診断に用いることは薬事法上認められていないので，注意が必要である。重ね合わせる位置も重要であり，ファイバの装

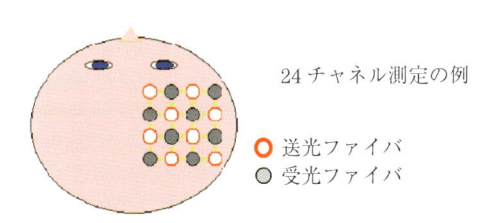

（a）ファイバ配置
24 チャネル測定の例
○ 送光ファイバ
● 受光ファイバ
測定ポイントは送受光ファイバの中点とする。

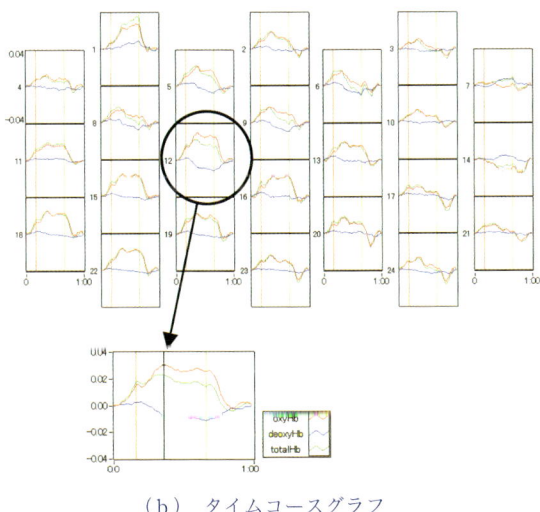

（b）タイムコースグラフ
（加算，スムージング処理）
レスト－タスク－レスト

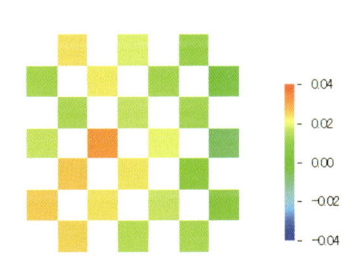

（c）特定の時点をカラー表示

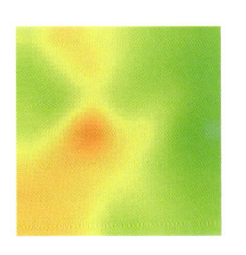

（d）補間処理

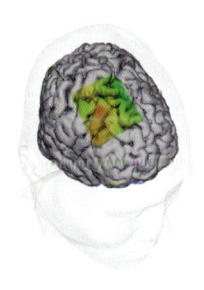

（e）MRI 画像との重ね合せ
（研究用オプション）

■ 図 2.13 2 次元マッピングと MRI 画像重ね合せ

着位置を計測するための3次元ディジタイザも用意されている。画像化と重ね合せの手順を**図2.13**に示す。これは，測定チャネルごとにカラーで表示して空間的に配置し，それを補間処理をして一つの2次元画像を得るものである。一つの画像は特定の時点のヘモグロビンの状態を表すものであるが，これをつなぎ合わせて動画として保存することもできる。

原理の項で述べたように，この画像化は測定チャネル間で光路長に大きな差がないという仮定の下で行っている。また，現在のNIRS装置では計測チャネルの空間分解能は低く，局所の変化は計測できないおそれがある。画像の解釈にあたっては，それらのことをつねに念頭においておく必要がある。

●2.2.4 ハードウェアと特長

OMM-3000/FOIRE-3000共通の基本仕様は**表2.1**のとおりである。

■ **表2.1** OMM-3000/FOIRE-3000の基本仕様

光　源	半導体レーザ3波長（1セット当り） 最大16セット 中心波長 780 nm，805 nm，830 nm 各±5 nm ソフトウェアにより波長補正
検出器	マルチアルカリ光電子増倍管，最大16本
送受光ファイバ	ガラスバンドルファイバ 　送光ファイバ径　2 mmφ，長さ3 m 　受光ファイバ径　2 mmφ，長さ3 m
測定点数	最大52チャネル（送受光間が等距離の場合） ファイバの任意配置設定が可能
測定方式	時分割点灯方式または同時点灯方式
サンプリング時間	最小25 ms 通常100-130 ms（設定により異なる）
外部入出力	ディジタル入出力部 　TTLレベル，BNCコネクタ，非絶縁 　約100 ms周期で取込み 　スタート，ストップ，マーク，タスク種別（1-31） アナログ入力部 　0-+10 V，BNCコネクタ，非絶縁，最大8チャネル 　データサンプリング周期に同期して取込み
コンピュータ	OS　Windows XP Professional
ディスプレイ	17インチ液晶ディスプレイ
標準付属品	頭頂用ファイバホルダ 側頭用ファイバホルダ ファイバハンガ ファントム
電　源	AC 100 V，50/60 Hz，750 VA
外形寸法	610 mm（幅）×1 164 mm（高さ）×746 mm（奥行き）
重　量	約170 kg

光源として半導体レーザ3波長を使用していること，検出器に高感度な光電子増倍管（ホトマル）を採用していること，光源の順次点灯方式によりファイバ配置の自由度が高いこと，が特長である。また，外部入出力機能を用いて，外部トリガによるイベントリレーテッド計測も可能である。

さらに，光ファイバを確実に装着するために自在調整曲面ホルダ FLASH（flexible adjustable surface holder）を新たに開発した[21]。これは，送受光ファイバ間距離を一定に保ちながら，さまざまな曲面にフィッティングできる機構をもつものである。図 2.14 にその変形の様子を示す。これによりファイバが確実に頭部に固定されるため，安定した測定が可能となった。

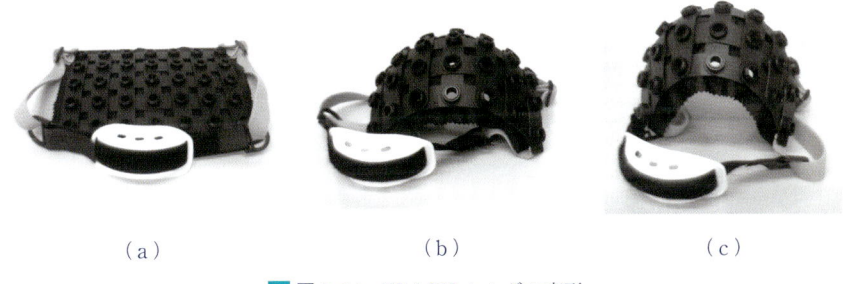

(a) (b) (c)

■図 2.14　FLASH ホルダの変形

そのほか，2台の装置をネットワークで接続して1台の装置のように使用できるネットワーク統合機能や，ネットワークを通してリアルタイムでデータを他の PC に転送するリアルタイムデータ転送機能（研究用）などの特長をもち，柔軟性，拡張性に富んだ装置となっている。

● 2.2.5　解 析 機 能

取得したデータを解析する機能は非常に重要である。繰返しタスクの加算や，ディジタルフィルタによるノイズ除去機能，ベースラインの補正機能に加え，つぎの二つの解析支援機能を装備している。

（1）　統 計 検 定　　光路長に依存しない解析手法として，信号値を確率事象の実現値と見て統計量を計算し，課題に対応した賦活の有無を検定する方法がある。すでに，PET や f-MRI では，SPM（statistical parametric mapping）と呼ばれる統計的検定評価を行うソフトウェアが標準解析手法として定着しており[22]，このソフトウェア解析の中核をなすモデルとして，GLM（general linear model，一般線形モデル）を用いた統計的検定がある。これは，脳の賦活があった場合に，その信号はいくつかの基本関数と誤差の線形和で表されると仮定して，実際の信号との間の統計的有意性を検定するものである。

26   2. 近赤外分光法の基礎

OMM-3000/FOIRE-3000 では，この GLM に基づく統計的検定ソフトウェアを標準でサポートしており，あらかじめ設定された統計的パラメータや応答関数（図 2.15）によって，

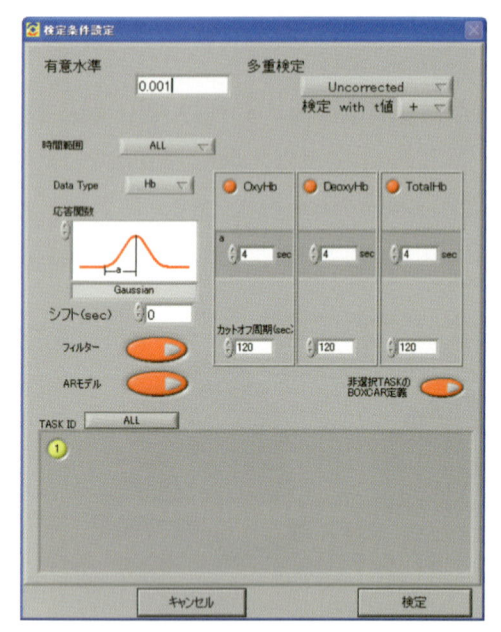

有意水準，検定したい項目，応答関数，タスク ID などを設定して「検定」ボタンを押すと，検定が行われる。

■ 図 2.15　GLM 条件設定画面

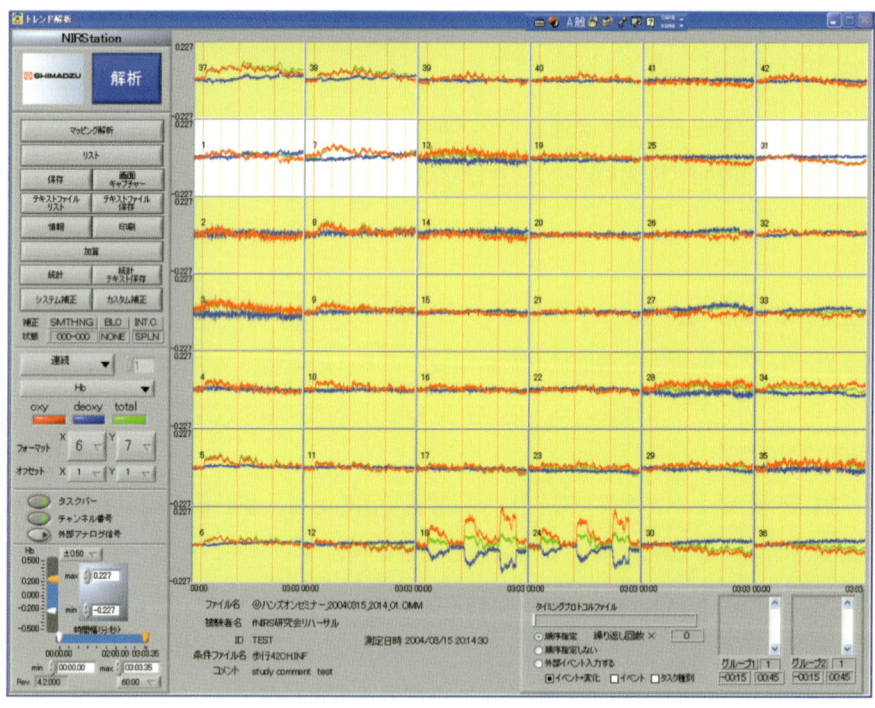

有意に変化のあったチャネルが黄色で表示される。統計値や t 値のマッピング画像などを得ることも可能である。

■ 図 2.16　GLM 適用画面

検定ボタンを押すだけで，容易に有意差のあるチャネルが黄色でペイントされるようになっている（図 2.16）。また，検定結果のデータを数値やグラフで表示する機能，t 値のマッピング表示機能なども装備している。

（2） 独立成分分析研究用　NIRS 装置で測定された脳計測データは，脳賦活に伴う血流のほか，血圧変動や脈動・呼吸による変化も重畳されている可能性がある。特に歩行などの運動を課題とする計測において，運動に伴う皮膚血流の変化が重畳する。よって大脳皮質における脳賦活信号以外の成分の除去は，解析精度の向上には不可欠である。

独立成分分析（ICA：independent component analysis）とは，観測される信号はたがいに独立した信号の線形和である，と仮定して，観測された信号からそのもとの独立成分信号を推定する手法である。

この機能は FOIRE-3000 のみに装備している。設定画面を図 2.17 に示す。この独立成分の中から，例えば広範囲に分布する成分を除いてマップを再構成することで，皮膚血流の変化などを除去できる可能性がある[23]。

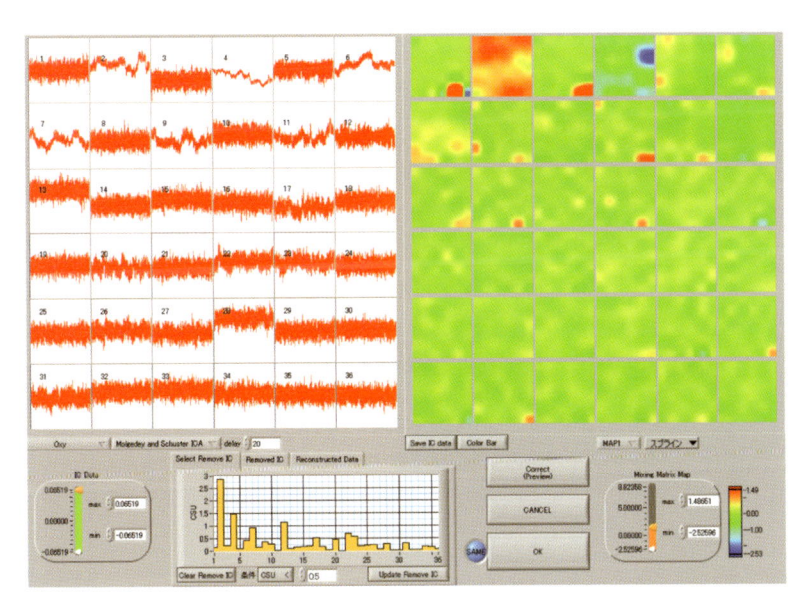

推定された独立成分（計測チャネル数と同数）が左側に，その成分の空間的分布が右側に表示される。ここから特定の成分を除いて，トレンドグラフやマッピング画像を再構成することができる。

図 2.17　ICA 設定画面

2.2.6　SRS 装置について

一つの光源に対して複数の検出器を用い，それぞれの検出光強度は光源からの距離と媒体の吸収係数，散乱係数のみの関数である，としてヘモグロビン濃度（正確には吸収係数と散

乱係数の積）を計算する方法である（図 2.18）。計算にあたっては，光の輸送方程式から拡散方程式を導き，これを解くことによって行う[24]。

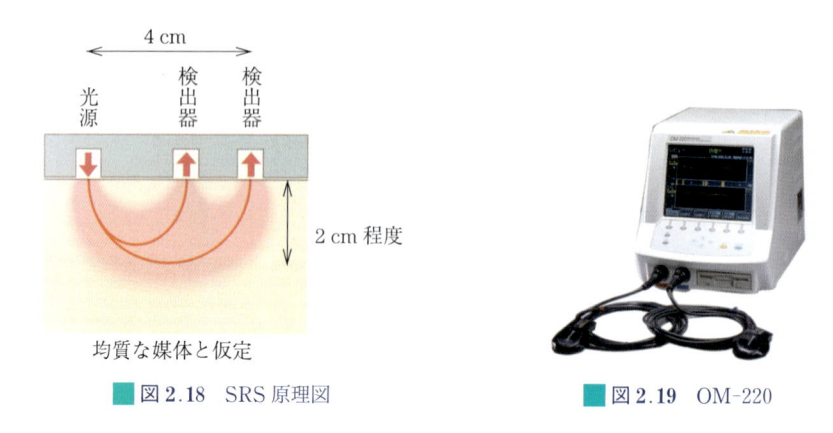

■図 2.18　SRS 原理図　　　　■図 2.19　OM-220

計測部位の吸収係数，散乱係数が全体に均質であるという仮定のもとで，組織の酸素飽和度（$C_{oxy-Hb}/(C_{oxy-Hb}+C_{deoxy-Hb})$）を計算することができる。一方で，複数の検出器の感度が同じであるという前提のもとで計算を行うため，毛髪のある部位を測定することが困難であり，脳を測る場合は前額部に限られる場合が多い。島津製作所の OM-220（図 2.19）ではこのプローブを同時に 2 本使用することができ，筋肉や脳などさまざまなアプリケーションに使用されている。アプリケーション例を表 2.2 に示す。

■表 2.2　2 チャネル装置におけるアプリケーション例

筋肉測定	医学系	閉塞性動脈硬化症の重症度の診断 静脈瘤の診断 末梢循環不全の診断 血管手術中の筋肉モニタ 心疾患患者の心肺機能，運動機能の評価 リハビリの効果確認（歩行，膝屈曲，水治療）
	体育系	筋肉の酸素動態の研究（健常者，スポーツ選手）
脳測定	医学系	手術中の脳内酸素状態の監視（心臓，頸動脈手術） ICU，NICU における脳モニタ 睡眠時無呼吸症候群
	その他	脳機能の測定（前頭部）
その他	医学系	肝臓（肝機能，肝移植） 腫瘍（放射線治療） 小動物（薬効評価）

● 2.2.7　脳機能計測における将来展望

普及しはじめた NIRS であるが，まだ解決すべき問題点は多い。例えば，空間分解能が低い，計測部位が限られる，ファイバの装着が煩雑，脳信号とアーチファクトの区別がつきにくい，装置が高価，などがあげられる。

これらの解消のための研究開発を継続することが，メーカの責任であると考えている．

一方，応用研究は進んでおり，他のモダリティ（EEG，MRI，PETなど）との同時計測や，BCI（brain computer interface）への応用[25]など，新しい診断法や有用なアプリケーションの開発は各所で続けられている．基礎研究から応用研究まで，NIRSのもつポテンシャルは高く評価されており，今後の進化が期待される．

最後に，現在，社団法人電子情報技術産業協会（JEITA）において医用光生体計測標準化PGが設置され，各メーカが参画してNIRS装置の標準化について協議を行っている．この中では，用語，性能試験項目，試験方法などについて検討されており，標準ファントムの製作も進んでいる．最終的には日本工業規格（JIS）化を目指しており，この規格が制定されれば一定の性能が担保され，装置の比較が容易になるため，ユーザにとってのメリットが大きいものと考える．

2.3 近赤外分光法の原理とイメージング（日立メディコ方式） 〔牧　敦〕

● 2.3.1 歴史的背景

近赤外分光計測法を応用し，脳活動に伴う血流変化を多点同時サンプリングにより画像計測可能な近赤外分光トポグラフィ法は，1995年に世界ではじめて発表された[26]．それまで，光を用いた生体内部の画像化法として光CT（computed tomography）の研究開発が進められてきたが[27],[28]，生体の強い光散乱特性によって実用化への道のりはまだ遠い．しかし，生体のダイナミックス計測に有利な生体光計測の特長が脳科学と出会うことによって，近赤外分光トポグラフィ法が生まれた．空間分解能にこだわらず，近赤外分光法という古くからある計測方法の威力を発揮できる応用への転換を見据え，多チャネルの高密度同時計測技術を開発して新しい近赤外分光トポグラフィ法という概念が創生された．

歴史的には，基本原理である近赤外分光法は多波長の光を用いて物質の定性・定量計測を行うために考案された手法である．その生体応用の一つが，血中ヘモグロビン濃度から生体内部の酸素化状態を計測するために1930年代に開発されたオキシモニタであり[29]，この延長線上にパルスオキシメータ・光CTそして近赤外分光トポグラフィ法がある．現在では近赤外分光法という言葉が，f-MRI（functional magnetic resonance imaging）などと同様に脳機能の画像計測法の一つとして用いられる場合があるが，近赤外分光法はそのほかにも植物の糖度計測や生体内の温度計測だけでなく，固体・液体・気体など多様な試料の定性・定量分析が可能である．したがって，近赤外分光法は基本計測原理としての位置づけが正しい．

光を用いた脳機能の画像化方法としての名称を学術用語として明確に定義する必要がある

が，この方法論の概念が定性的に形成された原著論文にさかのぼって，近赤外分光トポグラフィあるいは光トポグラフィという言葉が適切であろう。本節では，歴史的背景を忠実に踏まえ，イメージングの概念を含まない計測法を近赤外分光法とし，脳の大脳皮質に沿った2次元イメージングの概念を含む場合には近赤外分光トポグラフィという用語で統一する。

● 2.3.2　近赤外分光トポグラフィの計測原理

人間の頭部は外側から内側に向かって，頭皮（脂肪層を含む），頭蓋骨，硬膜・軟膜，脳脊髄液層，大脳皮質（灰白質），白質の順に層状構造をなしている。頭皮上から光ファイバで照射した近赤外光は，成人頭部で約20 mm程度の深部にまで到達し，白質や灰白質（大脳皮質）で散乱して再び頭皮外に戻ってくる。この散乱・反射光を，照射位置から30 mm程度離れた位置にある光ファイバで集光し，検出された散乱・反射光の強度変化から大脳皮質における脳活動に伴う血流変化をとらえることができる。大脳皮質の局所血流変化と脳活動とは密接にリンクしており，この局所血流変化を計測することによって脳活動の計測が可能となる。

図 2.20 は，基本的な光ファイバの設置とその配置において，光ファイバから照射された光が頭内部をどのような経路をたどって検出用の光ファイバに到達するかを図示したものである。この光子束経路演算は，モンテカルロ法を用いた統計的な演算の結果である。光照射ファイバから30 mm離れた光検出ファイバまでの光の経路は，頭部を層構造にモデル化[30],[31]したモンテカルロ法の演算平均で約230 mmの長さとなる（図2.20（c）参照）。生体の光散乱は，近赤外分光トポグラフィ法において空間分解能の向上には妨げとなっているが，大脳皮質における微小な血液量（ヘモグロビン濃度）の変化を増幅するという観点からは正の効果となる。この散乱現象がなければ，光を用いて脳活動をとらえる試みはうまくはいかなかったであろう。

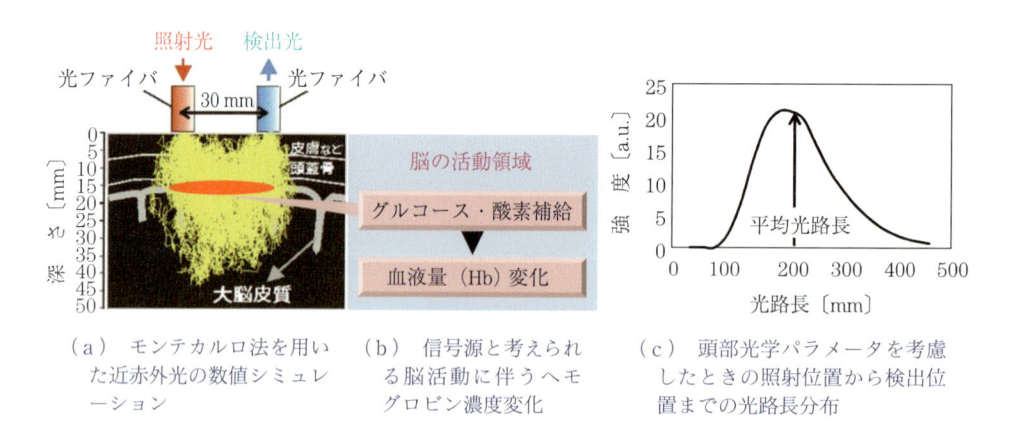

（a）モンテカルロ法を用いた近赤外光の数値シミュレーション
（b）信号源と考えられる脳活動に伴うヘモグロビン濃度変化
（c）頭部光学パラメータを考慮したときの照射位置から検出位置までの光路長分布

図 2.20　近赤外分光法を用いた脳機能の計測原理

2.3 近赤外分光法の原理とイメージング（日立メディコ方式）

トポグラフィの語源であるが，英語で記述するとtopography（地勢図）となる。topo-とはギリシャ語のtoposに由来し「場所」を意味する。Topographyの原義は地形図をさし，概念としては地図上の各点にもう1次元の情報を載せたものである。脳の表層を形成する大脳皮質の脳地図（機能地図，髄鞘化地図，解剖地図）は古くからトポグラフィックマッピング（topographic mapping, tomogram）と称されており[32]，脳機能の画像化としても適切な命名であるといえよう。計測に使用する光は，生体透過性の高い690-900 nmの範囲にある可視−近赤外光を2波長用いており，大脳皮質機能に伴う血流変化を脳表面に沿ってマッピングできる（図2.21）。

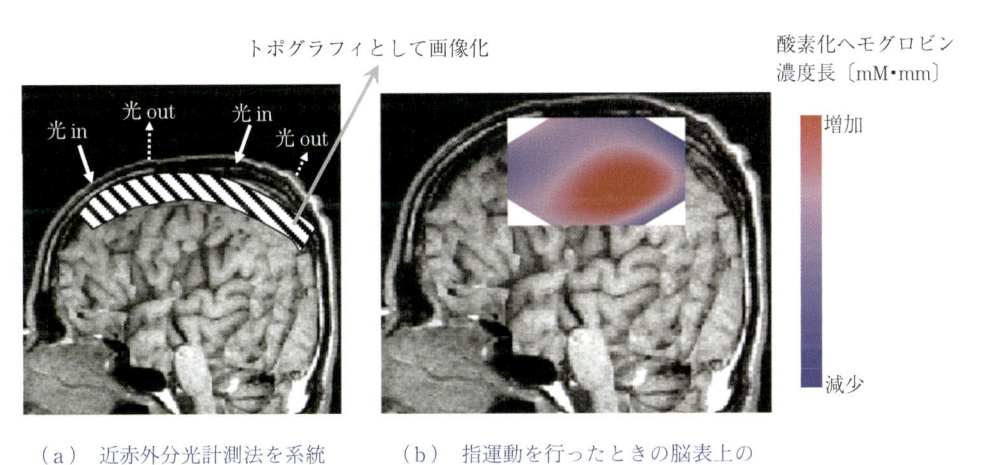

(a) 近赤外分光計測法を系統的に頭皮上に配置し，大脳皮質に沿って脳活動に伴う血流やヘモグロビン濃度変化を2次元的に画像化する

(b) 指運動を行ったときの脳表上の酸素化ヘモグロビン濃度のトポグラフィ像（MRI像との合成画像）[26]

図2.21 近赤外分光トポグラフィの定義[29]

近赤外分光トポグラフィ法は，前述のように脳の機能を可視化する概念として提唱されたが，その概念を実現するためのハード技術と脳機能を抽出するための解析法が同時に生み出された。まず，ハードウェアとしての要求される仕様は，実時間で変化する脳の活動をとらえるためには，多点で同時計測が可能なこと，そして他のneuroimagingの技術ではできないような日常環境下で計測ができることである。この二つ課題を同時に解決する技術が，照射光の暗号化と電気的な復号化技術である。

図2.22にその基本原理を示す。この技術で解決した重要な点は，2点以上の近接領域の同時計測が可能であることと，外乱光に対して強いこと，そして照射光に対して100万分の1以下の微弱光を精度よく計測できることである。単純な連続光の照射−検出ではヒト高次脳機能の画像計測はできない。頭皮上から光を照射し，30 mm離れた位置で頭部内を通過した散乱光を検出する。頭部内の強い散乱とヘモグロビンなどによる吸収によって，検出位

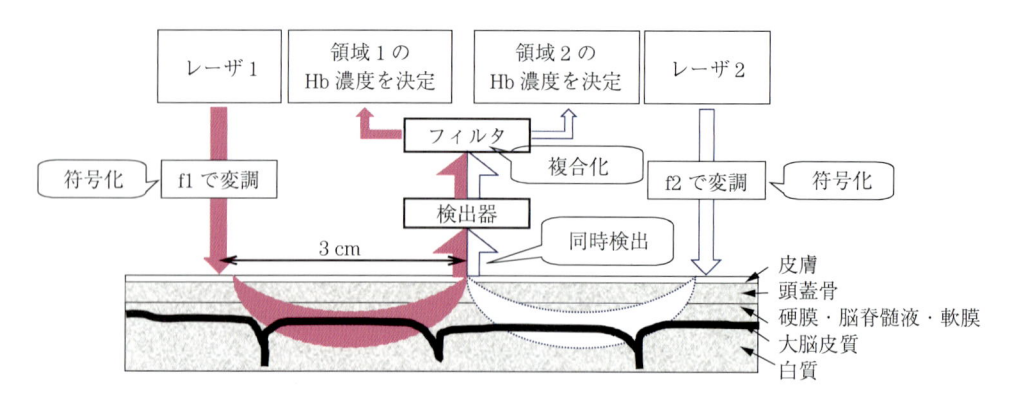

図2.22 近赤外分光トポグラフィを実現するために開発された
照射（レーザ）光の暗号化・複合化技術

置ではその強度は100万分の1以下となる。この方式は雑音を変調周波数の帯域に抑圧できるため，高感度計測が可能となる。また，日常的な環境では，計測に関係ない光が外乱光としてあるが，本方式では変調周波数帯域によって外乱光の影響を最低限に抑えられる。さらに，脳の機能は同時並列処理が本質であり，本方式によって高密度な脳機能計測と画像化が実現された。

図2.23は，初期に開発された周波数エンコード法を用いた近赤外分光トポグラフィシステムと計測された脳活動画像を示している。本図を用いて近赤外分光トポグラフィシステム

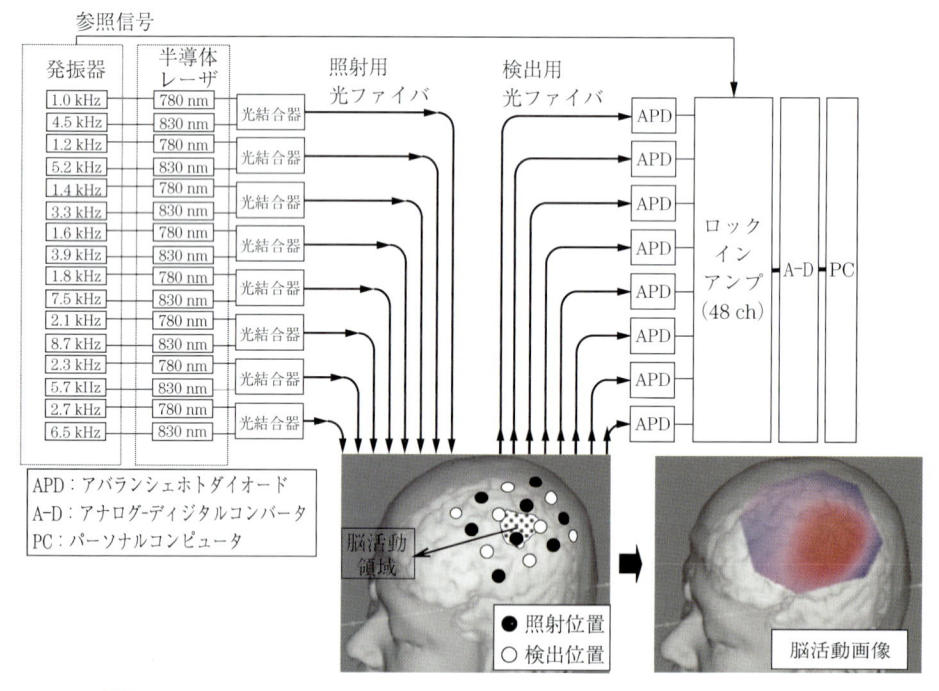

図2.23 近赤外分光トポグラフィ多点同時計測の原理（周波数エンコード法）

の画像計測方式を説明する。まず，各光源からの照射光をそれぞれ異なる周波数で強度変調することにより，照射波長と照射位置とを暗号化する。また，頭部を通過した散乱光をアバランシェホトダイオードで検出し，ロックインアンプによって周波数検波して復号化する。この暗号化・復号化によって，局所血行動態変化による光減衰量の変化とともに，光照射位置・波長の情報が得られる。図 2.23 に示すような 2 波長 24 チャネル計測の際には，16 の異なる変調周波数が割り振られ，48 個（24 か所×2 波長）のロックインアンプで検波することにより，異なる照射位置と波長を区別して脳内を通過した散乱光が計測される。

この技術およびシステム化によって，従来型の離散的計測から，画像化できるような光ファイバの格子状配置が可能となり面的計測が実現された（**図 2.24**）。この基本技術から日立メディコが製品化を進め（図 2.24（b）参照），乳児から成人までの脳機能を計測できる新しいシステムとなった。

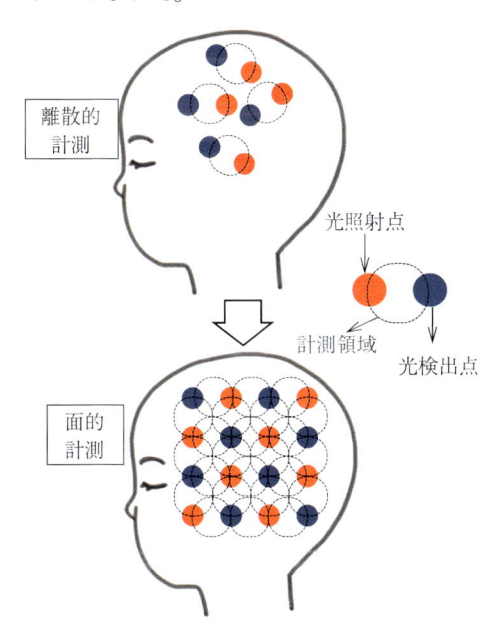

（a） 照射光の暗号化と検出光の複合化技術によって面的計測が可能になった

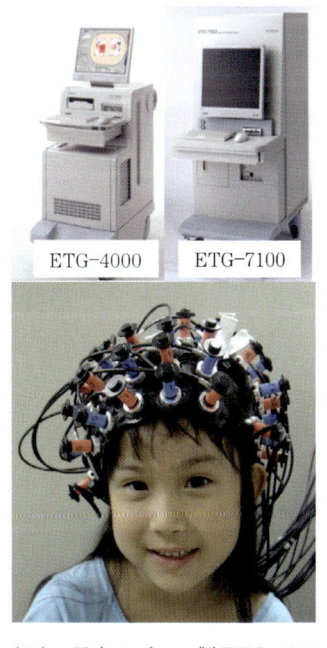

（b） 日立メディコ製 ETG-4000 および ETG 7100 と ETG 7100 の光キャップを装着した様子

図 2.24 離散的計測から面的計測へ

表 2.3 に，各製品の性能を示す。本技術を用いることで，計測点数にかかわらず，すべての計測位置において 100 ms の時間分解能で同時計測を実現していることが特筆すべき点であろう。また，2 種類のヘモグロビン（酸素化ヘモグロビンおよび脱酸素化ヘモグロビン）を計測する場合には，2 波長で計測することによって原理的に誤差が最少となることがわか

■ 表2.3 光トポグラフィ製品の性能（2008年11月現在）

	計測方法	同時計測点数（最大）	波形時間分解能 [ms]	画像フレームレート [fps]	波　長 [nm]	外部信号出力*	脳定位*
ETG-4000	周波数エンコード法	52	100	10	695, 830	実時間	可
ETG-7100	周波数エンコード法	120	100	10	695, 830	実時間	可

＊オプション

っており[33]，前述の日立メディコ製品は2波長方式を採用している。また，これら2波長の最適波長選択については，生体自身がもつ散乱と吸収によって発生する誤差やクロストークが原因となる複雑な課題である。最終的には，商用ベースで使用可能なレーザから選択せざるをえないが，この課題に関しても学術的な研究がなされ，695 nm と 830 nm の組合せは，脱酸素化ヘモグロビンおよび酸素化ヘモグロビンの計測精度を保証できる波長として報告されている[33]~[36]。

● 2.3.3　近赤外分光トポグラフィによる脳機能信号の抽出

近赤外分光トポグラフィのシステムは重要な技術であるが，一方で脳活動に伴う血行動態あるいは酸素化・脱酸素化ヘモグロビン濃度の変化を精度よく得る数学的方法も同時に開発された。照射する光の波長を λ，時刻を t として，安静時に測定する拡散反射光強度を $T(\lambda, t)$ とすると，以下の式（2.12）で表現できる[26]。

$$-\ln[T(\lambda, t)] = \varepsilon_{\text{oxy-Hb}}(\lambda) C_{\text{oxy-Hb}}(t) d + \varepsilon_{\text{deoxy-Hb}}(\lambda) C_{\text{deoxy-Hb}}(t) d + a(\lambda, t) + sc(\lambda) \tag{2.12}$$

ここで，$\varepsilon_{\text{oxy-Hb}}(\lambda)$ および $\varepsilon_{\text{deoxy-Hb}}(\lambda)$ は，波長 λ における酸素化ヘモグロビン，脱酸素化ヘモグロビンそれぞれの分子吸光係数を表し，$C_{\text{oxy-Hb}}(t)$ および $C_{\text{deoxy-Hb}}(t)$ は，時刻 t における酸素化ヘモグロビンおよび脱酸素化ヘモグロビン濃度，d は実効的光路長，$a(\lambda, t)$ はヘモグロビン以外の吸収，$sc(\lambda)$ は，生体中の散乱による減衰を表す。一方，脳活動が生じているときの拡散反射光強度 $T^s(\lambda, t)$ は

$$-\ln[T^s(\lambda, t)] = \varepsilon_{\text{oxy-Hb}}(\lambda) C^s_{\text{oxy-Hb}}(t) d + \varepsilon_{\text{deoxy-Hb}}(\lambda) C^s_{\text{deoxy-Hb}}(t) d + a^s(\lambda, t) + sc^s(\lambda) \tag{2.13}$$

で表される。ここで，上付きの添字 "s" は脳活動中の値であることを示す。また，脳活動の際に変化する吸光物質はヘモグロビンのみと仮定し，ヘモグロビン以外で独立に計測される吸収物質，散乱変化は同一の波長内で一定とし（$a(\lambda, t) = a^s(\lambda, t)$，$sc(\lambda) = sc^s(\lambda)$），そのうえで，式（2.13）から式（2.12）を引くと

$$-\ln\frac{T^s(\lambda,t)}{T(\lambda,t)} = \varepsilon_{\text{oxy-Hb}}(\lambda)(C^s_{\text{oxy-Hb}}(t) - C_{\text{oxy-Hb}}(t))d + \varepsilon_{\text{deoxy-Hb}}(\lambda)(C^s_{\text{deoxy-Hb}}(t)$$
$$- C_{\text{deoxy-Hb}}(t))d$$
$$= \varepsilon_{\text{oxy-Hb}}(\lambda)\Delta C_{\text{oxy-Hb}}(t) + \varepsilon_{\text{deoxy-Hb}}(\lambda)\Delta C_{\text{deoxy-Hb}}(t) \quad (2.14)$$

が成り立つ。ここで，$\Delta C_{\text{oxy-Hb}}(t) = (C^s_{\text{oxy-Hb}}(t) - C_{\text{oxy-Hb}}(t))d$，$\Delta C_{\text{deoxy-Hb}}(t) = (C^s_{\text{deoxy-Hb}}(t) - C_{\text{deoxy-Hb}}(t))d$，$\Delta C_{\text{total-Hb}}(t) = \Delta C_{\text{oxy-Hb}}(t) + \Delta C_{\text{deoxy-Hb}}(t)$と定義し，それぞれoxy-Hb信号，deoxy-Hb信号，total-Hb信号と定義する。局所的な実効的光路長dを特定することは困難であるため，これらの相対値信号（oxy-Hb信号，deoxy-Hb信号，total-Hb信号）を用いて脳活動に伴う血行動態変化を評価している。ここで，ヘモグロビンはその酸素化状態に応じて異なる光吸収特性をもつ[42]。したがって，式（2.14）に各波長の分子吸光係数を代入すると，$\Delta C_{\text{oxy-Hb}}(t)$と$\Delta C_{\text{deoxy-Hb}}(t)$が変数となる2元1次の連立方程式ができる。この連立方程式を解くことで，最終的にoxy-Hb信号，deoxy-Hb信号，およびtotal-Hb信号（$\Delta C_{\text{oxy-Hb}}(t)$，$\Delta C_{\text{deoxy-Hb}}(t)$および$\Delta C_{\text{total-Hb}}(t)$）を求める。

この数学的方法のプロセスを簡単にまとめると，波長ごとに計測値から生体の揺らぎ成分および装置揺らぎ成分を消去する。波長ごとに計測値は独立であるため，このプロセスは必須である。つぎに，連立方程式を解くプロセスに移り，ヘモグロビン信号を求める。ここで，得られる信号の単位はヘモグロビン濃度と皮質内の局所光路長の乗算であるため，濃度長と呼ばれる〔mM・mm〕となる。第1の揺らぎ除去の推定には，図2.25で示すように非活動期間の計測値から，非活動時状態における信号をフィッティングカーブによって推定することで求まる[26]。ただし，バンドパスフィルタを掛ける方法でもほぼ等価な結果が得られる。

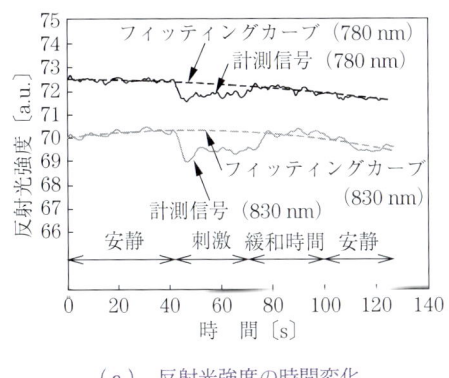

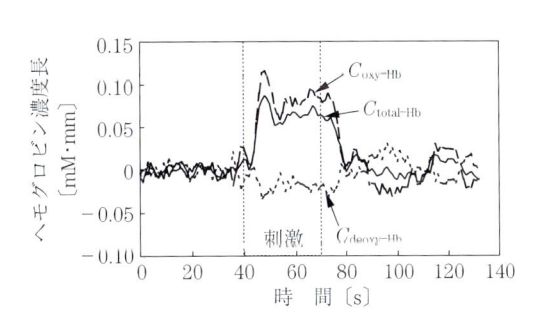

（a）反射光強度の時間変化　　（b）ヘモグロビン濃度長の変化

図2.25　脳活動（指タッピング時）に伴う信号変化

2.3.4 近赤外分光トポグラフィの安全性

近赤外分光トポグラフィの照射光強度は，裸眼は安全とされるクラス1M（JIS C 6802）

に分類されている。安全に配慮した微弱な光を用いて脳活動を計測しているが，原理的に乳幼児への適用も可能であるため，安全規格で決められている以上に安全性に配慮する必要がある。特に懸念されることは，光照射による温度上昇である。物質に光を照射すると，吸収された光のエネルギーが熱に変換され，温度上昇が起こる。例えば，遠赤外ストーブを暖かく感じるのは，生体の主要構成物質である水が遠赤外光を吸収しその光エネルギーが熱に変換されることによる。

しかし，近赤外分光トポグラフィ法で使用される 800 nm 近傍の近赤外光は，遺伝子に吸収される紫外光・色素蛋白で吸収される可視光・水に吸収される遠赤外光と比べて，生体物質による吸収が極端に少ない。したがって，他の波長の光と比べて熱が発生しにくい。ただし，近赤外光は生体による吸収が少ないため，照射された光が生体深部まで到達してしまう（それゆえに，脳活動計測が可能であるのだが）。このことは，照射された光のエネルギーは，他の光より深いところまで伝達されることを意味しており，生体内部での温度上昇を評価する必要がある。

そこで，近赤外分光トポグラフィ法を発達研究に適用する前に，使用する光を生体（腕）に照射して，内部の温度変化を計測した[37]。この研究によって，計測時に照射される光の強度 3 mW 以下では，生体内部の温度上昇はほぼ無視できるレベルであることが確認されている。また，シミュレーションによって太陽光を浴びているときの脳表面における光強度も比較されており，この研究から，3 mW の光照射時における脳表面での光強度は，夏の日中の光を浴びているときの 2-3% に相当することが明らかにされており，自然光と比較しても著しく微弱であることがわかる[38]。

●2.3.5 近赤外分光トポグラフィの応用

（1） 近赤外分光トポグラフィによる脳機能画像計測の意義　脳機能画像計測法は，脳活動に伴う微弱な電磁界変化を計測する方法と，局所的な血液量変化を計測する方法に大別される。前者は，脳波計・脳磁計，後者は f-MRI・PET，そして近赤外分光トポグラフィがあげられる。これら脳機能画像計測法と行動学的な研究手法を比較すると（図 2.26），脳機能画像計測法が，従来の行動学的手法と相反するものではなく，情報を付加する役割をもつことがわかる。すなわち，脳の活動を脳機能画像計測法で計測することにより，より生物学的裏付けをもった脳そして人間の理解が可能になる。

それでは，脳活動を観測することによって，脳のなにを理解することができるのか？　一つは，脳の機能局在性であろう。その発端は，言語障害のある脳損傷患者の死後の解剖から，左側頭部に言語中枢が存在していることを発表した 1861 年のブローカの研究である。また，1937 年脳外科手術中の脳に電極を刺して行ったペンフィールドの実験は，全身の運

2.3 近赤外分光法の原理とイメージング（日立メディコ方式） 37

図 2.26 行動学的手法と脳機能画像計測法

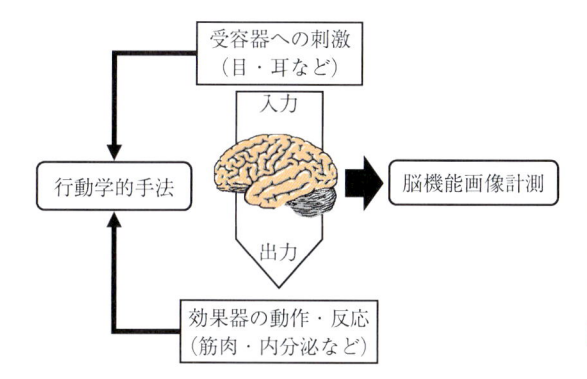

行動学的手法では，入力（刺激）と出力（反応）から人の能力を知ろうとする。脳機能画像計測法を用いることにより，入力と出力に加え，脳内の情報を付加することが可能。

動・感覚機能が地図のように大脳皮質上に分布していることを明らかにした。これらの研究から，脳の部位と機能の関連性に興味がもたれ，脳の機能局在を探る多くの研究が進められてきた。そして，無侵襲的な脳機能画像計測法によって，安全に機能の局在を可視化できるようになり，その研究対象を健常者へと広げていくことが可能になった。特に，日常的な環境下で自然な脳活動を観測するには，拘束性が高く大きな音が出るf-MRIの活用は難しい。実際に，f-MRIの音による脳活動への影響もすでに指摘されている[39]。

（2） 近赤外分光トポグラフィの応用例　図 2.27 には，乳児視覚機能および言語機能の近赤外分光トポグラフィ計測例を示す。図（a）の上図画像は光ファイバの配置を後頭部

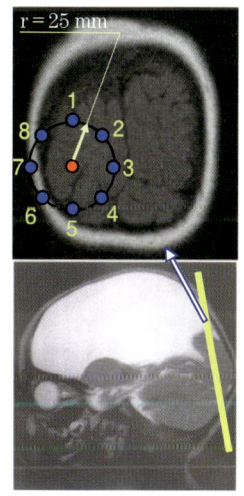

（a） 脳未形成児（1歳）の脳機能計測（小暮医院との共同研究）

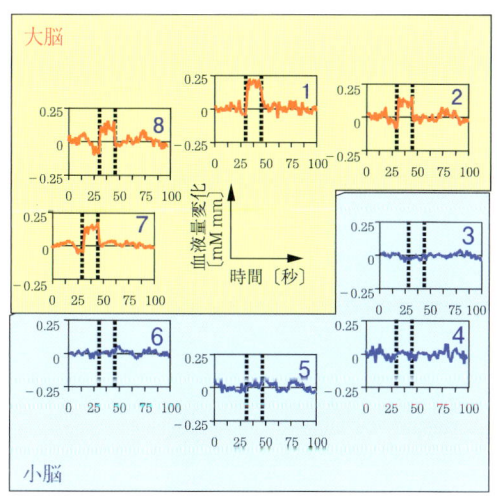

（b） 脳波診断で使用される白色の点滅光（18 Hz）を見せたときの血液量変化の時間波形

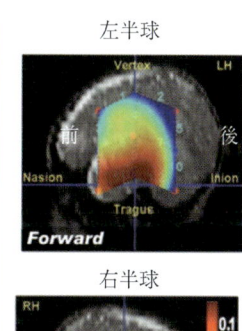

（c） 新生児言語機能の計測（生後数日の新生児が自然な言語音を聞いたときの脳活動）

図 2.27 乳児の脳機能計測

のMRI画像上に表示したものである。図中の赤丸が光を照射した位置，青丸が光を検出した位置を示している。図（a）の下図画像は矢状断（体を左右二つに分ける分け方）のMRI画像上に，黄色線で上図画像の撮影位置を示している。

この計測例では，まず周産期の障害により大脳の大部分が未形成となった乳児の視覚機能を検査した。この乳児の両親が，日常の反応から視覚機能が残存しているのではとの期待をもち，主治医に相談されたことがきっかけであった。本計測では，乳児に白色の点滅光を見てもらい，残存している後頭部視覚野の大脳皮質と小脳を計測した（図（b）の縦の2本の破線が乳児に点滅光を見せた期間）。計測結果から，視覚機能に関連した大脳視覚野において視覚刺激に同期した顕著な反応が観測されたが，視覚機能に直接関連しない小脳では反応が計測されなかった。この結果から，この乳児は光を感じていることが明らかとなった。

この研究から学べることは，脳の形（解剖画像）からは機能（脳機能）はけっしてわからないということ，そして，近赤外分光トポグラフィによって言葉の話せない乳児の脳機能を計測できるということであった。それまでは乳幼児の高次脳機能を調べる手立ては行動学的手法に頼るところが大きく，前述したように脳の内的なプロセスは推測するしかなかった。したがって，近赤外分光トポグラフィのような，乳幼児の脳活動を安全に観察できる方法が強く求められていた。ここで紹介した計測結果は，行動や言葉から判定できない状況においても，脳活動から内的な状態を知ることができる端的な例である[40]。

臨床医学ではなく自然科学としての脳発達研究にはさまざまな興味深いアプローチが考えられるが，近赤外分光トポグラフィを用いた言語発達研究を例として紹介したい。言語発達は社会的な能力に深くかかわっており，言語遅滞の早期発見により，早い段階で療育などへのフィードバックが可能になれば，社会的な能力の向上につながると考えられるからである。また，外国語教育に対するヒントが得られる可能性もある。

ここでは，生まれた直後の新生児の言語音に対する脳活動の計測に関する研究を紹介する。この研究では，生後2-5日以内の乳児の左右側頭部を近赤外分光トポグラフィ法で計測し，条件1：通常の会話音を聞かせたとき，条件2：その会話の逆回しの音を聞かせたとき，条件3：なにも聞かせないときの脳活動に伴う血流変化を観測した（図2.27（c）参照）。その結果，言語音を聞いた場合に，大人の言語野・聴覚野に相当する部位で，顕著な脳活動が見られた。このことは，生まれた直後の新生児の脳に言語音を他の音と弁別し，処理する能力が備わっていることを示している[41],[42]。この能力は，外国語に対しても存在する普遍的なものなのか，現在研究を進めている。

これからの社会において，国内の極端な少子化対策としては脳を健やかに育む技術が，また，高齢化に伴う認知症や脳障害の増加に対しては，アンチエイジング技術や効率的なリハビリ技術が重要である。こういった技術を科学的に確立することができれば，永続的な社会

の安寧と発展につながる。この分野は，広義には"脳科学と教育"というコンセプトで包含することができ[43]，自然科学者たちが世界的に取り組み始め大きな潮流となりつつある。

健常者を対象とした発達研究では，複数の被験者の計測信号から標準的な脳機能を理解しようとする。個々の脳の発達段階を客観的に把握することが大切な課題であるが，テンプレートとなる標準的な脳機能の知見がなければ，個々の脳機能を理解することは難しい。したがって，現在の発達研究の一つの目標として，受精してから死に至るまで続く脳機能の発達のテンプレートを構築することがあげられる。しかし，脳のもつ機能は多様であり，一度にすべてを網羅した研究は不可能である。認知症研究においても，健常高齢者との比較を進め，科学的に理解を深めていく時期にきている。近赤外分光トポグラフィ法は，重要な計測技術としてその役割を果たすと考えられる。

2.4 近赤外分光法の原理とイメージング（浜松ホトニクス方式） 　　　（鈴木　剛）

生体組織におけるおもな光吸収物質としては，水と血液中のヘモグロビンをあげることができる。両物質の可視領域から近赤外領域の吸収スペクトルを図2.28に示すが，どちらも近赤外領域ではその吸収値が低いことがわかる。これは，近赤外領域の光が生体を比較的よく透過することを意味しており，この性質を利用すると生体の丸ごとの計測が可能となる。また，図2.28中の拡大図に示すように，この領域における酸素化ヘモグロビンと脱酸素化ヘモグロビンの吸収スペクトルは異なり，吸光分析の手法を用いると脳のような生体組織の酸素化状態や血液の濃度変化を測定することが可能となる。しかも，光を使った場合，針などを使用せざるをえない他の方法と比べ，非侵襲的に，かつ連続的にそれらの値を測定できるのが大きな特徴である。

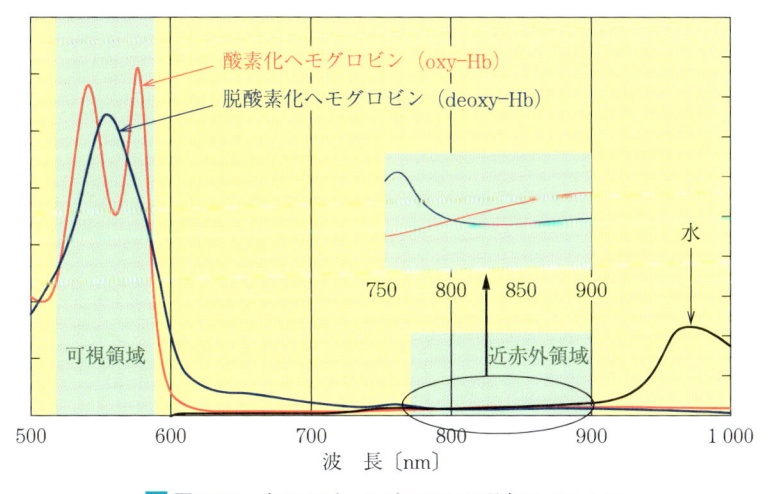

図2.28 水およびヘモグロビンの吸収スペクトル

● 2.4.1 測定原理[44]~[46]

（1）**Modified Lambert-Beer（MLB）法** 　一般に，光による成分濃度測定の基本原理には，つぎの式で表される Lambert-Beer 則が用いられる．

$$OD(\lambda) = \log \frac{I_0}{I} = \varepsilon(\lambda)\,C\,d \tag{2.15}$$

ここで，$OD(\lambda)$ はある波長 λ における測定対象の光の吸光度，I_0 は入射光量，I は透過光量，$\varepsilon(\lambda)$ は波長 λ におけるモル吸光係数〔$l/\text{mol}\cdot\text{cm}$〕，$C$ は吸光物質の濃度〔mol/l〕，d は光の透過距離〔cm〕をそれぞれ示す．

この式は測定対象に光散乱がない透明媒質に対して適用可能であるが，生体組織に近赤外光を透過させる場合，光吸収よりも大きな光散乱があるため，この式をそのまま適用することはできない．そこでつぎのような変形式を用いる．

$$OD(\lambda) = \varepsilon(\lambda)\,C\,L + X \tag{2.16}$$

ここで，X は散乱による光の減衰，L は光が照射点から検出点にまで到達する間の平均的な距離〔cm〕をそれぞれ示す．この L は平均光路長（追補1参照）と呼ばれ，散乱のために式（2.15）の d よりも数倍長くなることが知られている．厳密にいえば，この L は波長の関数であるため波長に応じて変化するが，NIRO-200 に用いられている光源の波長域に対しては，実用上定数と見なすことができる[44]．

一方，X を測定により求めることは難しいので，この式から直接吸光物質の濃度 C を算出することはできない．しかし，この X が個々の測定において時間的に一定と仮定すれば，吸光物質濃度の時間的変化 $\Delta C(t)$ は次式より計算できる．

$$\begin{aligned}\Delta OD(\lambda, t) &= OD(\lambda, t) - OD(\lambda, t_0) = \{\varepsilon(\lambda)\,C(t)\,L + X\} - \{\varepsilon(\lambda)\,C(t_0)\,L + X\} \\ &= \varepsilon(\lambda)\,\{C(t) - C(t_0)\}\,L = \varepsilon(\lambda)\,\Delta C(t)\,L \end{aligned} \tag{2.17}$$

式（2.17）は式（2.15）と形式が同じであるため，modified Lambert-Beer（MLB）式と呼ばれる[44]．この式において $\varepsilon(\lambda)$ は既知であり，L も定数であると仮定できるので，吸光度の時間的変化 $\Delta OD(\lambda, t)$ を測定すれば，吸収物質濃度の時間的変化 $\Delta C(t)$ を求めることができる．

先に述べたように近赤外光の波長域では，脳組織の吸光度変化はおもに酸素化ヘモグロビン（oxy-Hb）と脱酸素化ヘモグロビン（deoxy-Hb）の濃度変化によって生じると見なしてよい．NIRO-200 では3波長のレーザダイオードを使用しているので，MLB 法における式（2.17）は

$$\begin{bmatrix}\Delta OD(\lambda_1, t) \\ \Delta OD(\lambda_2, t) \\ \Delta OD(\lambda_3, t)\end{bmatrix} = L \begin{bmatrix}\varepsilon_{\text{oxy-Hb}}(\lambda_1) & \varepsilon_{\text{deoxy-Hb}}(\lambda_1) \\ \varepsilon_{\text{oxy-Hb}}(\lambda_2) & \varepsilon_{\text{deoxy-Hb}}(\lambda_2) \\ \varepsilon_{\text{oxy-Hb}}(\lambda_3) & \varepsilon_{\text{deoxy-Hb}}(\lambda_3)\end{bmatrix} \begin{bmatrix}\Delta C_{\text{oxy-Hb}}(t) \\ \Delta C_{\text{deoxy-Hb}}(t)\end{bmatrix} \tag{2.18}$$

となる。

ここで，$\Delta OD(\lambda_i, t)$ は波長 λ_i における吸光度の時間的変化を，$\varepsilon_{\text{oxy-Hb}}(\lambda_i)$ は酸素化ヘモグロビンの波長 λ_i におけるモル吸光係数を，$\varepsilon_{\text{deoxy-Hb}}(\lambda_i)$ は脱酸素化ヘモグロビンの波長 λ_i におけるモル吸光係数を，$\Delta C_{\text{oxy-Hb}}(t)$ は酸素化ヘモグロビン濃度の時間的変化を，$\Delta C_{\text{deoxy-Hb}}(t)$ は脱酸素化ヘモグロビン濃度の時間的変化をそれぞれ示す。

（2） 空間分解分光法　MLB 法で求めるヘモグロビン濃度変化 $\Delta C(t)$ は測定開始点を基準とした変化量であるため，その値は相対的である。このため，脳の酸素化状態をより客観的に把握する指標を得るために開発された計測法が空間分解分光法（SRS：spatially resolved spectroscopy）である。

図 2.29 において，ある 1 点から測定対象に入射された波長 λ の光を，距離 ρ の異なる複数の点において測定した場合，測定対象の吸光度 $OD(\lambda)$ はその距離に応じて変化する。

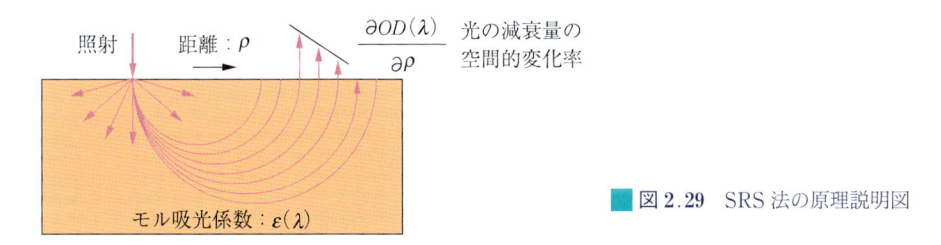

図 2.29　SRS 法の原理説明図

その変化率 $\partial OD(\lambda)/\partial \rho$ は，近似的に次式で表される[47)〜49)]（追補 2 参照）。

$$\frac{\partial OD(\lambda)}{\partial \rho} = \left(\sqrt{3\,\varepsilon(\lambda)\,C\,\mu_s'} + \frac{2}{\rho} \right) \tag{2.19}$$

ここで，$\varepsilon(\lambda)$ は波長 λ におけるモル吸光係数〔$l/(\text{mol}\cdot\text{cm})$〕，$C$ は吸光物質の濃度〔mol/l〕，μ_s' は測定対象の等価散乱係数〔1/cm〕をそれぞれ示す。μ_s' は厳密には波長 λ の関数であるが，近赤外領域のごく近傍の波長の光に対しては，ほぼ一定と見なせるのでこれ以降は定数として扱う。

測定対象に二つ以上のセンサを取り付け $\partial OD(\lambda)/\partial \rho$ を測定すれば，測定対象における吸光物質の相対濃度 $\mu_s' C$ は次式から求めることができる[50)]。

$$\mu_s' C = \frac{1}{3\varepsilon(\lambda)} \cdot \left(\frac{\partial OD(\lambda)}{\partial \rho} - \frac{2}{\rho} \right)^2 \tag{2.20}$$

SRS 法における式 (2.20) は

$$\begin{bmatrix} \left(\dfrac{\partial OD(\lambda_1, t)}{\partial \rho}\right)^2 - \dfrac{2}{\rho} \\ \left(\dfrac{\partial OD(\lambda_2, t)}{\partial \rho}\right)^2 - \dfrac{2}{\rho} \\ \left(\dfrac{\partial OD(\lambda_3, t)}{\partial \rho}\right)^2 - \dfrac{2}{\rho} \end{bmatrix} = 3\mu_s' \begin{bmatrix} \varepsilon_{\text{oxy-Hb}}(\lambda_1) & \varepsilon_{\text{deoxy-Hb}}(\lambda_1) \\ \varepsilon_{\text{oxy-Hb}}(\lambda_2) & \varepsilon_{\text{deoxy-Hb}}(\lambda_2) \\ \varepsilon_{\text{oxy-Hb}}(\lambda_3) & \varepsilon_{\text{deoxy-Hb}}(\lambda_3) \end{bmatrix} \begin{bmatrix} C_{\text{oxy-Hb}}(t) \\ C_{\text{deoxy-Hb}}(t) \end{bmatrix} \tag{2.21}$$

となる。

ここで，$\partial OD(\lambda_i, t)/\partial \rho$ は波長 λ_i における吸光度の測定距離に対する変化率を，$\varepsilon_{\text{oxy-Hb}}(\lambda_i)$ は酸素化ヘモグロビンの波長 λ_i におけるモル吸光係数を，$\varepsilon_{\text{deoxy-Hb}}(\lambda_i)$ は脱酸素化ヘモグロビンの波長 λ_i におけるモル吸光係数を，$C_{\text{oxy-Hb}}(t)$ は酸素化ヘモグロビン濃度を，$C_{\text{deoxy-Hb}}(t)$ は脱酸素化ヘモグロビン濃度をそれぞれ表す。したがって，組織酸素化指標（TOI：tissue oxygenation index）は

$$\text{TOI} = \frac{3\mu_s' C_{\text{oxy-Hb}}(t)}{3\mu_s' (C_{\text{oxy-Hb}}(t) + C_{\text{deoxy-Hb}}(t))} \times 100 = \frac{C_{\text{oxy-Hb}}(t)}{C_{\text{oxy-Hb}}(t) + C_{\text{deoxy-Hb}}(t)} \times 100 \ [\%]$$
(2.22)

式(2.18)および式(2.21)の行列演算を行い，酸素化ヘモグロビンと脱酸素化ヘモグロビンの濃度の時間的変化，および相対的濃度を求める。既述のとおり NIRO-200 では3波長のレーザダイオードを使っているので，式(2.18)および式(2.21)の行列演算では，3波長に対する最小2乗法によるスペクトルカーブフィッティングの手法を使用している(図2.30)。

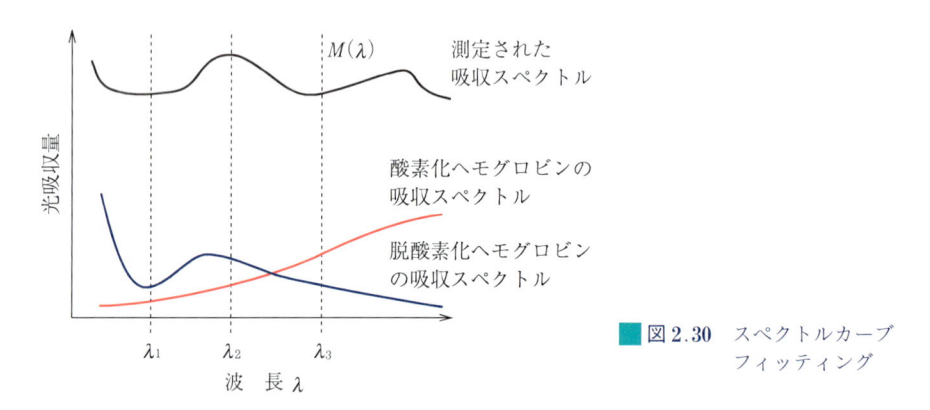

■図2.30　スペクトルカーブフィッティング

● 2.4.2　NIRO-200 の特徴

浜松ホトニクスは創業当時より，光電管や光電子増倍管などによる微弱光検出の技術開発，製品開発を通してその極限を追求している。この技術は，近赤外分光法による NIRO-200 において，生体に安全なクラス I という微弱なレーザ光を用いても，十分な精度の測定を可能とした基盤技術となっている。近赤外分光法にはいくつかの方法があるが[51]，前項で紹介したように NIRO-200 では実用性と経済性に優れた MLB 法と SRS 法を採用している。

（1）ハードウェア構成　　図2.31 に近赤外酸素モニタ装置 NIRO-200 の外観図を示す。本装置は表示ユニットと測定ユニットが分離しており，患者や被験者の周辺スペースに合わせた機器レイアウトが行える。測定ユニットにはたがいに干渉しない2組の照射・検出

2.4 近赤外分光法の原理とイメージング（浜松ホトニクス方式）　　43

表示ユニット

測定ユニット

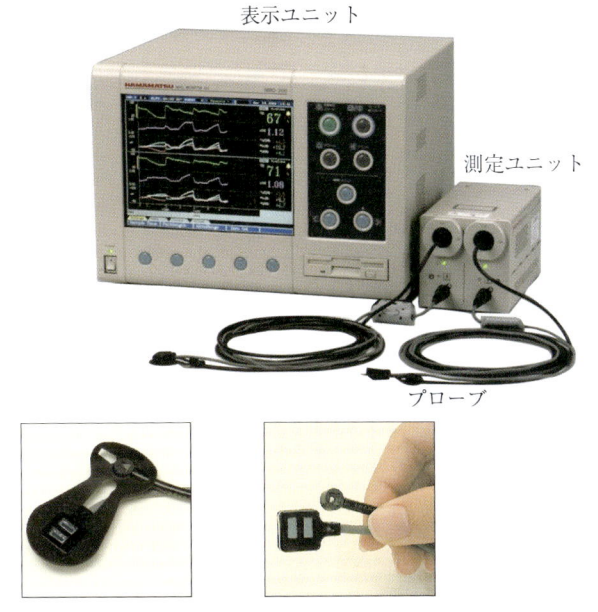

プローブ

プローブホルダおよび照射プローブ，検出プローブの拡大図も合わせて示す。

■ 図 2.31　NIRO-200 外観図

回路が組み込まれており，各組それぞれに接続されるプローブを用いることで，2 部位あるいは 2 チャネルの同時測定が可能である。また図 2.31 に示されるように，プローブを固定するプローブホルダも小型化されており，狭い測定部位にも対応可能である。照射プローブおよび検出プローブはプローブホルダから外しても使用可能なため，任意の測定部位に対して柔軟に対応できる。人工心肺を用いるような手術現場での脳循環の管理から，脳機能計測や筋肉における酸素代謝などに関する臨床研究まで，幅広い用途に対応している。

　光源として 3 波長の近赤外レーザダイオードを使用しているが，その光出力は国際規格 IEC 60825 で取り決められたレーザのクラス分類において，取扱いに保護眼鏡などの特殊器具を必要としない最も安全なクラス I に分類されている。

　このような近赤外レーザ光を用いて，酸素化ヘモグロビン濃度の時間的変化（ΔC_{oxy-Hb}），脱酸素化ヘモグロビン濃度の時間的変化（$\Delta C_{deoxy-Hb}$），総ヘモグロビン濃度の時間的変化（$\Delta C_{total-Hb}$）を MLB 法により，また組織酸素化指標（TOI）と正規化組織ヘモグロビン指標（nTHI：normalized tissue hemoglobin index）を SRS 法により，それぞれリアルタイムで測定する。

　図 2.32 に NIRO-200 のブロック図を示す。光源であるレーザダイオードの出力光は照射プローブを介して，患者頭部などの測定対象部位に照射される。測定対象部位を拡散透過した光は，検出プローブのホトダイオードによって電気信号に変換され，測定ユニット内の増幅器を経た後，表示ユニット内のコンピュータに取り込まれる。この検出プローブのヘッド

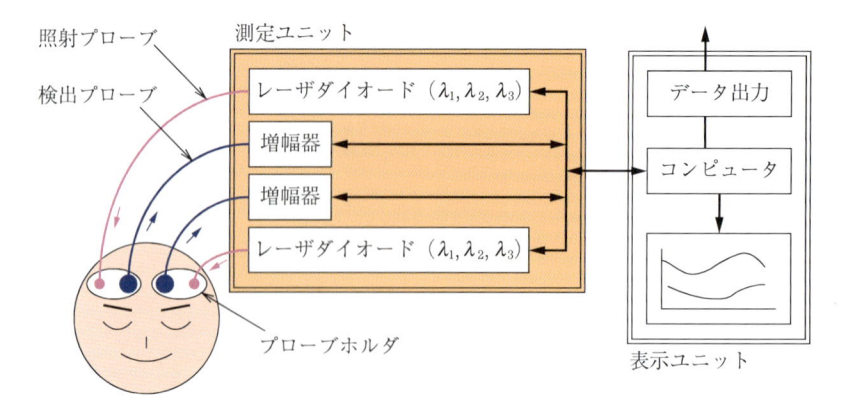

■図2.32 NIRO-200のブロック図

部分には二つのホトダイオードと高感度低雑音の回路基板があり，検出窓を通して皮膚上各点での光量を受光する。この検出光量は，照射-検出プローブ間の距離や取付部位の形状などによって大幅に変動するが，この変動に対しても出力信号がほぼ最適なレベルになるよう，レーザ光の出力や増幅器の増幅率を自動設定してダイナミックレンジを確保している。

長時間計測における半導体レーザの出力変動を最小限に抑えるために，半導体レーザの駆動回路には，内蔵のホトダイオードを用いた自動出力制御回路（APC）が搭載されている。これにより，心臓手術などの数時間以上にわたる長時間モニタが，安定的に可能となっている。また NIRO-200 では，弱い照射光強度で SN 比の高い信号を検出するために，同期検出方式を採用している。このため光源の半導体レーザをパルス発振させ，光源の発振タイミングと検出タイミングを同期させ，狭帯域で低雑音高利得の信号増幅を可能としている。

これらの微弱光検出技術が，クラスⅠレーザによる高感度・高安定性能を提供する NIRO-200 の基盤技術となっている。

（2） **測定データの表示と PC への取込み**　　NIRO-200 のモニタ画面における一般的な測定データの表示を**図2.33**に示す。上段より，組織酸素化度指標（TOI），正規化組織ヘモ

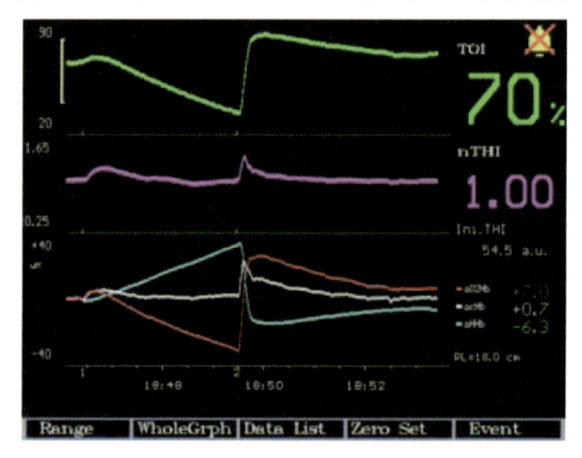

■図2.33　NIRO-200　1チャネルの画面表示例

グロビン指標(nTHI)の経時変化を示し，ヘモグロビン濃度変化（$\Delta C_{\text{oxy-Hb}}$, $\Delta C_{\text{deoxy-Hb}}$, $\Delta C_{\text{total-Hb}}$）は下段に一つのグラフとして表示される。NIRO-200 は2チャネルの同時測定が可能なため，グラフは通常2チャネル表示されるが，1チャネルごとを切り替えながら表示することも可能である。

　測定サンプル時間は1/6-60秒の間で9段階から選択できる。すべての測定データは内蔵のフロッピーディスクへ書き込むか，RS-232Cインタフェースを介して専用のデータ取込みソフトウェアでコンピュータに転送することにより，Windows上でのデータ処理が可能となる。グラフの色，表示するデータの選択，2チャネル測定のとき左右または上下のグラフ分割表示や同一軸表示への切替えも，簡単に行うことができる。また，本体にはアナログアウト端子が用意されており，測定データはリアルタイムでアナログ信号として出力される。内蔵のデータバックアップメモリにより，測定データを一時的に保存することができる。ここには48 000サンプル（測定サンプル時間を1秒とした場合，約13時間に相当）の最新データが自動的に更新・保存される。表2.4にNIRO-200のおもな仕様を，表2.5にNIRO-200データ取込みソフトウェアの仕様を示す。

■ 表2.4　NIRO-200 のおもな仕様

測定項目		組織酸素化指標　TOI〔％〕 組織ヘモグロビン指標　nTHI（相対値） 酸素化ヘモグロビン変化量　$\Delta C_{\text{oxy-Hb}}$〔μmol/l〕 脱酸素化ヘモグロビン変化量　$\Delta C_{\text{deoxy-Hb}}$〔$\mu$mol/$l$〕 総ヘモグロビン変化量　$\Delta C_{\text{total-Hb}}$〔$\mu$mol/$l$〕
サンプル間隔		1/6-60秒（9段階から選択）
光　源		レーザダイオード（775 nm，810 nm，850 nm：公称値）
光検出器		ホトダイオード
患者照射光量		クラス I
測定方式		SRS法（空間分解分光法）・MLB法
表示ユニット	寸法	約385 mm（幅）×265 mm（高さ）×332 mm（奥行き）
	質量	約15.5 kg
測定ユニット	寸法	約110 mm（幅）×110 mm（高さ）×200 mm（奥行き）
	質量	約2.3 kg
保存データ数		48 000データサンプル（サンプル間隔1秒：約13時間）
測定プローブ		ケーブル長約2.5 m（照射・検出プローブ）
出力信号		ディジタル出力（RS-232 C）/アナログ出力
消費電力		90 VA 以下

（3）**NIRO-200 の性能検証実験**　　NIRO-200 で測定される二つの指標（TOI，nTHI）の定量性について，赤血球を用いた液体ファントムモデル[50]で検証した。

　（a）**TOI**　　図2.34 に本実験で使用した血液ファントムモデルを示す。この血液ファントムは近赤外領域における生体組織の光学特性を模したもので，ダルベッコーのリン酸バ

表2.5 NIRO-200 データ取込みソフトウェアの仕様

動作環境	OS 環境	Windows 98，Windows ME，Windows 2000，Windows XP
	CPU	Pentium 133 MHz 以上
	RS-232 C ポート	空きポートが必要
	メモリ	推奨 32 MB 以上
	ハードディスク空き容量	推奨 100 MB 以上（保存データファイルに依存）
最大取込みサンプル数	最大3万サンプル（メモリに依存）	
連続取込み可能時間	NIRO-200 のサンプルタイムに依存	
	サンプルタイム	連続取込み時間
	0.5 s	4.1 時間以上
	1 s	8.3 時間以上
	2 s	16.6 時間以上
RS-232 C ボーレート設定	9 600 bps，14.4 kbps，19.2 kbps，38.4 kbps，56 kbps，57.6 kbps，115.2 kbps	
RS-232 C ケーブル仕様	Dsub 9 pin メス — Dsub 9 pin メス RS-232 C 反転ケーブル（推奨品：絶縁型 RS-232 C ケーブル A 9366）	
グラフ表示機能	2 チャネルグラフ切替え機能（4 モード） グラフオートスケール機能 時間軸スケール変更（拡大 3 段階，縮小 5 段階，自動 1 画面縮小） グラフ表示カラー変更機能（すべての測定データ単位に設定可能） 測定データのグラフ表示 ON/OFF 設定（すべての測定データ単位に設定可能） 時間軸方向リアルタイムスクロール カーソル表示機能（二つのカーソル） グラフ背景色の変更機能 データプロットモードの変更（3 モード）	
ID 情報入力機能	データファイルに ID 情報を入力可能	
ID 情報内容	日　付	測定年月日が自動的に記録されるが，変更することもできる
	ID No.	英数記号 16 文字以内
	患者名	英数記号 20 文字以内
	年　齢	英数記号 6 文字以内
	性　別	Male または Female 選択
	測定部位	英数記号 32 文字以内
	コード 1,2,3	各英数記号 32 文字以内
	コメント 1,2,3	各英数記号 32 文字以内
解析機能	Slope パラメータ	時間変化率の計算
	MTT パラメータ	二つのデータに対して，最大値，または最小値の検索と，そのときの時間差を求める
	テキスト出力	指定したデータ範囲に対して，ファイルまたはクリップボードへの出力
印刷機能	グラフのハードコピー（印刷ヘッダ部に ID 情報を付加） Slope パラメータ画面の結果印刷 MTT パラメータ画面の結果印刷	

ッファ液に赤血球と散乱物質である 20％イントラリピッド（Kabi Pharmacia）を入れ，磁石式スターラで均一になるようにかくはんした．このときの赤血球濃度は 1％，イントラリピッド濃度は生体の散乱特性を示す 0.5-1.0％とした．なお，実験を通して液体ファントムは約 37℃に加温し，また，酸素飽和度を変化させるために市販の乾燥イースト菌を添加

2.4 近赤外分光法の原理とイメージング（浜松ホトニクス方式）

図2.34 血液ファントム実験図

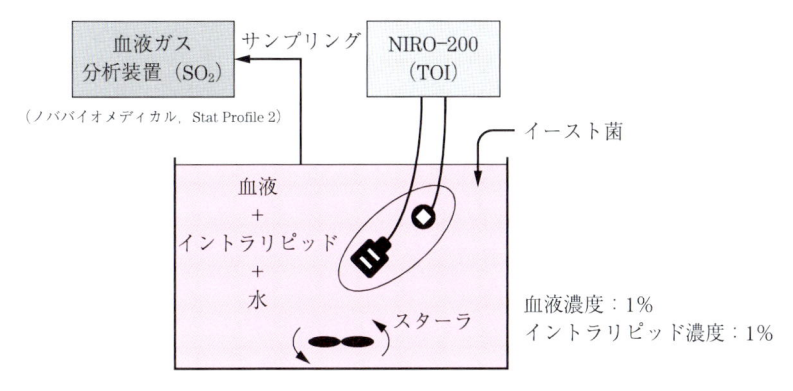

NIRO-200のプローブは血液ファントムの中に入れて測定した。

した。

この液体ファントムにNIRO-200のプローブを投入して，TOIを連続的に測定した。比較のために血液ガス分析装置（NOVA Biomedical, Stat Profile 2）でもサンプリング測定を行った。得られた結果を図2.35に示す。横軸が血液ガス分析装置の酸素飽和度であるSO_2を示し，縦軸がNIRO-200の酸素飽和度であるTOIを示している。グラフに見られるように，この二つの測定データは非常によく相関（$r^2=0.99$）していることがわかる。これにより，NIRO-200で得られるTOIが，酸素飽和度を示す指標として十分な性能であることがわかる。

（b） nTHI　（a）と同一の液体ファントムにおいて，赤血球濃度を変化させること

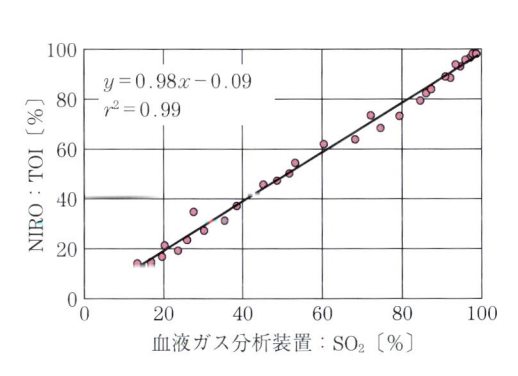

縦軸はNIRO-200の酸素飽和度であるTOI，横軸は血液ガス分析装置の酸素飽和度であるSO_2をそれぞれ示す。

図2.35 TOIとSO_2の比較結果

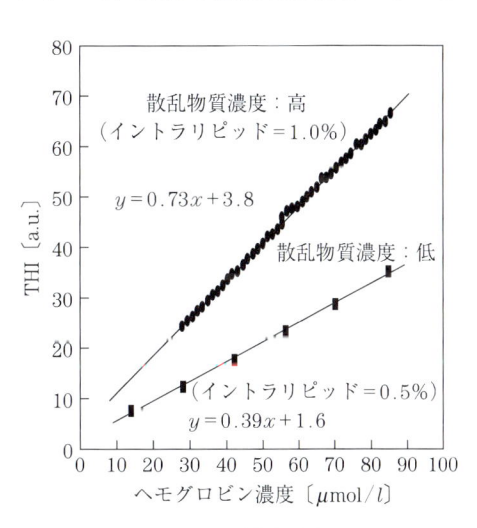

イントラリピッドの濃度が変わると，それに依存したオフセットが生じていることがわかる。

図2.36 イントラリピッド濃度依存性

により SRS 方式で得られる nTHI の指標について性能評価を行った。イントラリピッド濃度（$\propto \mu_s'$）は 0.5% と 1.0% の 2 種類とした。実験結果を図 2.36 に示す。図中，横軸は血液ガス分析装置により得られたヘモグロビン濃度〔$\mu mol/l$〕を示し，縦軸は NIRO-200 で測定される TOI（式 (2.22)）の分母である $3\mu_s' \cdot (C_{\text{oxy-Hb}}(t) + C_{\text{deoxy-Hb}}(t))$ そのものを示している。イントラリピッド濃度が 1% のときも 0.5% のときも，この値（THI）とヘモグロビン濃度とは非常によい相関を示しており，THI はヘモグロビン濃度を示す指標として十分な性能であることがわかる。しかしながら，散乱物質であるイントラリピッド濃度（μ_s'）が変わると，それに依存してバイアスが生じていることがわかる。一般にヒト前額部の μ_s' が個人間でこのように大きく異なることはないが[49]，NIRO-200 では既述のとおり THI そのものの値ではなく，$t=t_0$ で測定した THI で規格化した値を nTHI として表示している。

（4） MLB 法と SRS 法の特徴　　NIRO-200 では MLB 法と SRS 法の二つの方法を用いているが，それぞれの特徴についてつぎに述べる。

図 2.37 のグラフは，暗算などの負荷をかけたときの $\Delta C_{\text{oxy-Hb}}$ と $\Delta C_{\text{deoxy-Hb}}$ の信号変化を示している。これを見ると，暗算負荷の最中には $\Delta C_{\text{oxy-Hb}}$ の値が上昇していることがわかる。このように MLB 法から求められるパラメータでは微少な酸素状態の変化もとらえることが可能である。これは MLB 法が SRS 法に比べ，測定および計算の方法が単純であるためノイズ増加が少なくなり，より微少な変化も観察できることによる。

暗算負荷中の酸素化ヘモグロビンおよび脱酸素化ヘモグロビンの変化をそれぞれ示す。

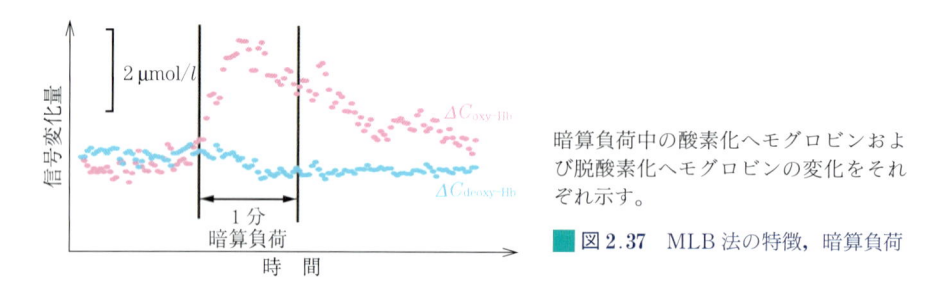

■ 図 2.37　MLB 法の特徴，暗算負荷

図 2.38 のグラフは，上から順番にレーザドップラー，超音波ドップラー，そして TOI を示している[46]。それぞれの横軸は時間を示している。外頸動脈（ECA）をクランプしたと

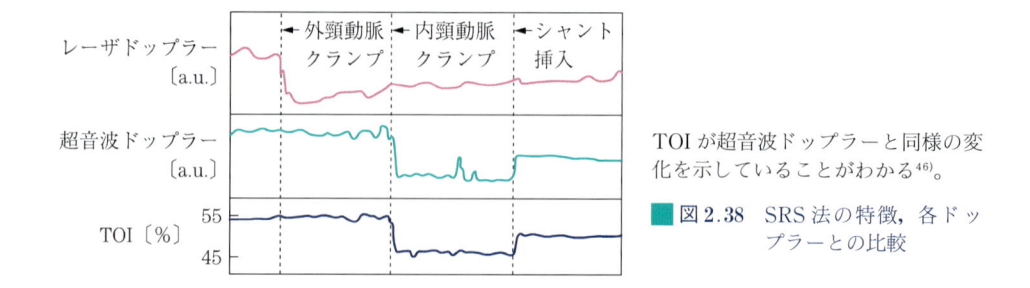

TOI が超音波ドップラーと同様の変化を示していることがわかる[46]。

■ 図 2.38　SRS 法の特徴，各ドップラーとの比較

き，レーザドップラーの信号には変化があるが，ほかの二つのデータには変化がない。

つぎに内頸動脈（ICA）をクランプすると，超音波ドップラーとTOIのデータが変化することがわかる。さらにこの時点でシャントを挿入すると，超音波ドップラーおよびTOIのデータがやや回復していることがわかる。

ここで超音波ドップラーは深い部分の情報が選択的に得られることが知られている。これを踏まえて実験結果を見ると，SRS法から求められるTOIが超音波ドップラーと同様の変化を示すことから，TOIは深い部分の情報をより選択的に反映していることがわかる。

● 2.4.3　多チャネル酸素モニタ（マルチファイバアダプタシステム）

NIRO-200は2チャネルの送受光プローブを有しているが，これにマルチファイバアダプタを接続することにより，脳活動によるヘモグロビンの変化を最大10チャネルまで，リアルタイムに測定できる多チャネル酸素モニタ装置とすることができる。図2.39にマルチファイバアダプタシステムの外観写真を示す。

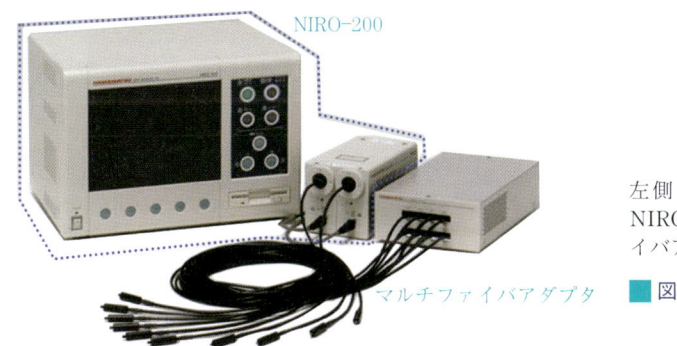

左側（点線で囲った部分）がNIRO-200，右側がマルチファイバアダプタ

■ 図2.39　マルチファイバアダプタ外観図

（1）ハードウェア　図2.40にマルチファイバアダプタシステムブロック図を示す。NIRO 200の測定ユニット内部にあるレーザダイオードの出力光は，照射用の光ファイバプローブを介して患者頭部などの測定部位に照射される。頭部など測定対象部位を通った光は，検出用の光ファイバプローブを介して，マルチファイバアダプタ内部のアバランシェホトダイオード（APD）モジュールによって電気信号に変換され，アダプタ内部の増幅器を経たのち，選択機で選択された信号のみNIRO-200測定ユニットに送られる。この信号は測定ユニット内部の増幅器を経由して，表示ユニット内のコンピュータに取り込まれる。

ここで使用しているAPDとは，逆バイアスを印加することにより光電流が増倍される高速・高感度のホトダイオードで，通常のホトダイオードに比べ高いS/Nが得られるので，微弱光検出に適応したホトダイオードである。マルチファイバアダプタ内のAPDモジュールは，このアダプタに最適なように浜松ホトニクスで開発された専用製品であるため，NIRO-200と同じクラスIの安全なレーザ光の照射でも十分な精度で測定が可能である。

50   2. 近赤外分光法の基礎

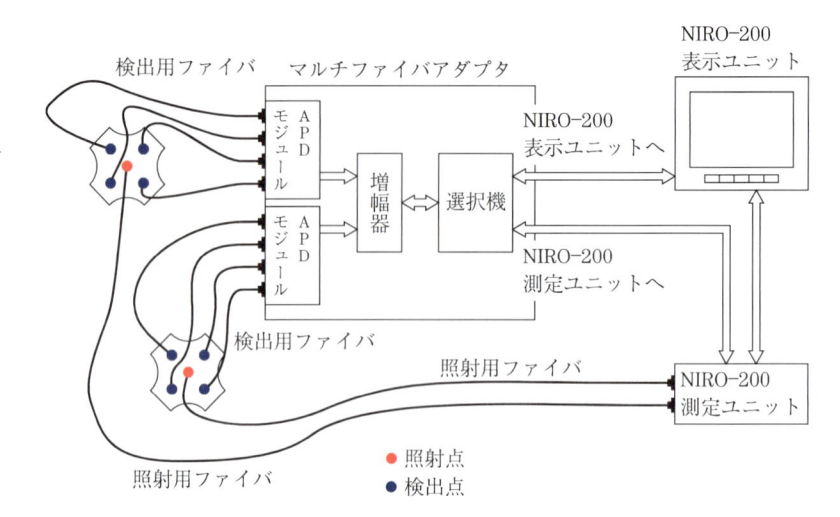

■図 2.40 マルチファイバアダプタシステムブロック図

マルチファイバアダプタシステムは2か所の照射用光ファイバプローブと8か所の検出用光ファイバプローブを有している。照射-検出光ファイバプローブ間の距離や取付け部位の形状などによって検出光量は大幅に変化するが，この変化に対してもレーザパワーや各検出

■表 2.6 マルチファイバアダプタシステムの仕様

	多チャネル測定時	2チャネル定量測定時
測定項目	酸素化ヘモグロビン変化量　ΔC_{oxy-Hb}〔$\mu mol/l$〕 脱酸素化ヘモグロビン変化量　$\Delta C_{deoxy-Hb}$〔$\mu mol/l$〕 総ヘモグロビン変化量　$\Delta C_{total-Hb}$〔$\mu mol/l$〕	
	―	組織酸素化指標 TOI〔％〕
	―	組織ヘモグロビン指標 nTHI（相対値）
サンプル間隔	1-60秒（モード1，3） 2-60秒（モード2）	1/6-60秒（9段階から選択）
測定チャネル数	最大 10 ch	2 ch
測定方法	MLB 法	MLB 法，SRS 法
データメモリ	4 800 データサンプル（サンプル間隔1秒で約1時間20分）	48 000 データサンプル（サンプル間隔1秒で約13時間）
出力信号	ディジタル出力（RS-232 C）	ディジタル出力（RS-232 C），アナログ出力
光源	レーザダイオード（775 nm，810 nm，850 nm：公称値）	
患者照射光量	クラス I	
光検出器	ホトダイオード	
寸法質量	表示ユニット　約 385 mm（幅）×265 mm（高さ）×332 mm（奥行き）/約 15.5 kg 測定ユニット　約 110 mm（幅）×110 mm（高さ）×220 mm（奥行き）/約 2.3 kg マルチファイバアダプタ　約 172 mm（幅）×74 mm（高さ）×283 mm（奥行き）/約 1.5 kg 測定プローブ　ケーブル長約 2.5 m	
消費電力	90 VA	
電源	AC 100 V，50/60 Hz	

器の増幅度を調整し,出力信号がほぼ最適なレベルになるよう自動設定している。表 2.6 にマルチファイバアダプタシステムの仕様を示す。

（2） 結果の表示　マルチファイバアダプタシステムから出力されるディジタルデータも,NIRO-200 同様,専用のデータ取込みソフトウェアで取り込むことができる。データ取込みソフトウェアは,マルチファイバアダプタシステムからデータ取込みが行え,リアルタイムでグラフの表示はもちろん,保存されたデータファイルの読込みとそのグラフ表示が行える。グラフの色,表示するデータの選択,2 チャネル測定のとき左右または上下のグラフ分割表示や同一軸表示への切替えも行うことができる。また,テキスト形式での出力機能もある。

図 2.41 および図 2.42 に,マルチファイバアダプタシステムによる測定例を示す。図 2.41 は左右の側頭部に各 4 チャネルずつ分割してプローブをセットして語想起タスクを負荷したときの測定例である。①の区間で魚の名前,②の区間でフルーツの名前をそれぞれ想起させているが,負荷に対応して酸素化ヘモグロビン濃度（$\Delta C_{\text{oxy-Hb}}$）の明瞭な上昇を認めている。また図 2.42 は,二つの照射用プローブと 10 チャネルの検出用プローブを同側に配置して,10 か所の信号を同時に測定する構成を示している。この例では英語の曲を聴かせたときに,P 8 のプローブで酸素化ヘモグロビンの顕著な上昇を認めた。

表 2.7 にマルチファイバアダプタデータ取込みソフトウェアのおもな仕様を示す。

（3） マルチファイバアダプタシステムの特徴　このシステムで測定できる項目は

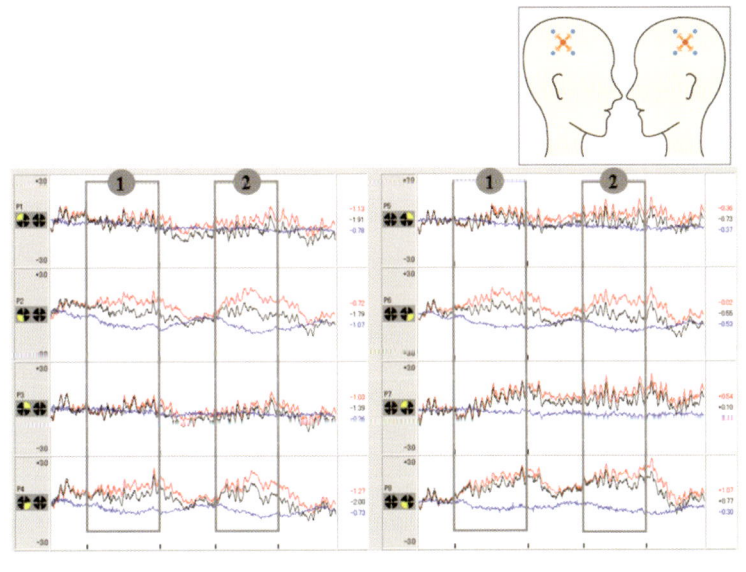

左右の側頭部に各 4 チャネルずつ,合計 8 チャネルで測定した例

■ 図 2.41　マルチファイバアダプタシステムでの測定例（1）

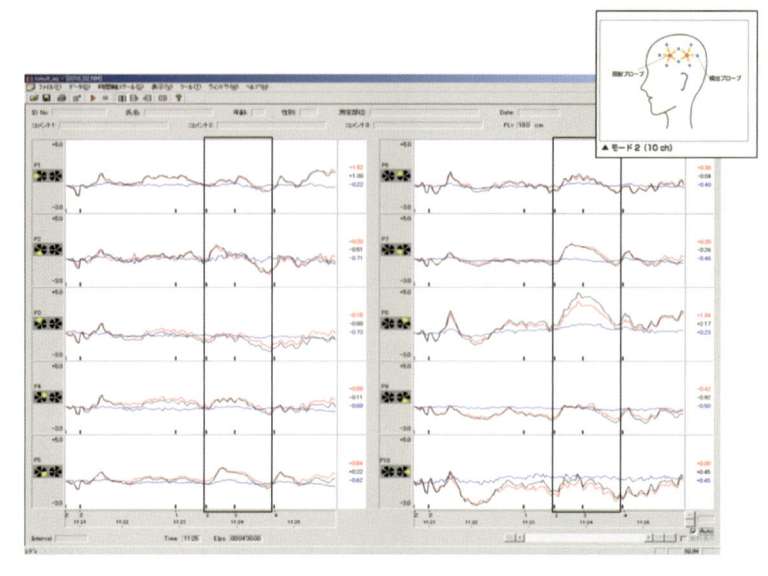

52   2. 近赤外分光法の基礎

左側頭部のみ 10 チャネルで測定した例

■ 図 2.42　マルチファイバアダプタシステムでの測定例（2）

■ 表 2.7　マルチファイバアダプタデータ取込みソフトウェアのおもな仕様

動作環境	OS CPU メモリ 画面解像度 COM ポート	Windows 98，Windows ME，Windows 2000，Windows XP Pentium シリーズ 1 GHz 以上を推奨 128 MB 以上を推奨 1 024×768 以上を推奨 1（データ取込み用として使用）
	ハードディスク空き容量	推奨 100 MB 以上（保存データサイズに依存）
RS-232C	ポート番号 ボーレート	COM 1 から COM 6 9 600 bps，19.2 kbps，38.4 kbps，56 kbps，115.2 kbps
	RS-232 C クロスケーブルを使用のこと	
グラフ表示	通常グラフ表示 同軸グラフ表示	表示グループ切替え機能 スケールベース点に基づく表示機能
	縦軸スケール設定機能 時間軸スケール設定機能 カーソル表示機能（2 本のカーソル） 表示色設定機能	
キーボード イベントマーカー	自動番号付け，2 系統（系統 A，系統 B）	
印刷機能	グラフのハードコピー（印刷ヘッダ部に ID 情報を付加）	
ID 情報入力機能	以下の項目をデータファイルに付加することが可能	
	日　付 ID No. 氏　名 年　齢 性　別 測定部位 コメント 1-コメント 6 Pathlength	デフォルトで測定年月日を自動的に表示 英数文字列 16 文字 英数文字列 20 文字 数字 3 文字 男性または女性の選択 英数文字列 32 文字 英数文字列 32 文字 装置本体側の Pathlength を表示
テキストセーブ	指定した区間のデータをテキスト形式で，ファイルまたはクリップボードに出力 デリミッタ（区切り文字）としてコンマまたはタブを指定可能	

MLB法に基づく時間的濃度変化のみだが，他社の多チャネル酸素モニタ装置に比べると非常に小型であるため機動性に優れ設置場所を選ばない利点がある。また，照射光源としてNIRO-200の光源である3波長のレーザダイオードをそのまま使用するので安全性にも優れた計測を実現している。

マルチファイバアダプタシステムに接続された10本の光ファイバプローブの先端が，測定対象である頭皮などに接触するように装着して，スタートボタンを押すだけの簡単操作で測定が可能で，語想記や指タッピング，あるいは視覚刺激による関連部位の活動変化観察[52]など，脳機能・感覚計測ツールとして使用されている。また，脳機能障害やリハビリ効果測定，ICU・CCU・NICUでの患者監視モニタ，脳酸素・脳血液代謝反応に関する各種臨床研究などにも使用できる。

多チャネル酸素モニタ装置は，脳機能を同時に広範囲に計測できるのが最大の特徴であるが，広範囲測定を実現するためには，それだけ多くのプローブを装着しなければならない。測定の準備段階であるこのプローブ装着はかなりの時間を要する作業であり，脳機能計測の時間よりこのプローブ装着にかかる時間のほうが長くなる，という本末転倒な事態もまま発生する。

浜松ホトニクスのマルチファイバアダプタシステムは，レイアウト上の制約はあるものの照射用光ファイバプローブ2本と，検出用光ファイバプローブ8本の合計10本の光ファイバプローブを装着することだけで最大10チャネルの測定が行える。

これは照射用光ファイバプローブと検出用光ファイバプローブがペアではないためであり，測定準備が比較的簡便に行え，本来の目的である脳機能計測により多くの時間を有効に利用できるという特徴がある。なお，マルチファイバアダプタを取り外せば，通常のNIRO-200として使用できるので，2チャネル定量測定などができるベットサイドモニタとして使用することもできる。

追 補（1）

生体組織のような散乱吸収体内の光伝搬の理論的な記述は，式（2.23）に示す光拡散方程式が広く用いられている[53]。

$$\frac{1}{c}\frac{\partial \phi(r,t)}{\partial t}+\mu_a\phi(r,t)-D\nabla^2\phi(r,t)=S(r,t) \tag{2.23}$$

ここで，$\phi(r,t)$は位置r，時間tにおける光子フルエンス率，cは媒質中の光速，$D=1/(3\mu_s')$は拡散係数[54]，μ_s'およびμ_aは等価散乱係数および吸収係数，$S(r,t)$は光源である。なお，吸収係数μ_aは，吸収物質濃度Cとモル吸光係数εの積に等しい。

図2.43に示すような半無限の均一媒体において，入射点から距離ρで検出される時間応答$R(\rho,t)$は光源をデルタ関数として以下の式で与えられている[53]。ただし，$z_0=1/\mu_s'$である。

$$R(\rho,t)=(4\pi Dc)^{-3/2}z_0 t^{-5/2}\exp(-\mu_a ct)\exp\left(-\frac{\rho^2+z_0^2}{4Dct}\right) \tag{2.24}$$

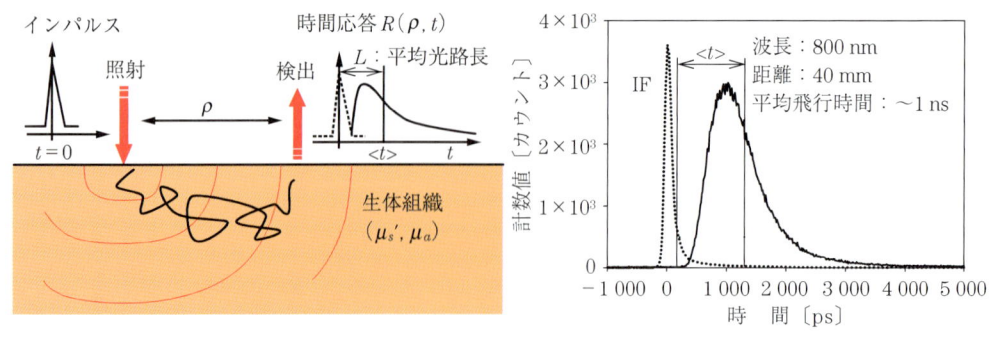

(a) 半無限均一媒体における光伝搬の模式図，$R(\rho,t)$ は入射点から距離 ρ で検出される光の時間応答特性

(b) ヒト前額部で測定された時間応答特性，式 (2.24) によくフィットし μ_a, μ_s', $<t>$ などを求められる[55]

■図 2.43　光伝搬の模式図とヒトの時間応答特性

式 (2.24) を吸収項とそれ以外の項にまとめて書き直すと[56]
$$R(\rho,t) = f(\rho, \mu_s', t)\exp(-\mu_a c t) \tag{2.25}$$
この時間積分が CW 計測の光強度 $I(\rho)$ となるから
$$I(\rho) = \int_0^\infty R(\rho,t)\,dt = \int_0^\infty f(\rho,\mu_s',t)\exp(-\mu_a c t)\,dt \tag{2.26}$$
吸光度（OD）は入射光強度と検出光強度の比に対して自然対数をとったもので定義され
$$OD = \ln\left(\frac{I_0}{I(\rho)}\right) = -\ln I(\rho) \tag{2.27}$$
式 (2.27) に対して μ_a の偏微分をとると
$$\frac{\partial OD}{\partial \mu_a} = -\frac{\partial}{\partial \mu_a}\ln I(\rho) = -\frac{1}{I(\rho)}\frac{\partial}{\partial \mu_a}I(\rho)$$
$$= \frac{c\int_0^\infty t f(\rho,\mu_s',t)\exp(-\mu_a c t)\,dt}{\int_0^\infty f(\rho,\mu_s',t)\exp(-\mu_a c t)\,dt} = c<t> = L \tag{2.28}$$

ここで，$<t>$ は平均飛行時間，L は平均光路長を示す。式 (2.28) は吸光度 OD と吸収係数 μ_a の変化を関係付けるものが平均光路長 L であることを示している。いいかえれば，平均光路長 L を求めることにより，吸光度変化 ΔOD から吸収変化 $\Delta\mu_a(=\varepsilon\Delta C)$ を定量できる。

追　補（2）

デルタ関数に対する時間応答特性の解析解（式 (2.24)）を，時間 t で積分したものが CW 計測の検出光強度 $I(\rho)$ となる。積分公式を利用して $I(\rho)$ を求めると[57]
$$I(\rho) = \frac{z_0[1+\mu_{\mathrm{eff}}(\rho^2+z_0^2)^{1/2}]}{2\pi(\rho^2+z_0^2)^{3/2}}\cdot\exp[-\mu_{\mathrm{eff}}(\rho^2+z_0^2)^{1/2}] \tag{2.29}$$
ここで，$\mu_{\mathrm{eff}} = (3\mu_a\mu_s')^{1/2}$。吸光度（$OD$）は
$$OD = -\ln I(\rho)$$
$$= -\ln\left(\frac{z_0}{2\pi}\right) + \frac{3}{2}\ln(\rho^2+z_0^2) - \ln[1+\mu_{\mathrm{eff}}(\rho^2+z_0^2)^{1/2}] + \mu_{\mathrm{eff}}(\rho^2+z_0^2)^{1/2} \tag{2.30}$$
生体を対象とした計測では，$\rho^2 \gg z_0^2$，$\mu_{\mathrm{eff}}\rho \gg 1$ と見なせるので，式 (2.30) は近似的に式 (2.31) となる。
$$-\ln I(\rho) = -\ln\left(\frac{z_0}{2\pi}\right) + 3\ln(\rho) - \ln(\mu_{\mathrm{eff}}\rho) + \mu_{\mathrm{eff}}\rho \tag{2.31}$$

NIRO-200 に採用されている SRS 方式では，検出点の位置を変えて吸光度を検出している。したがって，式 (2.31) に対して距離 ρ で偏微分をとると本文中の式 (2.19)，式 (2.20) を得る[49),50)]。

$$\frac{\partial OD}{\partial \rho} = -\frac{\partial}{\partial \rho}\ln I(\rho) = \frac{2}{\rho} + \sqrt{3\mu_a \mu_s'} = \frac{2}{\rho} + \sqrt{3\varepsilon C \mu_s'} \tag{2.32}$$

$$\therefore \mu_s' C = \frac{1}{3\varepsilon}\left(\frac{\partial OD}{\partial \rho} - \frac{2}{\rho}\right)^2 \tag{2.33}$$

2.5 近赤外分光法の生理学的意味 (灰田宗孝)

近赤外分光法の基本原理は 2.2-2.4 節に譲り，ここでは，脳機能測定法の概説から始まり，近赤外分光法（NIRS）を脳機能測定に適応したときに得られる信号の意味について説明したい。

● 2.5.1 脳機能測定法

表 2.8 に，現在利用できる脳機能測定法を示す。表以外の特徴として，PET は絶対値が測定できる，MEG は脳の深部の活動を測定できる，NIRS 法は測定時の姿勢に制限が少ない，f-MRI は空間分解能が高いなどがある。

■ 表 2.8 脳機能測定法

方法	測定対象	空間分解能	時間分解能	価格
1. PET	脳血流	中	低い	高価
2. SPECT	脳血流	中	低い	中
3. EEG	神経活動	低い	高い	安価
4. MEG	神経活動	高い	高い	高価
5. NIRS	脳血流	低い	高い	安価
6. f-MRI	脳血流	高い	中	中

PET：positron emission tomography, SPECT：single photon emission tomography, EEG：electro encephalography（脳波），MEG：magneto encephalography（脳磁図），NIRS：near infrared spectroscopy（近赤外分光法），f-MRI：functional MRI

これらの測定法は大きく分けると，神経活動そのものを測定する方法と，神経活動に伴う脳血流変化を測定する方法に分けられる。EEG や MEG は神経活動そのものを測定しているが，EEG は空間分解能が低く，また，単一のイベントに関連した信号を得ようとする場合は，かなりの積算をする必要がある。MEG も同様で，信号が弱いためかなりの積算をする必要があるほか，この装置は超伝導を利用しているため，高価でかつ測定法が難しいなどの欠点があり，あまり広くは用いられていない。しかし，MEG の時間分解能は非常に高く，脳の各部位の賦活化の順番などを調べるには，唯一この方法しかない。

一方，脳血流変化を測定する方法は，比較的信号も大きく，操作しやすいことから多く用いられてきた。脳は不思議な臓器で，神経活動に伴う代謝の増加をはるかに上回る程度で脳血流が増加することが知られている[58),59)]。この神経活動と脳血流変化の関係については，長らく研究されてきているが，まだ確定的な結論が得られていない。しかし，理由はなんであれ，脳での神経活動が活発な部位での局所脳血流の増加は認められており，それを利用して，脳の賦活化部位を推定する方法が広く行われている。また，神経活動の開始と脳血流が増加し始める時間の遅れは0.5秒程度とされるが，その後脳血流増加がピークに達するには，数秒の時間遅れがある[60)]。したがって，脳血流を介する脳機能測定法では，脳の各部位の賦活化の詳細な時間的関係を求めることは困難である。

PETは脳血流の絶対値や，酸素代謝やグルコース代謝を直接的に測定可能なため，脳機能測定のゴールドスタンダード的位置を占める。しかし，ポジトロンを発生する半減期の短い核種を用いることから，近くにサイクロトロンなど，必要な核種を発生する装置を必要とするため，非常に高価な測定方法であるといえる。また，放射性物質を使用することから，正常人で何度も測定することには抵抗がある。SPECTは比較的半減期の長い核種を利用するため，測定はしやすいが，機能測定にはそれなりの工夫が必要であり，また，放射性物質を用いることから，PETと同様，正常人での繰返し測定には向かない。また，脳の局所で放射性物質が蓄積して信号を強めていくため，いくらかの時間を必要とし，時間分解能は悪い。

一方，脳血流変化を測定する方法の中でも，f-MRIは空間分解能が高いこと，臨床用のMRIを用いて実施でき，新たな機械の購入が不要であることなどから，脳機能測定には広く用いられ，その成果も多い[61)~63)]。しかし，①測定場所がMRIのガントリー内に限られるため，閉所恐怖症のヒトは測定そのものが困難となる。②被験者があまりよく見えずタスクにどれだけ協力的かの判断がしづらいので，認知症患者では測定しにくい。③測定時の体位が仰臥位か側臥位に限られ，そのためタスクに制限が生ずる。④MRI特有の雑音があるために，音刺激を有効に使うのが困難である。⑤強い磁場の中に入るため非磁性の道具しか使えずタスクに制限が生ずる。⑥体動は強いアーチファクトの原因となることから，動きのあるタスクには向かないなどの欠点がある。

一方，近赤外分光法は被験者に対する姿勢などの制約が少なく，日常の状態に近い環境で測定が可能であることや，侵襲性も低いことなどから，認知症患者の脳機能測定には，今後広く用いられることと思われる。EEG，近赤外分光法以外の方法は，被験者をなんらかの方法で拘束する必要があり，認知症患者を対象とする場合に，本人の理解が得られず，実施は困難であると思われる。

● 2.5.2 近赤外分光法による脳機能測定

（1） **装　　置**　　近赤外光を用いた脳機能測定装置は，2009年8月現在，日本では3社の製品が入手可能である。**図 2.44** に現在入手可能な脳機能測定に利用できる装置を示す（それぞれのホームページから引用）。

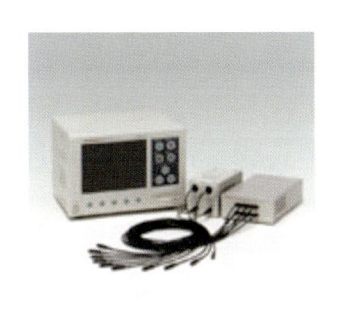

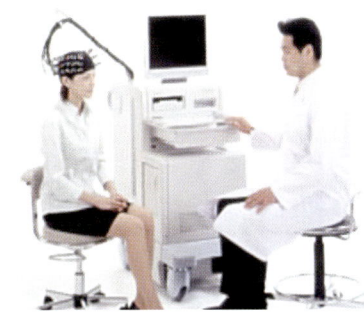

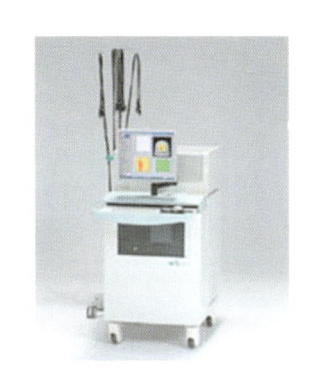

（a）浜松ホトニクス製(C 9866)　（b）日立メディコ製(ETG-4000，7100)　（c）島津製作所製(OMM-3000)

■ 図 2.44　脳機能測定装置

「光トポグラフ」という名称は，日立メディコが最初に使用したことから，日立メディコの製品は光トポグラフ装置と呼ばれる。以後，日立メディコはその名称の独占権は放棄したが，他社は「光トポグラフ」の名称は使用していない。島津製作所は「近赤外イメージング装置」，あるいは「fNIRS（functional near infrared spectroscopy）」の名称で，浜松ホトニクスは「マルチファイバアダプタシステム」と呼んでいる。浜松ホトニクス，日立メディコ，島津製作所の各装置はそれぞれ機能検査オキシメータとして医療機械としての承認を得ている。

　ファイバプローブ　　日立メディコと島津製作所はファイバを頭部に取り付けるプローブの形にそれぞれ工夫がある（図 2.45）。日立メディコ，島津製作所いずれも全頭型のプローブを設けている。どのタイプのプローブを使用するかの判断は，脳のどの部分の機能を測定しようとしているかに依存する。主として前頭部の機能を見たいなら前頭部へ，聴覚野や運動野を見たいのであれば両側側頭部へ，視覚野を見たいなら後頭部にプローブを置く。そして，どこが賦活化されるか不明の場合は全頭型で測定することとなる。全頭型はすべてに対応できるが，データ量が膨大になることと，装置が高価となる欠点がある。したがって，目的が明確であれば，領域を絞って，測定することが望ましい。

（2） **タ ス ク**　　脳に負荷をかけ，脳機能の局在を確認するために，被験者に課す刺激や，被験者の行動をさす。タスクの工夫で脳機能測定の成否が決まるといって過言ではない。厳密にいうと，後述のコントロールの選び方も重要となる。例えば，まったくなにもし

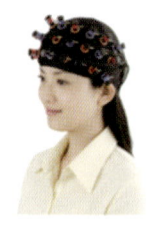

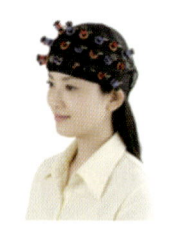

(a) 日立メディコ製

頭頂用ホルダ
頭頂部の測定に使用

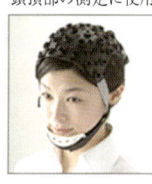

側頭用ホルダ
両側頭部あるいは前頭部・後頭部の測定に使用

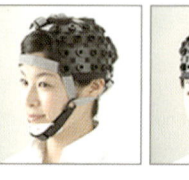

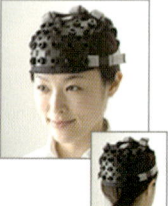

全頭用ホルダ
全頭部の測定に使用

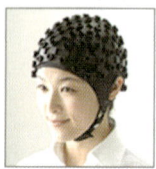

(オプション)
※前頭用ホルダもあり

(b) 島津製作所製

■図2.45 頭部に取り付けるプローブホルダの形状

ない状態をコントロールに選ぶと，コントロールの信号はむしろ暴れる傾向にある。それは，人はまったくなにも考えない状態を続けることは困難だからである。また，まったく静寂な測定環境を整えるのも困難で，コントロールの時間中にどこからか人の声が聞こえてきて，思わず聞き入ってしまうと，それがその時点の脳の活動として記録されてしまうおそれがある。筆者は，風の音や水の流れる音など，自然環境音をコントロールに使用し，外部からの音をマスクする役割ももたせている。

(3) コントロールの選び方　コントロールはタスクから求めたい機能を差し引いたものとすると効率がよい。音楽の影響を知りたいとき，コントロールを無音状態とすると，単に音を聞く機能も測定されてしまう。そこで，コントロールに影響のない水の音などの「自然環境音」を使うと，音を聞くことは共通なので，単に音を聞く機能はキャンセルできる。さらに，好きな曲を聞いたときと，嫌いな曲を聞いたときの違いを測定したいとき，コントロールを「自然環境音」とし，タスクに「好きな曲」とした測定と，コントロールを「自然環境音」，タスクを「嫌いな曲」とした二つの測定結果を比較するより，コントロールに「嫌いな曲」，タスクに「好きな曲」とした測定を行えば，1回の測定で目的は達成できる。

つまり，コントロールとタスクの選択は測定の成否を決める重要な作業であることに留意して欲しい。

● 2.5.3 近赤外分光法から得られる情報

　近赤外分光法は脳内のヘモグロビン状態，つまり酸素化ヘモグロビン，脱酸素化ヘモグロビンを測定できる装置であり，脳虚血などの診断に有力な手段となりそうである。しかし，現実には，脳に入った光の光路長を正確に求めることが困難なため，ヘモグロビンの絶対値を知ることができない。そのため，臨床的に使用する場合に個人差が大きく，個々の信号の値から，種々の脳の状態を診断することができない。例えば，得られた値が低いからといって，脳が血流不全状態にあると診断することができない。

　しかし，このような欠点を有する近赤外分光法でも，絶対値を必要としない応用法を考えれば，十分に使用に耐えうる。それが脳機能測定への応用である。実際には，以下の工夫のもとに脳機能測定を行うのが通常である。例えば，あるタスクをかける前の状態を記録しておき，タスクをかけたときの値から引き算することで，変化しない部分の情報を除外するようにする。このような処理は，近赤外分光法により脳機能を測定する場合にはつねに留意しておく事柄である。このことを行う理由を以下に述べる。

　通常の測定で行われるように，頭皮に光源と検出ファイバを 30 mm くらいの間隔で設置して測定した場合，図 2.46 に示すように，光源のファイバから出た光は，頭皮（頭髪）→（筋肉）→頭蓋骨→髄液→脳→髄液→頭蓋骨→（筋肉）→頭皮（頭髪）と種々の部位を散乱しながら通過してくる。特に，頭皮や頭蓋骨板間には血液が存在するので，得られた信号にはこれらの脳以外の血液の吸収も含まれている。そこで，前述のタスク前とタスク中の信号の差を取ることは，タスクによって，変化した部分のみを抽出することとなる。つまり，タスクにより変化するのは，通常の測定では，脳のみであることから，脳以外の部分の吸収の影響を除去できることとなる。もし，このような差を取らないと，測定して得られた信号には，上述のすべての部位の信号を加味したものとなり，得られた信号の解釈が難しくなる。

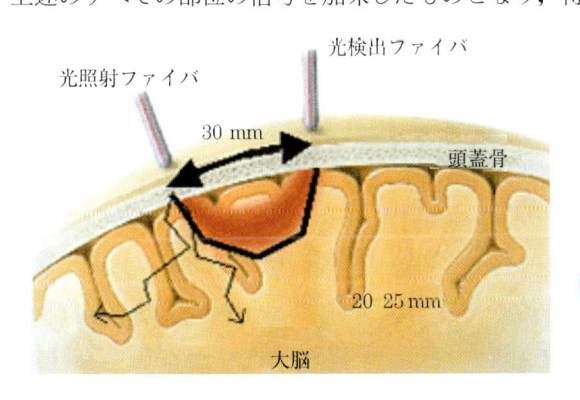

■ 図 2.46　照射・検出ファイバと生体内の光の様子（日立メディコホームページより引用）

　差の取り方には図 2.47 に示すように，大きく分けて二つの方法がある。ブロックデザインと事象関連法（event related design）である。図（a）のブロックデザインはタスクをコントロールしやすい場合に用いる。例えば，タスクとして単純計算をさせるとか，字を書

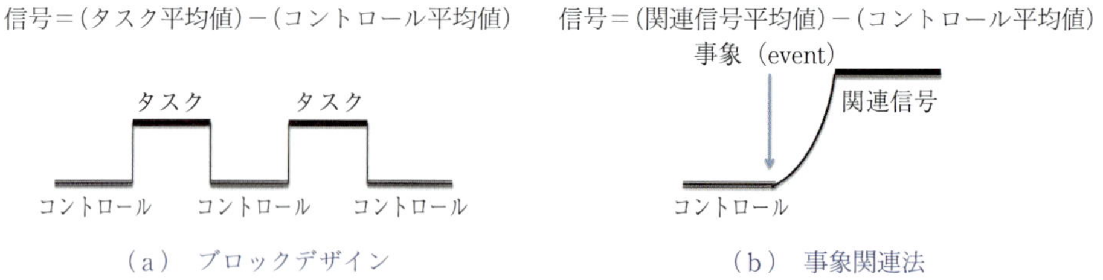

信号＝（タスク平均値）－（コントロール平均値）　　信号＝（関連信号平均値）－（コントロール平均値）

(a) ブロックデザイン　　　　　　　　　　(b) 事象関連法

■図 2.47　タスクとコントロールの差の取り方

かせるとか，被験者に指示をしたり，音を聞かせたりするもので，ある一定時間タスクをかけ続けることが可能なタスクに適する。この方法はデータ処理がしやすい利点があり，よく用いられる。しかし，被験者による予測が見られ，タスク開始のタイミングより早く脳からの信号が現れることがある。タスク開始と脳の反応とのタイミングを検討するには向かないが，脳のどの部分が賦活化したかといった，賦活化部位の局在を調べる場合には問題がない。一方，ある図形が出たらボタンを押すとか，ある音が聞こえたらボタンを押すなど，いつ必要な事象が現れるか，被験者にわからない状態での測定を行うようなタスクには，図(b)の事象関連法が適している。データ処理は多少煩雑となるが，かなり高度なタスクをかけることができ，脳の高次機能の測定に向く。

　このように差を取って，信号を処理する場合でも，頸部を圧迫したり，息ごらえをしたりして，頭部からの静脈還流を妨げると，頭皮や頭蓋骨板間の血液量が増加し，たとえ差を取っていても，頭皮や頭蓋骨板間の血液の信号を除去しきれずに，信号に影響を与えることがある点に留意する必要がある。つまり，このように差を取ることが意味をもつのは，測定系の線形性が保証されている場合のみである。実際には，変化量が小さい場合は，この仮定は成立するが，脳以外の血液量の変化が大きすぎると，この線形性が成り立たなくなるおそれがある。特に，タスク時に上記の頸静脈還流を妨げる操作が加わると，その影響をまったく除去できず，なにの信号を見ているか判断ができなくなり，解釈が困難になる場合があるからである。

　図 2.48 に首を右に 30 度傾けた場合の，信号変化を示す。酸素化ヘモグロビンと総ヘモグロビンの大きな変化がみられる（○で囲んだ部分）。図中左上の図はプローブの配置図である。この図でわかるように，あたかもなにか脳での変化があるように見えるが，タスクのタイミングで単に首を傾けただけである。このように動きを伴うタスクを課した場合は，真の脳からの信号であるか区別する工夫が必要となる。つまり，コントロールに単なる「首曲げのみ」を加え，「首曲げプラス他のタスク」からコントロールを引くことで，「他のタスク」の影響のみを抽出できるが，首曲げの程度がコントロールとタスク時で異なると，誤った信号が出る可能性がある。

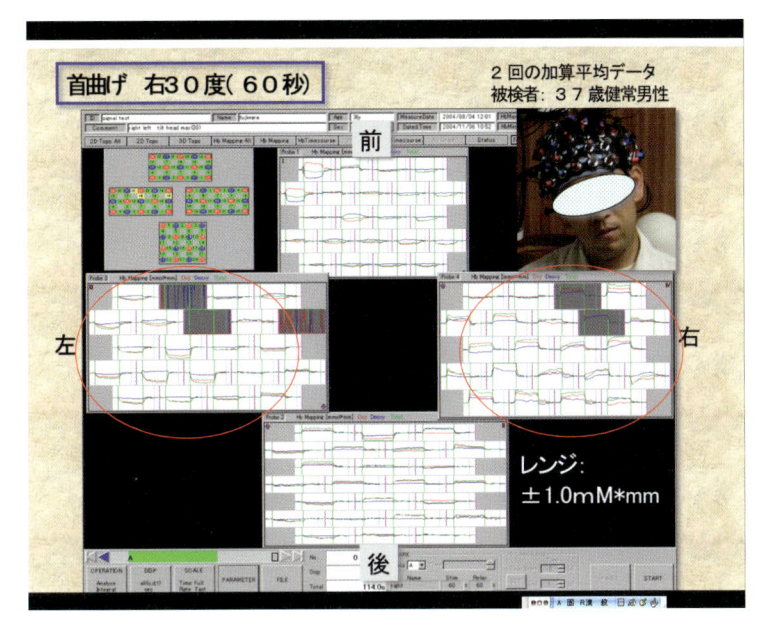

■ 図 2.48　姿勢による光トポグラフィの信号変化

● 2.5.4　近赤外分光法で得られた信号の意味[64),65)]

　近赤外分光法で得られた信号には特有のパターンがある。図 2.49 に手の把握運動を行ったときの対側運動野での近赤外光信号のパターンを示す。タスクは手の把握運動，レストは1分間なにもしない状態である。レスト→タスク→レスト→タスク→レストの計5分間の測定結果である。タスクの平均値からレストの平均値を引いた結果で，タスクは2本の縦線の間で行われている。特徴的な点はタスク時に酸素化ヘモグロビンと総ヘモグロビンが増加し，脱酸素化ヘモグロビンが減少することである。通常，タスクが行われた脳の領域では，神経活動が活発化し，エネルギー代謝が亢進しており，酸素消費も増加していることから，脱酸素化ヘモグロビンは増加するはずである。しかし，実際にはこのように脱酸素化ヘモグロビンは減少しているのが一般的である。この現象は，日立メディコの装置でも島津製作所の装置でも共通であることから，装置特有の現象ではないと思われる。また，筋肉では，タ

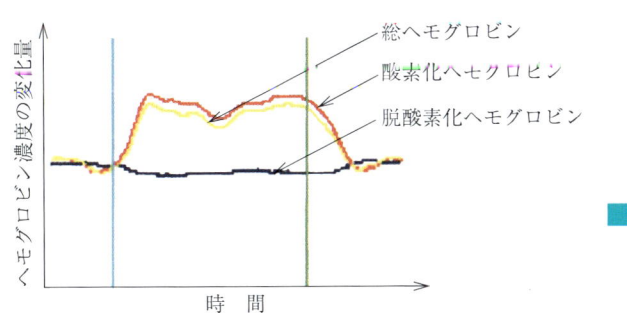

■ 図 2.49　手の把握運動を行ったときの対側運動野での近赤外信号のパターン

スク時に脱酸素化ヘモグロビンが増加し，酸素化ヘモグロビンが減少するというまったく異なったパターンを呈する[66]ことからも，この現象は脳特有のものと考えている。筋肉のパターンは酸素が消費されたために，脱酸素化ヘモグロビンが増加し，酸素化ヘモグロビンが減少することで比較的単純に説明ができるが，脳はこの理論では説明できないのである。

●2.5.5 近赤外分光法による脳計測のモデル

筆者はこの現象を説明するために以下のようなモデルを提唱している。脳血流とは単位時間当り単位重量の脳組織に流入する血流量である。単位としては〔ml/100 g/min〕が用いられる。一般には，脳血流の概念は単なる血流の動きをさすのではなく，組織との物質のやりとりを行いうる血流をさす。つまり，動静脈シャントのように動脈血が組織を経ないでいきなり静脈に流入するような血流は脳血流には含まれないことに注意を要する。そのため，一般には脳血流測定には，脳組織への拡散可能な物質をトレーサとして使用する。しかし，近赤外光で検出される脳血流は，拡散可能なトレーサではなく，ヘモグロビン濃度であるから，これから述べる脳血流は正しくは脳血流と呼べるものではない。しかし，シャントなどの異常がないと仮定すれば，その誤差は問題にならないと考えられるので，脳血流との呼称をここでは使用する。

脳においては神経活動の亢進に伴う代謝の増加以上に脳血流が増加することが知られている。例えば，代謝が10%増加した場合，脳血流は40%も増加するといわれている[58),59)]。この，大きな脳血流の増加が，脳機能測定には有利に働き，f-MRIなどでの測定が可能となっている。近赤外光による測定においても，この血流増加を検出することとなる。

図2.50（a）に示すように，脳血流は，その次元から，断面積Sと速度vとの積と考えることができる。したがって，脳血流の増加にはSを増加させる方法と，vを増加させる方法とが考えられる。Sの増加は具体的には毛細血管の増加である。毛細血管は通常血液の流れていないものも存在することが知られており，その毛細血管に血流が流れれば，事実上毛細血管が増加したこととなる。この現象はリクルート現象と呼ばれ，よく知られた事実である。このSの増加による脳血流増加は，脳の体積を増加させる。一方，速度vの増加による脳血流増加では，脳の体積増加は少ない。脳は硬い頭蓋骨に囲まれているため，体積増加の少ないvの増加による脳血流増加の様式をとっている可能性がある。

つぎに，脳組織からの近赤外光信号の意味を考えるうえで考慮する脳の特徴がある。脳組織は通常白色に近い，生体内の他の組織で白色に近いのは脂肪組織や膵臓しかない。他の臓器，例えば肝臓，脾臓，筋肉，心臓はいずれも赤色に近い。これらはいずれも血液が豊富で血液を抜くと，筋肉を除いて白色となる。脳は神経活動を行うのが主であるから，脳の血管密度は非常に低いのである。毛細血管の密度は脳組織の5%程度とされ，その中を流れる血

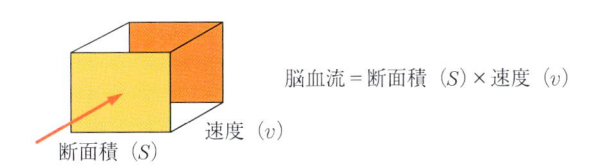

2.5 近赤外分光法の生理学的意味

脳血流＝断面積（S）×速度（v）

（a）脳 血 流

（b）Sの増加：毛細血管網の増加による場合

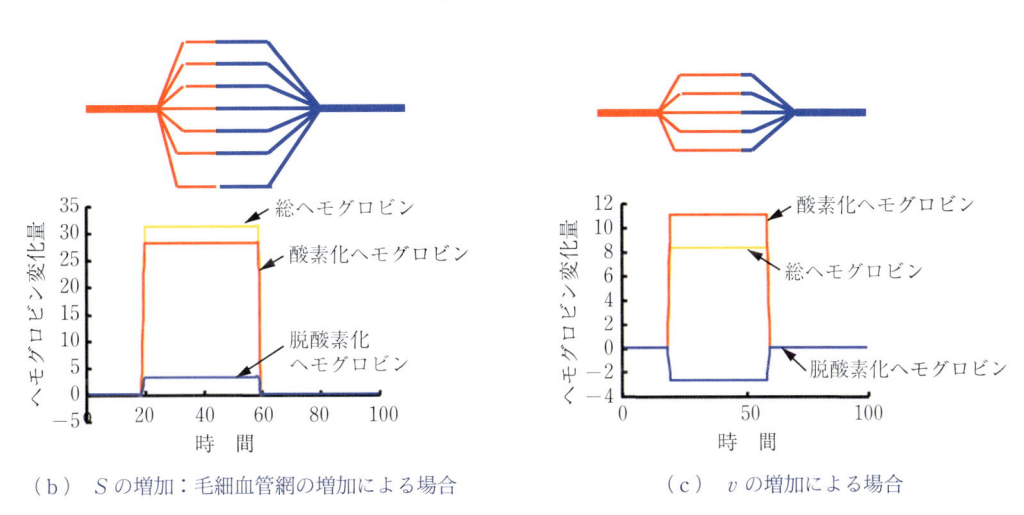

（c）vの増加による場合

図 2.50 脳血流増加の 2 形態

液もかなり血球密度が低下していると考えられる[67]。つまり，脳は血液が極度に希釈された状態であるともいえ，このことが，脳が虚血に最も弱い臓器である原因でもある。脳組織に入った光は散乱されるが，毛細血管に当たる確率は低く，かなりの光がごく少ない回数毛細血管内の赤血球にぶつかり吸収されると考えられる。実際に頭部に光を照射すると，筋肉に比べはるかに強い光が帰ってくることがわかる。一方，脳においては太い血管に当たった光は減衰が強く，太い血管に当たらなかった光を中心に測定した場合，太い血管に当たった光はかなり低いレベルとなり検出できなくなると考えられる。このことから，近赤外光で脳を測定した場合，主として信号に寄与するのは，毛細血管であると結論できる。つまり，太い血管は見えなくなり，毛細血管のみが信号に寄与すると仮定すると，近赤外光による信号の意味が理解できるようになる。

図 2.50（b），（c）に脳血流の増加様式とシミュレーション結果を示す。シミュレーションには脳の代謝増加により酸素化ヘモグロビンが消費され等量の脱酸素化ヘモグロビンが産生されること，赤血球が血管外に出ることはないため，それらヘモグロビン変化は毛細血管内で起きること，観測される近赤外光の吸収は主として毛細血管により行われること，脳血流が断面積 S（毛細血管網の増加：リクルート現象）と毛細血管内の流速 v に分けられること，などを仮定して計算した。図（b）は，脳血流増加が主として断面積 S の増加に

よりなされる場合の信号変化のシミュレーションの図で，シミュレーションのパターンは必ず脱酸素化ヘモグロビンが増加することを示している。図（c）は脳血流増加が主として速度 v の増加によりなされる場合を示す。この場合，実際に得られる信号のように脱酸素化ヘモグロビンの低下が示される。図（b）の場合，代謝が増加したために産生される脱酸素化ヘモグロビンは必ず増加するため，どのような状況下でも必ず近赤外光信号での脱酸素化ヘモグロビンは増加する。一方，図（c）のように，v の増加による脳血流増加の場合は，信号は主として毛細血管しか関与せず，太い血管は見えないとすると，脱酸素化ヘモグロビンの減少が説明できる。

図 2.51 にシミュレーションの結果の一例を示す。この場合，脳代謝が 10％増加し，それに伴い脳血流が 40％増加したと仮定し，そのうち v の増加による脳血流に対する寄与が 21％とすると，図 2.49 に示す典型的パターンを再現することができる。

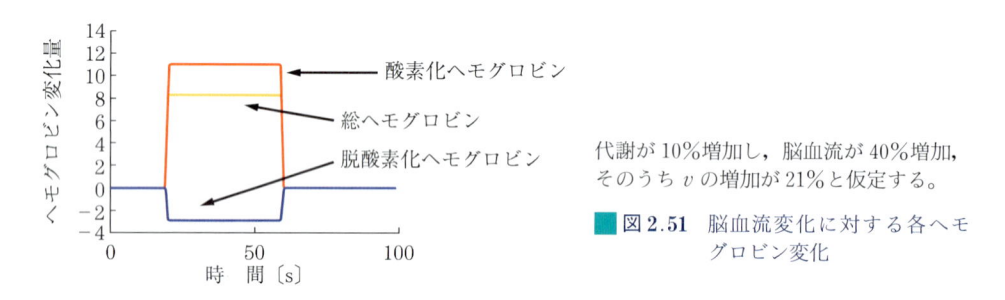

代謝が 10％増加し，脳血流が 40％増加，そのうち v の増加が 21％と仮定する。

図 2.51 脳血流変化に対する各ヘモグロビン変化

以上をまとめたのが図 2.52 である。近赤外光信号からは酸素化ヘモグロビン，脱酸素化ヘモグロビン，総ヘモグロビンの 3 種の信号が得られるが，それらについて以下のことがいえる。

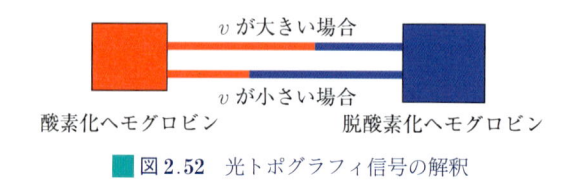

図 2.52 光トポグラフィ信号の解釈

もし観測されるヘモグロビンが毛細血管に限られるとすると
① 総ヘモグロビンの増加は血管床（S）の増加のみを示し速度（v）には依存しない。
② 酸素化ヘモグロビンの増加は血管床（S）と速度（v）の増加を示す。
③ 脱酸素化ヘモグロビンの減少は速度（v）の増加を示す。

したがって，脳機能測定においては，血管床 S，速度 v いずれの増加でも酸素化ヘモグロビンは増加する点に注目して処理すればよいこととなる。通常は総ヘモグロビンの変化と酸素化ヘモグロビンの変化はほぼ同一であるので，いずれで処理しても同様の結果となる。

これらの考え方は信号の意味を考えるにあたって重要である。

この考え方の応用例として，無症候性の内頸動脈閉塞例での結果を図 2.53 に示す。内頸動脈が動脈硬化などで徐々にゆっくり閉塞すると，さしたる症状もなく，内頸動脈が閉塞してしまうことがある。本人も自覚がないことが多い。タスクのかけ方などは図 2.49 で説明したのと同様である。図 2.53（a）は正常対照で，一見異なるが，すべて脱酸素化ヘモグロビンが低下している。しかし，図（b）の内頸動脈閉塞群ではいずれも脱酸素化ヘモグロビンが上昇していることがわかる。つまり，このような症例では必要な脳血流増加が得られず，正常で見られる十分な速度 v の増加がないため，脱酸素化ヘモグロビンの低下が起きず，むしろ増加してしまっていると解釈できる。つまり，近赤外光を用いると，潜在的な脳血流動態の異常を検出することが可能であることを示す[68]。

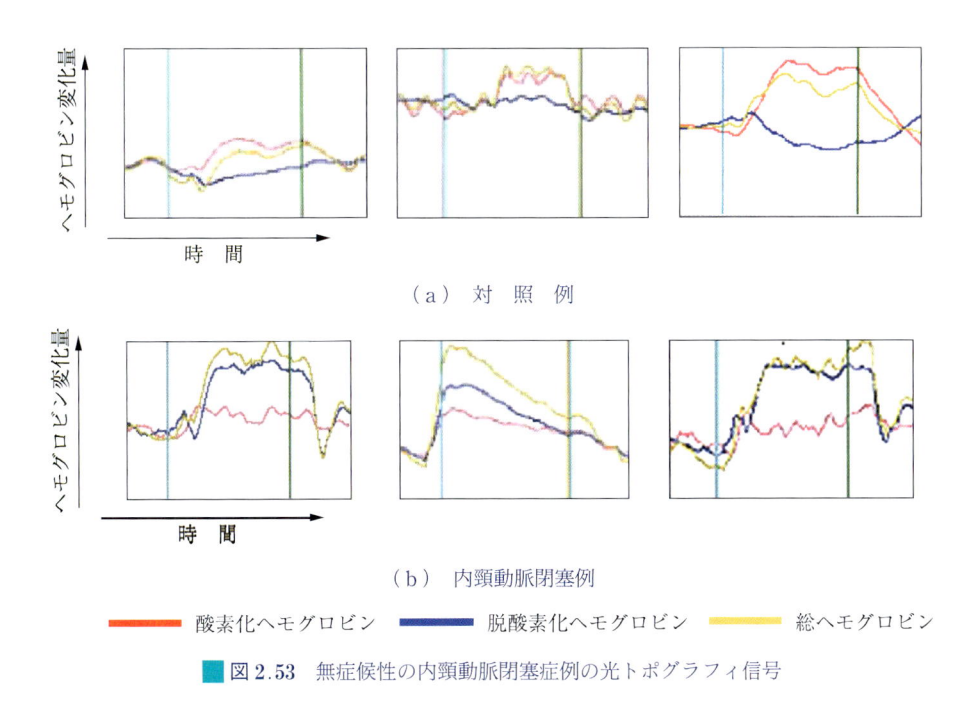

（a）対照例

（b）内頸動脈閉塞例

━━ 酸素化ヘモグロビン　　━━ 脱酸素化ヘモグロビン　　━━ 総ヘモグロビン

■ 図 2.53　無症候性の内頸動脈閉塞症例の光トポグラフィ信号

●2.5.6　近赤外光を用いた脳機能測定で得られた信号のどれを使うか

脳機能測定においては脳血流増加が血管床 S の増加であれ，速度 v の増加であれ，増加した部位に注目するため，両者いずれの増加でも増加する酸素化ヘモグロビンの増加に注目すればよいこととなるが，血流障害が著しい場合は，図 2.53（b）の右の例のように酸素化ヘモグロビンが低下し，脱酸素化ヘモグロビンが増加する場合もありうるため，総ヘモグロビンで処理をしたほうがよい。つまり，血流障害がある場合には総ヘモグロビンで脳の賦活化部位を検索するほうが安全である。

以上をまとめると，被験者が若く動脈硬化の心配のない場合は，酸素化ヘモグロビン，総ヘモグロビンのいずれで処理をしても結果は変わらない。しかし，老人など動脈硬化の存在が疑われる場合は総ヘモグロビンがよい。したがって，被験者によらず処理できるのは総ヘモグロビンとなる。認知症患者を対象とする場合，被験者が高齢のために動脈硬化が存在する可能性が高い。したがって，認知症のデータは総ヘモグロビン画像で処理することが望ましい。

● 2.5.7　多数の被験者の比較

近赤外光を用いた脳機能測定の結果には定量性がないとすでに述べた。このことは他者との比較を困難にする。つまり，ただデータを集積し，通常のデータのようにタスク時の変化量の平均値と標準偏差を求め，有意差検定を行おうとすると個人差が大きく，有意差を得るためには，かなりの多人数の被験者を必要とする。それを回避するためには，データでのなんらかの比を使うことがよい。例えば，タスクに対する反応が右脳優位か左脳優位かを知りたい場合，前頭部での測定では，下記の laterality index を用いるとよい。

$$\text{laterality index} = \frac{(\text{右半分の変化量の平均}) - (\text{左半分の変化量の平均})}{(\text{右半分の変化量の平均}) + (\text{左半分の変化量の平均})}$$

このような処理をすることにより，信号強度の個人差を打ち消すことが可能であり，より少ない例数で有意差を出すことが可能となる。このような比はタスクによりいろいろ考えることが可能であるので，どのような測定を行うかにより，データの処理方法も考えておく必要がある。

● 2.5.8　光 機 能 画 像

図 2.54 に，日立メディコが光トポグラフと呼んでいる画像を示す（島津製作所は光機能画像）。図はタスクとして単純計算，コントロールは安静としたときの前頭部の光トポグラ

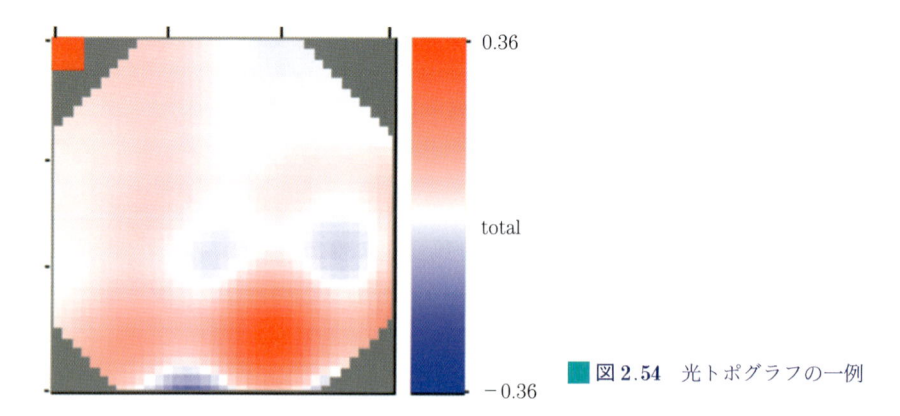

図 2.54　光トポグラフの一例

フ（光機能画像）である。向かって右が，被験者の左となる。総ヘモグロビン画像で，ムービーであればこの画像が時間とともに変化する。このように近赤外光による測定結果は，ヘモグロビンの各チャネルでの時間変化のグラフか，このような画像の時間変化として呈示される。この画像の特徴は脳のどの部分が賦活化しているかわかりやすい点にある。しかし，統計的処理をする場合は，必要なチャネルでのヘモグロビン変化に注目する必要がある。

　本節は近赤外光による脳機能測定を認知症患者に行う場合の注意点を含め，具体的測定方法と，得られる信号の意味について説明した。多少とも，本方法による信号に対する理解が深まり，認知症に関するすばらしい知見が得られる一助となれれば幸いである。

■引用・参考文献■

1) 杉村和朗：MRIの原理と撮像法，p.28，メジカルビュー社（2003）
2) Stroop, J. R.：Studies of interference in serial verbal reactions, Journal of Experimental Psychology, **XVIII**, 6, pp.643-662（1935）
3) 灰田宗孝：脳機能計測における光トポグラフィ信号の意味，MEDIX, **36**, pp.17-21, 日立メディコ（2002）
4) 宮井一郎：神経リハビリテーションにおけるfMRIの応用，島津製作所 MEDICAL NOW, No. 52, pp.33-36（2004）
5) Hooper, R.：fMRIで解き明かす，脳と心の関係，http://wiredvision.jp/archives/200411/2004112902.html（2004）
6) 松田博史：MRIによる脳萎縮の画像化：早期アルツハイマー病と各種認知症の比較，日本認知症学会誌，**19**, 3, pp.231-241（2005）
7) 山崎雅勇：早期認知症診断における脳血流SPECT検査の有用性について，日本生体医工学会 BME on Dementia 研究会研究報告集，**3**, 2, pp.1-4（2007）
8) Ouchi, Y., Yoshikawa, E., Futatsubashi, M., Okada, H., Torizuka, T. and Kameko, M.：Activation in the premotor cortex during mental calculation in patients with Alzheimer's disease：relevance of reduction in posterior cingulated metabolism, Neuroimage, **22**, pp.155-163（2004）
9) 武者利光：アルツハイマー病患者のニューロン機能異常分布，日本生体医工学会 BME on Dementia 研究会研究報告集，**3**, 2, pp.9-14（2007）
10) 湯ノ口万友，上床真美，俣江　忠，辻村誠一，黒野明日嗣：脳波トポグラフィを用いたSternberg task 遂行中の脳活動の考察，日本生体医工学会 BME on Dementia 研究会研究報告集，**4**, 2, pp.6-9（2008）
11) 栗城眞也，鎌田恭輔，竹内文也，川口秀明：脳磁図（MEG）による脳機能検査，第7回日本早期痴呆学会大会講演録，OS-6, p.48（2005）
12) 滑川孝六，近藤裕司，河西千広ほか：実時間二次元血流映像システム，第42回日本超音波医学会講演論文集，pp.541-542（1983）
13) Tamura, T. et al.：New instrument for monitoring hemoglobin oxygenation, Adv. Exp. Med. Biol., **248**, pp.103-107（1989）
14) Zardecki, A.：Multiple scattering corrections to the Beer-Lambert law（for atmosphere）, Laser beam propagation in the atmosphere, Proceedings of the meeting SPIE—The International Society for Optical Engineering, pp.103-110（1983）
15) Wray, S. et al.：Characterization of the near infrared absorption spectra of cytochrome aa3

and haemoglobin for the non-invasive monitoring of cerebral oxygenation, Biochemica et Biophysica Acta, **933**, pp.184-192（1988）

16) Matcher, S. J. et al.：Performance comparison of several published tissue near-infrared spectroscopy algorithms, Analytical Biochemistry, **227**, pp.54-68（1995）
17) Hoshi, Y. et al.：Detection of dynamic changes in cerebral oxygenation coupled to neuronal function during mental work in man, Neurosci. Lett., **150**, pp.5-8（1993）
18) Kato, T. et al.：Human visual cortical function during photic stimulation monitoring by means of near-infrared spectroscopy, J. Cereb. Blood Flow Metab., **13**, pp.516-520（1993）
19) Hazeki, O. et al.：Quantitative analysis of hemoglobin oxygenation state of rat brain in situ by near-infrared spectrophotometry, J. Appl. Physiol., **64**, pp.796-802（1988）
20) 田村正秀ほか：近赤外レーザ光を用いる無侵襲生体計測―特に本法の臨床応用をめざして，人工臓器, **18**, 5, pp.1573-1580（1989）
21) Kohno, S. et al.：Development of FLASH（FLexible Adjustable Surface Holder）in functional near infrared spectroscopic imaging system, 10th Annual Meeting of Organization for Human Brain Mapping（Budapest）（2004）
22) Friston, K. J. et al.：Statistical parametric maps in functional imaging：a general linear approach, Human Brain Mapping, **2**, pp.189-210（1995）
23) Kohno, S. et al.：Removal of the skin blood flow artifact in functional near-infrared spectroscopic imaging data through independent component analysis, J. Biomed. Opt., **12**, 6, 062111 Nov./Dec.（2007）
24) Farrell, T. J. et al：A diffusion theory model of spatially resolved, steady-state diffuse reflectance for the noninvasive determination of tissue optical properties in vivo, Med. Phys., **19**, pp.879-888（1992）
25) Sitaram, R. et al.：Temporal classification of multichannel near-infrared spectroscopy signals of motor imagery for developing a brain-computer interface, NeuroImage, **34**, 4, pp.1416-1427（2007）
26) Maki, A., Yamashita, Y., Ito, Y., Watanabe, E., Mayanagi, H. and Koizumi, H.：Spatial and temporal analysis of human motor activity using noninvasive NIR topography, Med. Phys., **22**, p.1997（1995）
27) Kawaguchi, F., Yamashita, Y., Ito, Y., Maki, A. and Takeuchi, H.：Near infrared optical CT image of rat brain, Med. Biol. Eng. Comp., **29**（Suppl.2）, p.959（1991）
28) Shinohara, Y., Haida, M., Kawaguchi, F., Ito, Y., Yamashita, Y. and Takeuchi, H.：Hemoglobin oxygen-saturation image of rat brain using near infrared light, J. CBFM, **11**（Suppl. 2）, S-459（1991）
29) Millikan, G. A.：Experiments on muscle hemoglobin in vivo；The instantaneous measurement of muscle metabolism, Proc. Roy. Soc. B., **123**, pp.218-243（1933）
30) Fukui, Y., Ajichi, Y. and Okada, E.：Monte Carlo prediction of near-infrared light propagation in realistic adult and neonatal head models, Appl. Opt., **42**, pp.2881-2887, Table 1（2003）
31) Okada, E. and Delpy, D. T.：Near-infrared light propagation in an adult head model. I. Modeling of low-level scattering in the cerebrospinal fluid layer, Appl. Opt., **42**, pp.2906-2914, Table 1（2003）
32) 小泉英明，牧　敦，山本　剛，川口英夫，川口文男，市川祝善：光トポグラフィを用いた脳機能計測，計測と制御, **42**, p.402（2003）
33) Yamashita, Y., Maki, A. and Koizumi, H.：Wavelength dependence of the precision of noninvasive optical measurement of oxy-, deoxy-, and total-hemoglobin concentration, Med.

Phys., **28**, p.1108 (2005)

34) Sato, H., Kiguchi, M., Kawaguchi, F. and Maki, A.：Practicality of wavelength selection to improve signal-to-noise ratio in near-infrared spectroscopy, NeuroImage, **21**, p.154 (2004)
35) Sato, H., Kiguchi, M. and Maki, A.：Wavelength Dependence of Effective Pathlength Factor in Noninvasive Optical Measurements of Human Brain Functions, JJAP, **45**, L 361 (2006)
36) Okui, N. and Okada, E.：Wavelength dependence of crosstalk in dual-wavelength measurement of oxy-and deoxy-hemoglobin, J. Biomed. Opt., **10**, p.11015 (2005)
37) Ito, Y., Kennan, R. P., Watanabe, E. H. and Koizumi, H.：Assesment of heating effects in skin during continuous wave near infrared spectroscopy, J. Biomed. Opt., **5**, p.383 (2000)
38) Kiguchi, M., Ichikawa, N., Atsumori, H., Kawaguchi, F., Sato, H., Maki, A. and Koizumi, H.：Comparison of light intensity on the brain surface due to laser exposure during optical topography and solar irradiation, J. Bio. Opt., **12**, p.62108 (2007)
39) Fuchino, Y., Sato, H., Maki, A., Yamamoto, Y., Katura, T., Obata, A., Koizumi, H. and Yoro, T.：Effect of fMRI acoustic noise on sensorimotor activation exmined using optical topography, NeuroImage, **32**, p.771 (2006)
40) Maki, A., Yamashita, Y., Watanabe, E., Yamamoto, T., Kogure, K., Kawaguchi, F. and Koizumi, H.：Optical Topography, In Proceedings of Optical Tomography and Spectroscopy of Tissue III, SPIE 3597, p.202 (1999)
41) 牧　敦：光でみたこどもの脳，科学，**71**（2001年6月）
42) Pena, M., Maki, A., Kovacic, D., Dehaene-Lambertz, G., Koizumi, H., Bouqeut, F. and Mehler, J.：Sounds and silence：an optical topography study of language recognition at birth, PNAS, **100**, p.11702 (2003)
43) 小泉英明：脳を育む―学習と教育の科学，科学，**70**（2000年10月）
44) Delpy, D. T. et al.：Estimation of optical pathlength through tissue from direct time of fright measurement, Phys. Med. Biol., **33**, pp.1433-1442 (1988)
45) Patterson, M. S. et al.：Frequency-domain reflectance for the determination of the scattering and absorption properties of tissue, App. Optics, **30**, pp.4474-4476 (1991)
46) Al-Rawi et al.：Evaluation of a Near-Infrared Spectrometer（NIRO 300）for the Detection of Intracranial Oxygenation Changes in the Adult Head, Stroke, **32**, pp.2492-2500 (2001)
47) 會沢勝夫，水野有武，西川弘恭，尾崎幸洋ほか：実用分光法シリーズ（4）分光学の医学応用―病態に対する分光学的アプローチ―，アイピーシー（1999）
48) 片山容一，酒谷　薫ほか：臨床医のための近赤外分光法，新興医学出版社（2002）
49) Matcher, S. J., Kirkpatrick, P., Nahid, K., Cope, M. and Delpy, D. T.：Absolute quantification methods in tissue near infrared spectroscopy, Proc. SPIE 2389, pp.486-495 (1995)
50) Suzuki, S., Takasaki, S., Ozaki, T. and Kobayashi, Y.：A Tissue Oxygenation Monitor using NIR Spatially Resolved Spectroscopy, Proc. SPIE 3597, pp.582-592 (1999)
51) Wolf, M., Ferrari, M. and Quaresima, V.：Progress of near-infrared spectroscopy and topography for brain and muscle clinical application, Journal of Biomedical Optics, **12**, 6, 062104-1, 062104-14 (2007)
52) 恒次祐子，朴　範鎭，森川　岳，宮崎良文ほか：大型スクリーンによる視覚刺激に対する生理応答―多点 NIRS による前頭前野 Hb 濃度絶対値計測―，日本生理人類学会誌，**11**，pp.166-167（2006）
53) Patterson, M. S., Chance, B. and Wilson, B. C.：Time resolved reflectance and transmittance for the non-invasive measurement of tissue optical properties, Appl. Opt., **28**, pp.2331-2336 (1989)

54) Furutsu, K. and Yamada, Y. : Diffusion approximation for a dissipative random medium and the application, Phys. Rev. E, **50**, pp.3634-3640（1994）
55) Ohmae, E., Ouchi, Y., Oda, M., Suzuki, T., Nobesawa, S., Kanno, T., Yoshikawa, E., Futatsubashi, M., Ueda, Y., Okada, H. and Yamashita Y. : Cerebral hemodynamics evaluation by near-infrared time-resolved spectroscopy : Correlation with simultaneous positron emission tomography measurements, NeuroImage, **29**, 3（2006）
56) Tsuchiya Y. and Urakami T. : Quantitation of absorbing substances in turbid media such as human tissues based on the microscopic Beer-Lambert law, Optics Communications, **144**, pp. 269-280（1997）
57) Patterson, M. S., Schwartz, E. and Wilson, B. C. : Quantitative reflectance spectrophotometry for non-invasive measurement of photosensitizer concentration in tissue during photodynamic therapy, Proc. SPIE 1065, pp.115-122（1989）
58) Fox, P. T. and Raichle, M. E. : Focal physiological uncoupling of cerebral blood flow and oxidative metabolism during somatosensory stimulation in human subjects, Proc. Natl. Acad. Sci., **83**, pp.1140-1144（1986）
59) Fox, P. T., Raichle, M. E., Mintum, M. A. and Dence, C. : Nonoxydative glucose consumption during focal physiologic neuronal activity, Science, **241**, pp.462-464（1998）
60) Yihong, Y. et al. : A CBF-Based Event-Related Brain Activation Paradigm : Characterization of Impulse-Response Function and Comparison to BOLD, NeuroImage, **12**, pp.287-297（2000）
61) Feng, C. M. et al. : CBF changes during brain activation : fMRI vs. PET, NeuroImage, **22**, 42. pp.5-6（2004）
62) Ogawa, S. et al. : Brain magnetic resonance imaging with contrast dependent on blood oxygenation, Proc. Natl. Acad. Sci. USA, **87**, pp.9868-9872（1990）
63) Ogawa, S. et al. : Functional brain mapping by blood oxygenation level-dependent contrast magnetic resonance imaging, Biophysics J., **64**, pp.800-812（1993）
64) 灰田宗孝：機能計測における光トポグラフィ信号の意味，Medix，**36**，pp.17-21（2002）
65) 灰田宗孝：NIRS（信号変化の原理と臨床応用），脳循環代謝，**17**，1，pp.1-10（2005）
66) Haida, M. et al. : Mitochondrial dysfunction of human muscle in chronic alcoholism detected by using 31 P-magnetic resonance spectroscopy and near-infrared light absorption, Alcohol Clin. Exp. Res., **22**, pp.108 S-110 S（1998）
67) Sakai, F. et al. : Regional cerebral blood flow and hematocrit measured in normal human volunteers by single-photon emission computed tomography, J. Cereb. Blood Flow & Metabol., **5**, pp.207-213（1985）
68) Haida, M. et al. : Application of optical topography to internal carotid artery occlusion, J, Stroke and Cerebrovascular Diseases, **9**, 2（supple. 1），pp.295-296（2000）

3. 早期認知症の医学的解説

　本書の対象疾病は前頭前野にかかわる老化廃用型認知症や前頭側頭型認知症の一部であり，しかもその予備軍や早期患者が対象である．1章の序論において，認知症の中の老化廃用型認知症の位置づけ，予備軍や早期認知症の段階の定義づけを記した．本章ではこれらに対する医学的な解説を行う．はじめに臨床的立場から，老化廃用型認知症の初期段階でなぜ前頭前野に着目しなければならないかについて，基礎的考え方，考案された神経心理テストおよび臨床実績などを創案者の金子満雄が執筆した．さらに，老化廃用型認知症の画像診断をSPECTで行った臨床の成績について，山崎雅勇が執筆した．

3.1　老化廃用型認知症　　　　　　　　　　　　　　　（金子満雄）

　筆者らはこの20年余，それまで「痴呆（認知症）は治らない」といわれ続けてきた当時の状況に発奮し，大脳の最高次機能（前頭前野機能）の研究を起点にして，老人性認知症の早期診断と治療の試みを行ってきた．

　その結果，いまでは認知症外来診療の場においても，地域の早期認知症健診の場でも，認知症の早期診断が正確に，しかも容易にできるようになった．その最大の難問解決の鍵は「あらゆる認知症では，まず最初に人の最高次機能である前頭前野機能が障害され，低下してくる」という事実を確立できたこと，そして，前頭前野機能評価法を進歩，改良させえたことにあった．

　筆者が初めて，前頭前野機能の評価テストの開発に手を染めたのは，じつは25年以上も前で，当時脳外科医として脳血管障害の治療をしていたころのことであった．脳動脈瘤破裂や脳内出血などの症例で，明らかに前頭前野機能の障害が現れているのに，その障害程度を評価するテスト法が世の中になにも開発されていなかったからであった．

　さて，その前頭前野機能評価テストは後に詳しく解説するとして，そこで早期認知症が的確に診断できるようになると，それに引き続き，そこで見つかった多数の早期認知症症例に対する早期治療法をどうするかがつぎなる大きな問題点であった．

　全認知症例の中の大部分が生活習慣病型（老化廃用型）であることがわかり，それらに対

しては生活習慣を是正し，脳機能を活性化するという方法，つまり脳リハビリで解決の目途が立ち，いまでは多数の実績を重ね，「大部分の認知症は早期に診断さえできれば，治療可能である」と明言できるまでになったのである．

脳リハビリの目標は脳機能を完全に元のレベルに戻すことではなく，元の 7-8 割でも戻して，社会活動，家庭活動が再びできるようにすることであり，「脳機能レベルをなるべく向上させ，または少なくとも悪化させることなく，長期間（5 年も，しばしば 10 年も）維持できるようにすること」である．

この場合の脳リハビリもその焦点は前頭前野にあり，そこを刺激し，活性化するものが脳リハビリに役立つことがわかっている．つまり早期診断も脳リハビリもその要点は人の最高次機能中枢である前頭前野にあり，その機能評価に今回とりあげる近赤外分光法がさまざまに役立つ可能性があり，今後の早期認知症学の発展の一つの鍵を握っているともいえるのである．

従来，前頭前野機能評価には神経心理機能検査を主たるスクリーニングテストとして用いてきたが，そのほかにもさまざまな画像診断的手法などを含め，さまざまなアプローチが試みられてきた．PET スキャン，MRI などは特に期待された手段であった．

それらに加え，近年，近赤外分光法が新たな検査法として登場してきたのである．本法は初めてリアルタイムな機能分析を可能にし，大脳部位（前頭前野など）に焦点を当てた部位的経時的分析が可能になったことで，これまでできなかったさまざまなアプローチ（早期診断テストの的確性の評価や脳リハビリの有効性の判定などを含め）をさらに発展させうる可能性が出てきたのである．

今回，各方面からの近赤外分光法の専門家の執筆でこれらの進歩，発展の現状をまとめ解説していただくことは，われわれ臨床家にとっても研究者にとってもきわめて時宜を得た特集であり，その完成を大いに期待している．またそれが新たな本領域の発展・飛躍の土台になりうるものと信じている．

●3.1.1　前頭前野とはなにか[1]

前頭前野を解剖学的にいえば，大脳の中心溝より前方の前頭葉のうち，手足を動かす運動野と目玉を動かす眼球運動野を除き，その前方にある割に狭い範囲をさしている．ここは本来，大脳後半部（認知野）に取り込まれた情報をすべて直後に連絡線維によって取り込み，それらを把握，了解し，統括，分析する．

さらにその状況判断に基づいて，また過去の記憶データとも照らし合わせて，その状況に自分がどう対応すべきかを決断し，その指令を運動領野に伝える部位と考えられる．つまり 1 人の人間をあやつり，すべての行動を操作し，その人の性格，人間性を特徴づける最高司

令部だと思われるのである。

　したがって，ここは機能のうえでは他の大脳の部分とはまったく違った地位にある。一つ突出した上位にあって，他のすべての大脳部分を指揮・監督しているといえる。

　ただし，もう少し部位的機能分布に関して厳密にいえば，前頭前野のうち，いま論じている部位はおもに前頭前野穹隆部（外表面に盛り上がった部分）に関するもので，正中部（内側面）や底部には違った機能分担が賦与されているようである。

　前頭前野のうち，底面や正中部寄り（左右半球が接している部分）には本能的，原始的機能に関与する大脳辺縁系の役割などがあり，意思発動性や感情の興奮・抑制系や記憶に関する機能があることはわかっているが，まだ細かな部位的分布などについては今後の研究に待たなければならないところが多いようである。

　では，前頭前野穹隆部の代表的な機能とはどんなものをいうのだろうか。

　それは人が，他の動物とは異なって発揮している，高等動物といわれる由縁の諸々の機能群である。つまり，創造性，自発性，計画性，発想，機転，洞察力，応用，注意分配能力，注意集中力，意欲，感動，抽象化能力，具象化能力，忍耐力，トンチ，ユーモア，高次複雑な記憶などなどがあげられるだろう。謙譲の美徳とか，自分を卑下する能力，良心，罪悪感などというのも，その中に入れられるべきものだろう。

●3.1.2　個々の前頭前野機能[1)]

　本書では前頭前野が特に重要なターゲットとしてとりあげられるので，よりよく理解してもらう目的で，ここでは個々の前頭前野機能をとりあげて分析してみたい。

　人は人生のあらゆる場面で前頭前野を駆使して，人らしく生きている。一つ一つの行動は以下にあげるさまざまな能力を組み合わせ，複合的に動いているが，この際はわかりやすいように，その要素別に個々に論じてみたい。

　一つの行動としてまとめてみると，厳密には単に前頭前野のみで引き起こされるものではなく，大脳後半部の情報受領域および，前頭前野からの指令を受ける運動野との連携プレイとして起こっているものである。

　以下の個々の前頭前野機能の解説では，その見方とともに，実例の中で説明したいと思っている。ここには約10種の機能を列挙して解説するが，このほかにも筆者はさらに40種以上の機能を候補にあげており，なお分析中である。

（1）　**注意集中力**　　これは所期の目的に注意を集中し続ける能力である。人がなにかをやろうと自発的に計画し，遂行している最中に，同時に並行して思いついた他の用事が頭の中に割り込んできたり，あるいは，周囲の音，光，匂い，風などの影響で当初の仕事の遂行が邪魔されたりする。そのような諸々の妨害電波に邪魔されずに，所期の目的に向かってま

っしぐらに作業を遂行させようとするのが前頭前野の役割の一つと思われる。学問的定義でいうなら、「一定時間内に本命題を遂行する際、いくつもの副命題に妨害されることなく、所期の命題を時間内に遂行し続ける能力」ということになる。

後にあげる注意分配能力が、同時にいくつもの作業に注意を配りながら、並行して進めていく能力だとすれば、これは他を切り捨てて、一つに注意を集中させる能力である。

筆者がかつて、脳外科病棟で、天気予報テストというのを作って、病棟のベッドサイドで用いていたことがある。これは破裂動脈瘤の患者たちには非常に有効であった。

患者に一部の分厚い新聞を手渡して「最初のページからめくって見ていきながら、天気予報の欄が出てきたら、明日のこの地域の天気がどうかを教えて下さい。答が出せるまでの時間を測っていますよ。」という。天気予報はたいてい、終わりのほうに載っている。最初のページからめくって、内容をチェックしていくと、政治経済欄はまだ素通りできたとしても、スポーツ欄などに面白いオリンピックの想い出記事など載っていると、つい、「そうだったんだ。女子のソフトボールはよく頑張ったな。」と思い出して、「あっ、いけない天気予報を探すんだった。」と本来の用事に戻る。それでも、美しい秋の花々の写真が載っていたり、輝くばかりのピチピチした女優さんの水着写真が出てきたりすると、やっぱり立ち止まってしまう。普通の人なら30-50秒で天気予報を探し当てるのに、それが1分以上もかかる場合は問題があると考えてよい。ひどいときには道草に夢中になってしまい、「あれ、なにを探しているんだったかな？」と忘れてしまうこともある。これが「いくつもの副命題に妨害されることなく、所期の命題を遂行し続ける能力」ということになるのである。

筆者が最初に「かなひろいテスト」を作ったときに、「あ、い、う、え、お」の5文字をひろってもらうと同時に、妨害電波として、「文章を読んでいく」、「文章の意味も憶える」などの二つの課題を入れたのも、同じ意図に基づくものであった。

（2）注意分配能力　　これも人間だけがもつ能力である。これはいくつもの作業に同時に並行して注意を配り、遂行していく能力である。

野生のライオンが腹を空かせた状態では、人が近寄ることは危険極まりないが、いったん、シマウマを倒し、獲物を食べ始めた状態では、人がすぐ傍を歩いても、近くからカメラを向けてもあまり危険はない。ライオンは獲物を食べているときには食べること以外には、他に注意力はあまり向けられないからである。もちろん、食べている獲物に近づいたり、触ったりしたらたいへんである。それが目下の彼らの注意の焦点にあるから、手ひどい反撃を食うだろう。

「聖徳太子は同時に7人の意見を聞くことができた。」といわれるが、普通の人でも五つ、六つの作業は同時に捌くことができる。車を運転しながら（アクセル、ブレーキ、ハンドルを操作しながら）、風景に見とれ、ラジオのニュースを聞き、同時にサンドイッチを食べた

りする。ちょっと地図を見ようとして，注意を十分ほかに配れなくて事故を起こした場合，この注意分配能力が低下してきていることが少なくない。

最低三つの作業が並行して捌けなくなったら，その人は社会活動にも，家庭活動にも通用しなくなる。M夫人がサンマを焼きながら，「さっき，フロの火をつけたから，あと30分もしたら沸くだろう。」と思っている。この二つの用事だけなら，なんとか捌けるが，そこに八百屋さんがやってきて，「今日は白菜とほうれん草が買い得ですよ。」と話しかける。それを吟味しだした途端に，サンマのことはコロリと忘れて，やっと気が付いたときにはサンマはすでに真っ黒焦げになっていた。そのように「鍋を焦がす，魚を焦がす」が週に数回も起こるようになったら，M夫人はもう認知症が起こっていると考えるべきなのだ。

（3） **複数の作業の緊急性・重要性の順序づけ**　いつも社会ではいくつもの仕事が捌かれるのを待っている。その中で，どれが最も緊急性があるのか，重要性があるのかを瞬時に見分けて，正しい優先順位で仕事に着手できるかが前頭前野の大切な役目である。一般に歳をとると，明らかな認知症までは進んでいなくても，この順位づけがアヤフヤになりがちである。

ある外来主任看護師さんに軽度認知症が起こっていることが気づかれたのは，緊急でかつぎ込まれた外傷患者の対処がおかしかったことが引き金であった。転落して頭部を打撲し，意識が朦朧（もうろう）としてかつぎ込まれた若者に対して，この看護師がまず，やったことは顔についた泥をぬぐい取ることであった。気道を確保することも，ヴァイタルサインを確認することもしなかったのである。

世の中ではちょっとした炊事の際の手順の前後や，仕事の順序の逆転で認知症の始まりが推定できる機会が多いので，家族はいつも注意する必要がある。

（4） **推理・見積り能力**　前頭前野がどのように推理をし，見積りをするかのメカニズムはまだ明確にされてない部分も多いが，現場の状況の正確な把握，過去のデータの蓄積（つまり，記憶の倉庫）との照会，自分内部のヒラメキ，勘などを総合して判断するものだろう。例えば，「この建物の高さは何メートルくらいでしょう？」と尋ねられたときの目測はそのようにして，前頭前野が答を出すことになっている。

実際に前頭前野に軽度の障害を受けた人につぎつぎにいくつもの質問をしていくと，つぎのようないい加減な答が返ってくるし，段々に誤りがひどくなってくる。深くは考えないで思いつきで，すぐに答える傾向がある。

「ネクタイはどれくらいの長さ？」，「えーと，3メートルくらいかな。」，「世界中で最も長い船は？」に「2 000メートルくらいかな。」と驚くような答が返ってくる。

もっと複雑な推理小説の謎解きなどは長いストリーを的確に記憶し，ちょっとした不自然さ，合理性に合わない点などからキッカケがひらめくような，これこそ前頭前野の極意とい

えるだろう。

　筆者らが用いている前頭前野機能テストの一つに「複雑迷路テスト」があるが，これは迷路を通り抜ける道順の推理のほかに，もう一つ妨害電波を増やして，「花，星，リンゴ」などと正しい順序を踏んで迷路を通り抜ける手順が複雑な推理を必要とするのである。

　（5）　**抽象化・具象化能力**　　「犬と金魚の共通点は？」と尋ねられて，「どちらも動物だし，呼吸，運動，食事ができる。」などとその両動物の特性，性状を総合的に抽出する能力（抽象化能力）も前頭前野がつかさどっている。この場合も前頭前野がまだよく発達していない幼児の場合は，「どちらもおメメがあるでしょう，尻尾もあるでしょう。」などと見える特徴を一つずつ列挙していくことになるだろう。

　それとは逆に「『二兎を追うもの，一兎をも得ず』という諺があるが，それを実際の具体的な例に当てはめて説明して下さい。」という質問は前頭前野障害の有無を判定するには非常に役立つ。その諺を聞いたことがあっても，どんな例をあげればいいのかがわからないことが多い。これこそ，前頭前野の衰えの評価にきわめて役立つ。

　かつて地域の超百歳高齢者の脳機能調査を実施した際，最初にアンケート調査の一つにこの設問を設けてみたが，スクリーニングに非常に役立った。

　この質問は「兎が一度に2匹も見つかったので，両方を追いかけているうちに両方とも逃げられた。」と文字どおりの意味を尋ねているのではなく，つぎのような秀逸な答が説明してくれるように諺は物事の真理を見抜いたエッセンスなのである。

　そのカクシャク超百歳のおじいさんは「あの娘も好きだが，こっちの娘も良いな，と目移りしているうちに，どちらからもフラレルこと。」と明快に答えてくれたのである。

　（6）　**指示のくる方向の判別**　　どこからか指示が聞こえてきたときに，それが自分に向けられたのか，他人に向けられたのかを判別する能力である。これは前頭前野がかなりやられて，中等度に低下したときに起こる症状である。

　ある早朝，脳外科病棟を見回っていて，4人部屋にきたときだった。それぞれのベッドはカーテンで仕切られている。入口に最も近い術後の患者が元気がなさそうだったので，「まだ，元気が出ませんかね。今朝は食事は食べられましたか？おかずはなにがきましたか？」と質問した。すると，その患者が答えるより早く，一番離れた窓際のベッドからハッキリした答が返ってきた。「私なら元気ですよ。今朝の食事も全部食べました。えーと，おかずはみそ汁とサケの切り身と漬け物が少しでした。」と。その患者はじつは，軽い頭部打撲のため，念のため，一晩経過を見ていた人だったが，これだけで，この人にも前頭前野機能障害が起こっていることがハッキリしたのだった。そのことは，その日の午前中に，前頭前野機能テストを実施して中等度の低下があることで証明されたのだった。

　こんな軽度ないし中等度の前頭前野機能障害を見逃して社会復帰させるとたいへんなトラ

ブルを引き起こすことがある。なじみのお客さんと些細なことでケンカをしたり，見通しが甘くて，変な物を大量に仕入れて大損をしたり，という実害が起こることもまれではない。

（7） 複雑な記憶を並行して捌く能力　前頭前野がある種の記憶に関与していることは以前からいわれてきたが，ここの役割は単にある種の情報を憶えこむことではないことは当然である。

記憶はその内容から，「陳述記憶」と「非陳述記憶」（「手続き記憶」または「行動記憶」ともいわれる）に分けられる。陳述記憶とは物の名前や計算を憶えたり，見たり聞いたりした経験を物語的に憶えたりする場合の記憶である。そんなことから，これは「エピソード記憶」と「意味記憶」とに分けられる。それに比べ，「非陳述記憶」とは子供のころに竹馬や自転車の乗り方を憶えると，一生忘れないといったような作業の手順やコツを憶えるようなもので，これらは多分，小脳を巻き込んだ運動記憶系列に蓄えられるのだろう。

物忘れという場合は前者の「陳述記憶」が問題になるが，側頭葉内側にある海馬が情報の取込み，整理，収納にかかわっているようである。まず，どの情報を長期記憶の倉庫に蓄えるべきかを取捨選択し（ここには前頭前野もきっと関与するはずである），ついで，その情報内容によって，それぞれ，目で認知した情報は視覚領域の近くに，また，耳で聞いた情報は聴覚領域の近くに蓄えられるようである。

そこで総体的に前頭前野の記憶へのかかわりについてであるが，ここは三つ以上の作業を同時に並行して捌くようなとき，それらを交通整理し，注意をそれらに分配しつづけ，三つとも作業を無事に遂行させようとする。そのために必要なそれぞれの記憶情報を保持し，必要に応じて活用できるようにする役目をしているのだろう。人間が他の動物と違って，このような重複した複雑な作業を同時に並行して，器用に捌けるのは前頭前野のなせるワザなのである。

（8） 感動・鑑賞の能力　「美しい花に感動して，目を輝かせ，感嘆の声をあげる」という現象は最高次の前頭前野機能が健在であることのなによりの証左であり，われわれがその高齢者に認知症が起こっていないことを推測する最初の手がかりになるものである。

高齢者で感動が減少してくると，好奇心，挑戦意欲も並行して減少してきているものである。すると，表情もドンヨリし，覇気がなくなり，動作も緩慢になる。外来の患者を2-3か月ごとに観察する要点の一つはここにある。

ともあれ重要なことは，それらの背後に，若いころからどれくらい右脳の感性を開発し，音楽，絵画，ゲーム，スポーツ，花，旅などを通じて，「感動できる人間性」を育んできたか，がかかわっていることを忘れてはならないだろう。

（9） 高次の意欲　ここに高次と但し書きをしたのは，意欲にも原始的な低次の意欲から，いくつかの段階を経て，高次のものまであると思えるからである。脳の機能構造から，

視床下部には本能的，動物的な食欲，性欲，所有欲，戦闘欲などがあるらしい。

　筆者の見方では，その上位に大脳右半球に第2次の意欲中枢があると思える。もともと，この後半部には方向感覚，距離感覚，色彩感覚などの形態，色彩などの受領領域があり，それら感覚で分析された，より高次の意欲といえるだろう。さらに最高次の第3次意欲領域が前頭前野にあって，ここは創作欲，挑戦欲，学習意欲なども関与するもので，しばしば抽象化された意欲でもある。

　愛情に関する3次構造で考えてみれば，人の好き，嫌いは第1次中枢で直感的，反射的にわかるらしい。が，第2次中枢のレベルでは，もっと具体的に「スタイルが良くて，可愛い目が印象的だし，ブロンドの髪が素晴らしい。」から好きだ，などとなる。それが第3次中枢のレベルでは，「思いやりがあり，あの名演奏に聴き惚れる姿がなんとも魅力的だ。」となり，恋に変わるなどという風に移行するのだろう。

　定年退職後の高齢者を見ていると，この種の高次の意欲をもち続けている人は夢や目標があり，ボケに陥る可能性が少ないと思える。そのためには，若い時代から第3次の意欲中枢を鍛えるような生活習慣を続けてきていることが重要だろう。

　(10)　トンチ，ユーモア，機転　　筆者はこの種のセンスの優劣こそが人の品格の良し悪しを表すものだと思っている。ユーモアのセンスでいえば，その根本に周囲の人の気持を繊細に読みとる力があり，彼らに対する思いやり，気配りがあってこそ，発揮されるもので，「この沈み勝ちなみんなの気持を引き立たせてあげよう。」と思うときこそ，奇抜なユーモアが飛び出してくるのだ。

　前頭前野機能の中でも一級の能力であり，これが豊かな限り，その人の脳は優れている。注意すべきはユーモアとダジャレの違いである。似て非なるもので，後者は言葉の中枢での流暢な言いまわし，別の似た言葉での言い替え，皮肉，ひねりなどでいったん人を笑わせることがあっても，空虚な笑いを呼ぶにすぎず，むしろ間もなく腹が立ってくる場合も少なくない。ユーモアは高級な笑いを伴い，それに引き続いて，心が温かさに満たされるものである。

　(11)　その他のおもな前頭前野機能　　その他にも，前頭前野には人生に重要ないくつもの機能があるが，それらは羅列するにとどめよう。軌道修正能力，創作能力，発明・発見の能力，謙譲の美徳，献身的・奉仕的行為，忍耐・我慢・抑制能力，正邪の感覚，人を愛する能力，マンガ化能力，スポーツやゲームの勘，などなど，人間の存在に意味を与えるあらゆる能力がここに含まれる。

　これらについての詳しい解説は拙著『ボケる脳の謎が解けた』[1]を参照されたい。

　しかし，改めて考えてみれば，上にあげた良い方向への能力だけでなく，悪い能力も含まれているのだ。詐欺，欺瞞から殺しのテクニックに至るまでの手口はよほど前頭前野が働か

なければ成し遂げられないような巧妙，複雑なものがあるのだ。これらは「悪の前頭前野」と呼ぶべきものだろう。

● 3.1.3　早期認知症（痴呆）とはなにか[2]

地域の高齢者の脳機能を調査してすぐにわかったことは，そこにはさまざまな程度の脳機能低下を示す人々が存在するということである。また逆に，ほぼ認知症が完成した重度レベルの人がどのような時間的経過でそこまで進行してきたかを聞き出してみると，たいてい数年（2-4年）のうちに徐々に進展してきていることがわかる。つまり，認知症はつねに軽いレベルから，中程度，重度へと数年のうちに進んでくるものなのである。

それではどんなレベルを軽い認知症と呼ぶべきだろうか。

この問題についてはこれまでにも種々の議論があって，統一した見解は出されていない。「ここから先を認知症へ入れよう」というラインを設定する際，軽度レベルに設定するほど，判定が困難になる。そこには正常群との間にさまざまな移行があり，なんらかの脳機能低下を測定するモノサシがなければ明確な区分けはできないからである。

そこで，古来からの手法は，認知症が一応完成して，症状も出そろった重度レベルのみに限り認知症と呼ぼうということで協定を結んでいたのである。しかし，なんらかの治療を考える場合にはそれでは手遅れであることはだれの目にも明らかであった。

そこで，筆者らはもう20年も前に，そのモノサシとして別の手法を考案したのである。

当初から「認知症の本態は大脳全般の障害であるが，最も侵されやすく，また最初に障害されるのは人の最高次機能をコントロールしている前頭前野である」という臨床観察に基づいて，それをターゲットにした神経心理機能テストの開発に着手してきた。つまり，認知症の始まりは物忘れではなく，意欲低下，自発性，計画性，機転の低下，注意分配能力の低下などであることに着目したのである。

この時代（1980年ごろ）には，残念ながら前頭前野機能を測定するテストバッテリーは世界中を見回しても役立つものは一つとして開発されていなかった。なぜだろうと考えてみると，この最高次機能は「人の人たる由縁の機能であり，複雑多岐にわたる」ため，世界の神経心理学会でもサジを投げた格好だったのである。おそらく失語症，失認，失行などの基礎的検査バッテリーの開発の後，一番最後に開発されるべきものと位置づけされていたのではないだろうか。

最近ではこの前頭前野機能を欧米ではワーキングメモリという呼称で少しずつ開発が進んでいるようだが，いま考えれば筆者らが20年前から努力してきたことはまさに同一方向の研究であったのだ。これまでに開発してきた十数種のテストバッテリーはすべてワーキングメモリの評価だったといえるだろう。

ただし，筆者は前頭前野機能を包括してワーキングメモリという呼称にすることには，あまり賛同できない。なぜなら，前頭前野が活動するときにはいつもそれまでにため込んだ全記憶データを駆使するが，単なる駆使にとどまらず，創作，工夫，ヒラメキなどというもう一つ上の次元の作業を含む場合も多いからである。

この前頭前野機能をターゲットにすれば，社会活動に通用する正常脳機能群とそれに不合格な群とを容易に識別できることがわかる。例えば，かなひろいテストで一般住民の20-40歳代の人たちを測定してみると，ごく一部の例外を除いて，全員が標準偏差の中に整然と入ることが証明できる。

ところが，60歳代の群で測ると，約88％の人が正常の標準偏差内にあり，残りの約12％の人が不合格点を取ることがわかる。また，70歳代になれば，合格点を取る人は約70％に減り，残りの30％は不合格点を取るようになる。その不合格者の内訳を調べてみると，これらの人こそが社会活動に支障の起こっている人たちであることが容易に実証できるのである。

従来の大脳後半部機能である知能テスト（例えば，MMSE（mini-mental states examination）やWAIS（Wechsler adult intelligence scale）など）で測定してみると，いい成績の人から悪い成績の人までが広範に分布していて，どこまでを正常とするか決められなかったことを思い浮かべて欲しい。かりにMMSEが24点以上ある人は正常範囲だと考えられるとき，ではその境界より，少し上のほうの得点を取るMMSEが25-27点の群の人たちはごく軽い認知症の予備軍だろうか？　それが違うことはすぐにわかる。MMSEに関していえば，24点の正常者も30点の正常者も社会活動を観察してみれば大した違いはないのである。つまり，大脳後半部の認知機能としては24点程度あれば，なんら社会活動には支障は起こらないのである。

欧米で，認知症予備軍や早期認知症を探すのに，「もう少し認知機能障害の程度の軽い人に見つかるだろう」という発想で，MCI（mild cognitive impairment）を提唱した人がいたが，それは発想の乏しさにほかならないだろう。それは単に記憶力と認知機能との総合能力を測っていたわけで，それは大脳機能全般から見ればむしろ低次機能の部分を測っていたことになり，そこには個人差のばらつきが大きいはずなのである。認知機能低下の細かな程度の差を測定，推理することは手数，時間がかかる割には，認知症の早期発見にはあまり役に立たないことに早く気づくべきだろう。

人は大脳後半部の認知機能に基づく情報を材料にして，前頭前野で「その状況に対してどう対応するか」という最終判断，決断をして，その指令を運動領域に伝えて，行動をコントロールする。ここまで考えれば，まず，低下し始めるのは前頭前野機能であることに思い至るべきなのである。

この前頭前野機能が年齢相当の不合格ラインに達すると，その人は1人の社会人としては

通用しなくなる。そこで，これが最初の軽度認知症のカットラインになりうる。

　さらに認知症が中度まで進むと，いわゆる見当識，計算，記憶など大脳後半部の認知機能にも低下が見られるようになるために，これらの測定にはわれわれも欧米で一般に用いられてきた MMSE を使用することにしたのである。この二つのテストは測定するターゲットが異なるために両方を併用して一緒に施行して，その結果を総合判定する必要がある。これが筆者らが提唱してきた浜松二段階方式早期認知症テストの由来だったのである。

　本法を用いた地域の一般高齢者の多数の調査の結果，筆者らはつぎのような結論に達することができた。すなわち

① 認知症を神経心理機能（脳機能）の全般的異常低下状態として観察すると，正常域から軽度レベル，中度レベル，重度レベルへと，時間的にもレベル的にも移行しているものであること

② 従来は，認知症の症状がほぼ出そろった重度レベルのみを痴呆（認知症）と規定していたものであること

③ 早期治療の観点からは，軽度ないし中度レベルまでが可逆的な治療可能な範囲で，重度レベルはすでに，ほぼ不可逆的なレベルであること

などであった。

　この軽度と中度の2段階を早期認知症と定義し，早期治療のターゲットにすることにしたのであった。認知症の重症度分類の仕方は後に詳しく解説するとして，結果的にそれら3段階はおよそつぎのようなレベルを表示していることを確認しておきたい。

　軽度レベルとは，「家庭生活には一応，支障はないが，社会活動には明らかな支障が起こっているレベル」である。まだ社会生活を続けている人が少なくないが，職場の同僚や家族はその異常にはっきりと気付いているのが普通である。

　会社や老人会に出席させると，機転や発想が乏しくなっていて，集金やパンフレット配りの手伝いでも一人前にはできなくなっていることがわかる。自宅でも周囲の状況の変化に応じて，「今日はどこへ行って，なにをしよう」という自発的な計画が立てられず，「指示待ち人」になっているのが特徴である。

　つぎの中度レベルは，「セルフケアにはまだ問題はないが，家庭活動に明らかに支障のあるレベル」である。つまり，家庭での炊事，洗濯，掃除，庭の手入れなどの仕事をやってもらうといろいろな問題が起こる。いつも同じ献立ばかり作ったり，鍋や魚を頻繁に焦がしたりする。電気，ガス，水道の消し忘れ，締め忘れもたびたび起こる。ただし，重度レベルと違うのは，まだ「いまが何月か」がわかっているし，家族の構成や名前を誤るなどの間違いはまだ起こらない点である。

　これら軽度レベル，中度レベルの2段階を早期認知症と呼ぶことにしたのである。従来は

この2段階はあまり注目されず，患者側もまだ周囲にそれほど迷惑を及ぼさないことから，このレベルではほとんど病院を受診することがなかったという実態がある。したがって，医師団もその存在に無関心で，これまでなんら明確な規定もされず，また早期診断や治療も試みられなかったのである。そこに問題が発していたのである。

いま考えれば，この時期こそが認知症を治療するためのゴールデンタイムだったわけである。

● 3.1.4　浜松二段階方式簡易認知症診断法[3]

筆者らは長い試行錯誤の結果，人の最高次機能に相当する前頭前野機能を「かなひろいテスト」を用いて測定し，ついで大脳後半部機能をMMSEを用いて測定し，それら両機能テストの結果を総合して，認知症の重篤度ないし進展度を判定する方法を用いてきた。これが浜松方式と呼ばれる二段階方式早期認知症診断法である。

その内容を簡略にまとめると，軽度レベルの時期には第一のテストに相当するかなひろいテストは不合格点を示すが，第二のMMSEはまだ正常範囲の合格点を取る。認知症が中等度に進展してくると，初めてMMSEにも不合格点を取るようになる。重度レベルまで進むと，もちろん両テストともに高度に不合格点を取るようになる。

注意すべきは，これら二つの機能テストは異なるターゲットをめがけての検査を意図しているわけで，かなひろいテストはゼロ点でもMMSEは満点を取ることがある，ということである。

このような理論に基づいて，これまで筆者らの外来の患者5万人と全国規模の早期認知症健診で数十万人の人たちに施行し，この理論が実際の臨床に合致していることを確認することができた。

そこで，以下にかなひろいテストとMMSEの二つのテストの実際を解説したい。

（1）**かなひろいテストの活用法**　このテストは筆者らが約25年前に脳外科領域で開発したものである（図3.1）。当初は頭部外傷症例などで前頭前野機能障害のスクリーニングテストとして用いたが，その後，老人性認知症の早期に，まず前頭前野機能が低下してくることに注目し，その早期診断に転用することになったのである。

この「かなひろいテスト」は多くの前頭前野機能の中の注意分配能力，注意集中力，高次記憶などをターゲットにした複合機能テストといえる。

（a）**かなひろいテストの実施法**　かなひろいテストの検査用式が図3.1に示してある。ひらがなばかりで書かれたお伽話を読んでいきながら，2分間の制限時間内に「あ，い，う，え，お」が出てきたら，その都度マルをつけてもらい，同時に文の意味も覚えていってもらう。

3.1 老化廃用型認知症

かなひろいテスト

次のかな文の意味を読み取りながら、同時に「あ、い、う、え、お」を拾いあげて、○をつけてください。（制限時間2分間）

【練習問題】　ももたろうは　きじといぬとさるをけらいにして、おにがしまへ　おにたいじにいきました。

【本題】

　むかし　あるところに、ひとりぐらしの　おばあさんが　いて、としを　とって、びんぼうでしたが、いつも　ほがらかに　くらしていました。ちいさなこやに　すんでいて、きんじょの　ひとのつかいはしりを　やっては、こちらで　ひとくち、あちらで　ひとのみ、おれいに　たべさせてもらって、やっと　そのひぐらしをたてていましたが、それでも　いつも　げんきで　ようきで、なにひとつ　ふそくはないと　いうふうでした。

　ところが　あるばん、おばあさんが　いつものように　にこにこしながら、いそいそと　うちへ　かえるとちゅう、みちばたのみぞのなかに、くろい　おおきなつぼを　みつけました。「おや、つぼだね。いれるものさえあれば　べんりなものさ。わたしにゃ　なにもないが。だれが、このみぞへ　おとしてったのかねえ。」と、おばあさんが　もちぬしが　いないかと　あたりを　みまわしましたが、だれも　いません。「おおかた　あなが　あいたんで、すてたんだろう。そんなら　ここに、はなでも　いけて、まどにおこう。ちょっくら　もっていこうかね。」こういって　おばあさんは　つぼのふたを　とって、なかを　のぞきました。

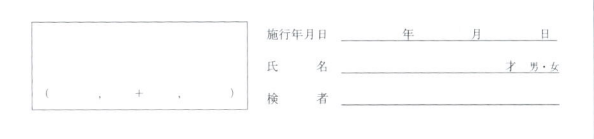

施行年月日　　　　年　　月　　日
氏　　名　　　　　　　　才　男・女
検　者

(　,　+　,　)

■図3.1　かなひろいテスト用紙

　このテストの意図は，与えられた複数の課題のそれぞれに注意を分配しながら，一定時間内にどれくらいテキパキと捌いていけるかを評価することにある．採点は以下のような規準で，一定の記載法をすることにしている．

① 正答数：指定時間内につけられた「あ，い，う，え，お」の○印の数．

② 誤答数：以下の二つの合計であるが，厳密には誤答と見落としでは意味付けが違うのでA＋Bのように記載するようにする．

　Aは「あ，い，う，え，お」以外の文字に誤ってつけられた○印の数．

　Bは読んだ範囲内で○印をつけ忘れた「あ，い，う，え，お」の数．

③ 内容の把握度：読んだ範囲内の文章を対象として，良好，把握不十分，不可の3段階に分けて評価する．

　このテストの最大の特徴は判定が容易なことである．被検者のほとんどは合格の境界値よ

りはるかに優れた成績を取る。具体的には60歳代の人は10個以上，70歳代は9個以上，80歳代は8個以上ひろえて，意味がわかれば合格になるが，普通の人はその数倍も容易にひろい，意味もわかるので，一見して合格であることがわかる。

このテストに合格した人は無罪放免（！）で，以後のテストは省略できる。このことは脳機能の集団検診の場合に好都合な点で，一つの会場で300人もの被検者を同時に検査することが可能で，その大部分の人を採点直後に脳検診合格として帰すことができることである。

これはあくまでスクリーニングテストなので，判定に際して大まかにつぎの三つの段階を想定してもらえば簡単である。例えば，地域高齢者の70歳代の人たちで調査してみると，その70％の人は容易に合格であることがわかる。残りの30％の不合格者の人のうち，大部分の人はひろった数があまりにも少なく，また意味がわからず，明らかに不合格であることがわかる。判定に迷うのは，後者の中の5％強の人で，ひろった数は十分なのに誤答が多すぎる場合や意味がなにも取れていないような場合である。細かな判定の基準は後に述べるとして，そのような場合はまず，境界領域の人だと思って欲しい。

いずれにしても，境界領域の得点の人には念のため，もう一度，1対1で再検査するのが望ましい方法である。

それに比し，「あ，い，う，え，お」以外の文字にマルをつける場合は少し意味づけが違い，単なる見落としよりもレベルが低いことがうかがわれる。しばしば性格異常や精神的問題が潜んでいることもある。

（b）正常者の年齢群別得点の分布と境界値　　正常者におけるかなひろいテストの年齢群別得点の平均値と標準偏差の分布が**表3.1**に示してある。ここでいう正常者とは，筆者らの面接を通して，神経学的異常兆候のない健常者と判定され，かつ職場，学校，地域，家庭などで一定の社会的役割を果たしながら生活していると見なされた人のことである。各年齢群ごとの正常者の境界値，すなわち不合格点は年齢群ごとの平均値マイナス1.5 SD（標準偏差）とした。それを**図3.2**に示す。図中，実線は平均値，太い点線は平均値プラス1.5 SD，

■ 表3.1　正常者かなひろいテストの年齢群別得点

年　齢	平均値	標準偏差	被検者数
20歳代	44.1	9.4	30
30歳代	42.4	8.6	80
40歳代	36.6	10	40
50歳代	31.9	10.9	25
60歳代	23.9	8.4	77
70歳代	22.4	9.3	92
80歳代	19.2	7.4	8

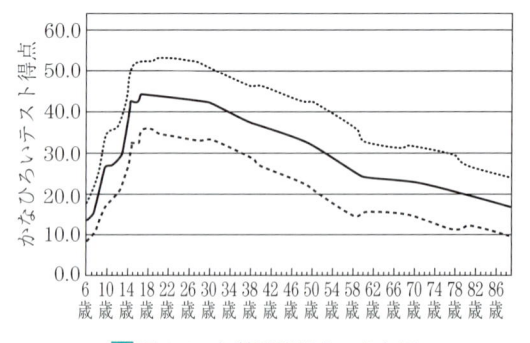

■ 図3.2　年齢群別得点の分布図

細い点線はマイナス 1.5 SD を表している。

　正常者の平均値は年齢群ごとに大きな違いがあり，20 歳代で最高値を示し，その後，加齢とともに直線的に低下してくる傾向が見られる。70 歳代では 20 歳代のほぼ半分にまで低下してくる。

　この表 3.1 は人の前頭前野の正常老化の推移を表しているともいえる。この正常範囲から逸脱する人を調べてみると，その大部分が認知症に起因することがわかっている。これら全体像は，「認知症とは異常に加速された老化であり，その主因をなすものは生活環境因子である」という筆者らの主張を裏書きしてくれる根拠にもなっている。

　境界値以下の人に対しては，第 2 次検査として MMSE テストを施行し，その障害の重症度を評価することになる。

（c）ま　と　め　　上記のかなひろいテストで合格点を取った場合は，原則として MMSE テストでも合格点を取るという経験から，これだけで脳検診合格とすることができる。このことは脳機能の連携からも当然のことで，前頭前野が大脳後半部からの情報に基づいて活動する以上，大脳後半部の働きが正常でなければ，前頭前野の正常な活動はできないはずだからである。

　かなひろいテストが不合格の場合，軽度・中度・重度認知症のどれかのレベルに相当する可能性がある。したがって，その判定のために MMSE テストへ進む。ただし，厳密には，一部に認知症に起因しない前頭前野機能低下があることは後に詳述するとおりである。

（2）　MMSE の活用法　　MMSE はもともと，米国の Folstein によって考案された簡易知能テストで，欧米で広く活用されてきた。これのみでは認知症の早期診断はできないが，認知症がある程度進んだ際の重症度を判定するには有用である。

　ただし，日本語に翻訳された現在，検査する側で個々の項目についての判定法をある程度統一しなければ，施設相互の比較が困難になる。筆者らはこれまでに数万人に応用してきた経験から，「われわれはこの程度の基準で判定している」という常識的レベルによって普及させてきたつもりである。

　筆者らの研究ではこのテストは主として大脳後半部の認知機能，つまり「なにを知っているか，なにを憶えているか，計算はどうか」についての機能を評価するもので，これのみで早期認知症の診断はできないことを確認している。

（a）　検査に必要な用具
・MMSE 用紙（図 3.3），B 5 と B 6 の白紙，「五角形相貫図」を描いた紙（図 3.4）
・「眼を閉じてください」と書いた紙（ふりがなをふる）
・鉛筆，腕時計（命名課題に用いる）

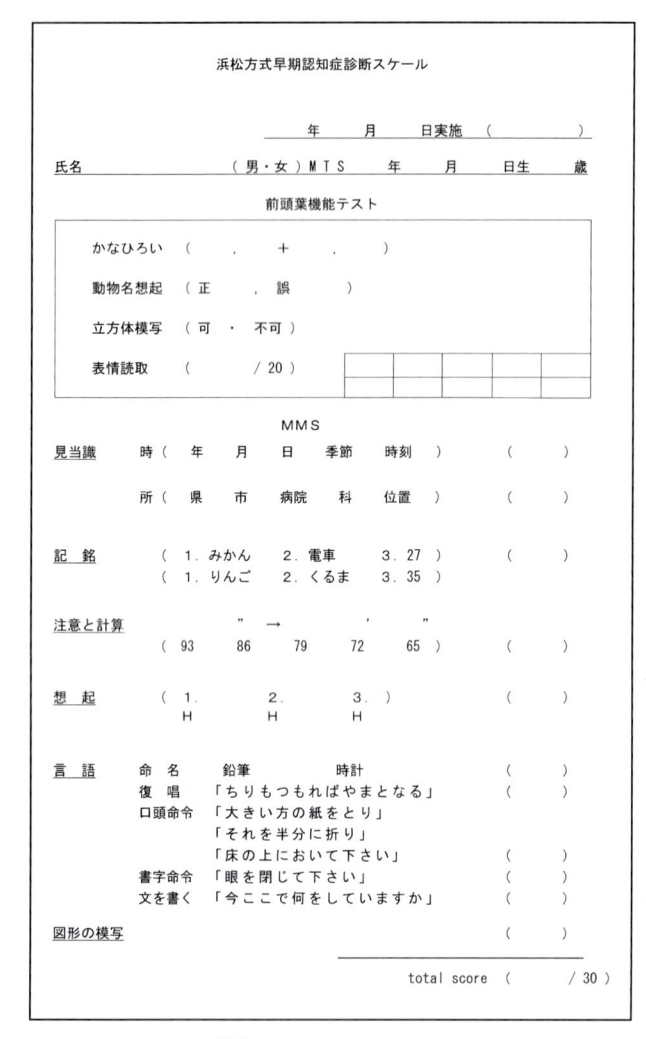

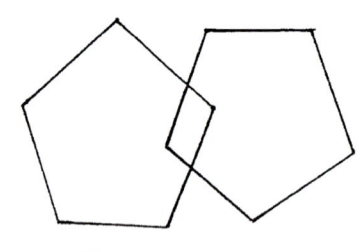

図3.3　MMSE 用紙

図3.4　五角形相貫図

（b）　実施方法と注意事項

① 見当識：「今日は何年の何月何日ですか」などと質問する。

② 記銘力：三つの単語を約1秒間隔で連続して読み上げた後，復唱してもらう。1回目の正答のみ一つにつき1点（この後「④ 想起」以外の問題を順次行い，5分経過した時点で「想起」に移る）。

③ 注意と計算：100 から 7 を順々に引いて答を言ってもらう。5回目まで引いてもらい，誤りなく遂行できれば 65 までくる（この際は時間制限はない）。引く数，引かれる数については再教示しない。どうしても思い出せない場合は中止とする。途中に誤りがあってもそのまま続けてもらう。1回ごとの引き算の正答一つにつき1点とする。

④ 想起：「記銘力」の項で憶えた三つの単語を5分後に思い出してもらう。正答一つに

つき 1 点。

⑤ 命名：「鉛筆」，「時計」を見せて，「これはなんですか」と尋ねる。正答一つにつき 1 点。英語で答える人もあるが，日本語で答えてもらう。

⑥ 復唱：「私の言うとおりに真似をして言ってください」と説明し，復唱してもらう。まったく同じように復唱できたら 1 点。

⑦ 三段階口頭命令：被検者の前に大小の白紙を置いて，「この紙を使って私の言うとおりにしてください。一度しか言いませんので，言い終わってから始めてください」と説明する。各段階ごとに正しければ 1 点ずつ与える。

⑧ 書字命令：「眼を閉じてください」と書いた紙を提示して，「ここに書いてあるとおりにしてください」と言う。正しくできたら 1 点。

⑨ 文を書く：「いまあなたがここでしていることを簡単な文章で書いてください」，「いまあなたはここでなにをしていますか」と質問する。

⑩ 五角形相貫図の模写：「五角形相貫図」を被検者の正面に提示し，模写してもらう。二つの五角形が一部分重なれば可。形の崩れは厳密には見ないことにする。

（c） 採　点　法　　以上の各項目の得点を加えたものが MMSE の成績になる。24 点以上であれば正常範囲，23-15 点の範囲が軽度ないし中等度低下，14 点以下であれば高度低下と判定する。

（3）　**浜松二段階方式による総合判定**[4]　　70 歳代の高齢者約 170 人に施行した両テストの結果が図 3.5 に示してある。

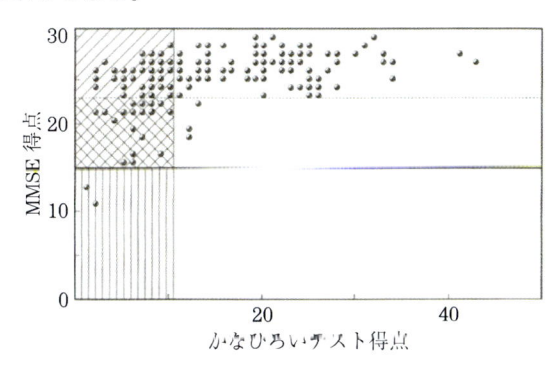

■図 3.5　70 歳代の高齢者約 170 人に施行した両テストの結果

被検者 1 人ひとりの成績は，横軸にかなひろいテストの点数を表し，縦軸に MMSE の点数を表し，その両者を結んだ座標上の 1 点として示される。

かなひろいテストの結果が正常範囲にある人（70 歳代では 10 点以上）は，ほとんどすべてが MMSE も 24 点以上の正常範囲内にあることがわかる。つまり，前頭前野機能テストに合格できた人は，大脳の後半領域のテストである MMSE を省略できることがわかる。

しかし，かなひろいテストの結果が正常範囲に達しない人（70歳代では9点以下）について見てみると，MMSEが正常範囲のものから中等度低下，高度低下の範囲にまでばらつきが見られる。したがって，これらの人たちに対しては脳後半領域の能力の低下具合を測定して，認知症の重症度を決める必要がある。

そこで，図3.5の中の単斜線の範囲の人（かなひろいテストが不合格，MMSEは正常範囲）を軽度レベル，つぎの複斜線の範囲の人（かなひろいテストで不合格，MMSEも中等度低下）を中度レベル，さらに縦線の範囲の人（かなひろいテストが不合格，MMSEは高度低下）を重度レベルとすると，実際の生活実態にもよく合致することがわかる。

●3.1.5 臨床実績

（1） 外来診療における実績　上記，浜松二段階方式簡易診断法を用いて，過去20年間以上，外来診療を実施してきているが，約5万人を診療した現在まで，なんら不都合を感じていない。その記録をコンピュータに蓄積しているが，当初から同一方式の記録がいまも続いている。

■表3.2　平成16年度の認知症患者内訳（平成16年10月～平成17年9月）

年齢	女性			男性		
	軽度	中度	重度	軽度	中度	重度
50歳以下	25	15	19	14	9	2
60歳代	101	102	32	48	40	6
70歳代	305	450	79	156	176	35
80歳代	204	485	114	116	171	41
90歳代	15	38	18	2	12	6
合計	650	1 090	262	336	408	90

軽度＋中度＝2 484　重度＝352（12.4％）
つまり，全症例のうち，早期認知症が約88％を占めている。
年齢別では80歳以上の1 222人に比べ，80歳以下の1 614人が1.3倍多いことになる。
男女比では女性2 002，男性834で，女性のほうが2.4倍多い。

年間の患者総数は3 000～4 000人程度であるが，その中に占める早期認知症の頻度は最近では90％程度までに増加している（表3.2）。そのため，総体的に治療効果は良好で，長期間にわたって良好な機能を維持できるようになっている。

このクリニックから関連の合宿脳リハビリ・センターや上島・富塚デイサービスセンター，二つのグループホーム，さらには「ボケのない有料老人ホーム」であるウエルネス奥浜名湖へと紹介され，そこで実践的対策を受けている。

（2） 地域単位の早期認知症健診の実績　平成13年7月に開始した幸田町スタディが8年目に達した。これは3万6千人の人口の住民に対して，町の予算で，地域単位の早期認知症健診を実施し，そこで，発見された早期認知症の人たちに定期的な脳リハビリ教室（げんき会）に参加してもらい，長期間にわたって，脳機能の改善を図り，それを何年間も維持しようとする試みである。

この間，平成18年までに一応，幸田町全地区をカバーする早期認知症健診を終了することができた。また他方で，初年度およびそれ以降の健診群に対する脳リハビリ教室（げんき

会）は営々として続けられ，脱落者も少なく，継続することができた．それでは，この8年間でどれくらいの効果が見られたのであろうか．そこで，筆者らは平成20年2月，金子クリニックで平素，脳機能テストを実施している専門職の協力も得て，改めて，全地区の脳機能追跡調査を行った．

初年度に開始した坂崎地区では参加者18名で，8年目までの悪化例は2名だけで，他の88.9％は有効例であった．これは最初の健診グループとしては優れた成果をあげえたことが実証された．

また，それに続く他地区の成績もこれに劣らず優れており，これらを年度別を考慮せず，集計すると，表3.3に示すように，全体で約90％が改善ないし，不変（開始時の成績と比較，MMSEが3点以上向上したときに改善，±2点以内に止まったときに不変とした）であった．

表3.3 幸田町のスタディ結果

改　善	38例（31.7％）
不　変	69例（57.5％）
悪　化	13例（10.8％）
合　計	120例

有効例 107/120（89.2％）

町の予算で年間700万-800万円くらいの支出で，3万6千人の町全体の早期認知症健診ができるのである．これは住民1人当り，200円そこらにしか相当しない．しかし，もし放置して，この中の1人が重度に転落し，特別養護老人ホームに収容されたとすれば，1人年間にかかる費用は（要介護4でユニット型で計算して），年間300万円に上る．3人の進行・悪化を防ぐだけで，これは賄える額なのである．これは高齢者医療費が問題になっている現在，進むべき方向を示しているといえる．

●3.1.6　早期認知症（廃用型）に対する脳活性化訓練[5)]

脳活性化訓練の基本は脳の非働性（廃用性）萎縮を予防し，またはそこから引き戻すために脳をより有効に，活発に使わせるための実践法である．現在は主として外来診療を基本に家族の協力が得られる場合は家庭内で実践してもらっている．そして，3か月ごとに外来で神経心理機能テストを施行して，改善と悪化の評価をしている．

家族に対する生活指導は具体的には，つぎのような点を重点的に指導している．

① 生き甲斐のある積極的な生活に切り替えさせる．特に趣味，ゲーム，スポーツなどの右脳訓練を心がけるようにさせる．その種目を選ぶ点に最も苦労するが，本人がある程度好むものを選んでやり，家族が一緒に週3回程度遊んでやるようにする．軽度レベルの場合は老人会や公民館などで仲間と一緒にやらせるのも有効である．

② 老若男女との交友の機会を増やしてやり，なるべく頻繁にそのような場所に出席させる．男女間のお茶飲み友達を作ってやることも有意義なことが多い．

③ 毎日，定期的な肉体運動をやってもらう．散歩，ラジオ体操，水泳など．散歩なら早足で毎日，万歩計で5000歩程度歩くこと．家族のだれかが一緒に歩いてやり，いろい

④　いくつになっても年齢相応の仕事を続けてもらう。畑仕事，庭の手入れなどなにか一つはプライドをもって続けるようにする。

⑤　日記をつけてもらう。軽度レベルの時期なら，まだ日記を書けるのが普通である。見当識の回復や記憶力の改善にも役立つものである。

⑥　老夫婦だけの生活なら，なるべく子供・孫たちと同居させることを考える。

⑦　時間の許す限り，家族全員でかまってやる。例えば，遠い所に住んでいる子供たちでも交互に電話させる。笑いを呼ぶような楽しい話をし，また季節の質問をする。

⑧　外出，旅行などになるべく連れ出す。軽度レベルの時期なら，屋外へ連れ出すことがよい刺激になるので，近くのマーケットであれ，公園であれ，頻回に連れて行くのがよい。ただし，中度レベルが少し重くなると（MMSEが17-18点以下くらい），泊まりがけの旅行などでは夜間，落ち着きがなくなり，不穏，不眠，徘徊など悪化の徴候を示すことがあるので注意が必要である。

さて，このうち最も難しいのが右脳刺激訓練の内容の選択である[4]。それまでの患者の生き方や性格の違いからなにを好むかは個々に異なるものである。一般にカクシャク老人群ではいろいろな趣味に興味をもった人生を送ってきているが，早期認知症群では好きな趣味を探すのに苦労することが非常に多い。つまり，それまでの人生でそのような趣味を楽しんだ経験がないのが普通だからである。

つぎの項目の中から気に入った種目を選ばせ，それを週2-3回，毎回1時間程度続けさせることができたら，まず，成功である。

①　音楽：曲を聴く，楽器を弾く，歌う。カラオケを歌ってもらうのもよいだろう。

②　絵画：描く，鑑賞する。

③　種々のゲーム類：囲碁，将棋，麻雀，花札，かるた，百人一首，すごろく，トランプ，ジグソーパズル，オセロゲームなど。

④　短歌，俳句，川柳，詩など。

⑤　スポーツ：ミニゴルフ，ゲートボール，玉突き（ビリヤード），テニス，ボーリング，ダンス，スポーツ観戦など。

⑥　犬，猫，小鳥，金魚などの飼育。

一般にお稽古ごとや，賭事はあまり役立たないことが多い。

重要なことは仲間と一緒に楽しみながらできるもの，テキパキと競争しながら，得点争いをするようなもの，笑いを誘うもの，明日もまた，やりたいと思うものが理想である。

音楽やゲーム類は若いときに経験したことのない人たちに楽しんでもらうことは難しいと思われがちだが，時間をかけて，同程度の仲間と一緒に覚えてもらうと遊べるようになるも

のである。トランプの「51」や「うすのろ」などを入門編に覚えてもらうが，合宿で毎日2-3か月かけるとほぼだれでも楽しめるようになるものである。いったんしっかりとその楽しみをわかった人は，その後何年も続けたいと思うものである。

最近の合宿脳リハビリ・センターにおける過去2年10か月の入所者85名の成績は以下のようになっている。6か月間の訓練後，MMSEが3点以上向上した改善群が45％，±2点以内にとどまった不変群が42％で，3点以上低下した悪化群は12％にすぎなかった。8年前から開始した合宿群での過去の成績では，訓練終了後の2年目，3年目にも，それぞれ，8割，7割以上の症例で効果は継続していた。

なお，薬物の効果については，現時点で根本的に老人性認知症の神経心理機能を改善する薬物はないといえる。ただ，その服用により一定期間，意欲を高め，気分を高揚する効果は期待できるので，脳活性化訓練の補助薬として使用することはできるようである。

3.2　老化廃用型認知症のSPECT診断　　　　　　　　　　（山崎雅勇）

従来，アルツハイマー型痴呆（認知症）と呼ばれてきたものの大部分は「老化廃用型痴呆（認知症）」とでも呼ぶべきものであり[6]，遺伝素因以上に生活環境因子の関与の大きい生活習慣病的疾患であって，早期に診断してライフスタイルの改善や脳活性化訓練を積極的に行えばその予後を改善させることが可能であるとする金子らの報告に注目したわれわれは，彼らの開発した「二段階方式」を1996年に導入し，これによる早期認知症の早期発見・早期治療の取組みを開始した。

以来，今日まで多数の認知症患者の診療にあたってきたが，問診や脳機能検査，血液検査，脳CTまたはMRI検査など従来の診断法だけでは病型診断に苦慮する症例が少なからず存在した。特に従来，アルツハイマー型痴呆（認知症）あるいは広義のアルツハイマー病として同一視されていた狭義のアルツハイマー病と老化廃用型痴呆（認知症）とでは臨床経過や予後がまったく異なるため，両者の鑑別は臨床上きわめて重要であると思われたが，その診断に際しては生活歴や臨床経過などから総合的に判断する以外にこれといった決め手がないというのが当時の現状であった。

PETによる両者の鑑別については金子らの報告[7]があったが，PET検査を行える医療機関はきわめて限られているためSPECTでの鑑別を試みた[8]。以来，認知症の病型診断の補助として脳血流SPECT検査を積極的に行ってきたが，その結果，脳血流SPECT検査は認知症の病型診断，特にアルツハイマー病と老化廃用型認知症の鑑別に非常に有用であると思われたので体験例をもとに紹介する。

● 3.2.1 SPECT の基礎

本題に入る前にSPECTについての基礎知識を整理しておきたい。SPECTはsingle photon emission computed tomographyの略であり，単光子（シングルフォトン）放出核種を用いた断層撮影法を意味する。γ線を放出する放射性同位元素で標識された放射性医薬品（トレーサ）を人体に投与し，トレーサの放出するγ線を検出器を用いて体外計測して得られたデータをコンピュータで再構成して断層画像を得る方法である。シングルフォトン（single photon）という言葉は，陽電子（positron）が消滅するときに発生する1対のγ線（2個のフォトン）の発生を利用して画像化するPET（positron emission CT）に対して1個のフォトンを利用していることに由来している。また，エミッション（emission）という言葉は，X線CTがX線の透過吸収を利用する透過型CTであるのに対して，SPECTでは体内から放射（emission）するγ線を利用する放射型CTであることによっている。

（1） SPECT装置　SPECT装置の基本構成は従来のシンチカメラと同様，γ線の検出器への入射方向を選別するコリメータ，NaIシンチレータ，光電子増倍管（PMT），γ線検出位置計算のための電子回路などからなっている（図3.6）。

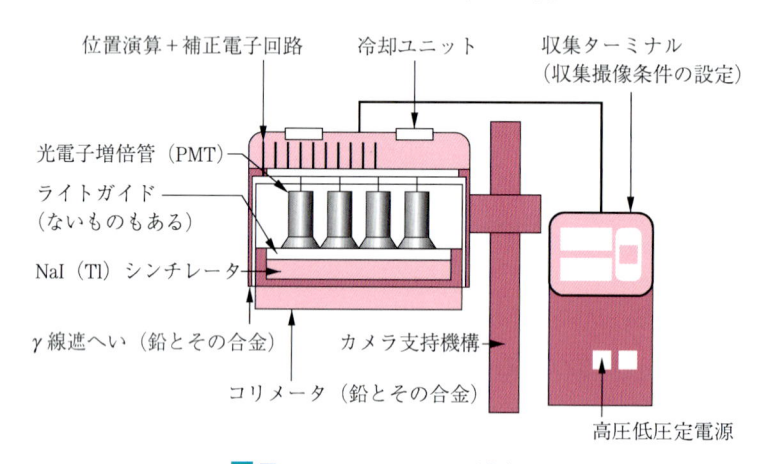

図3.6　シンチカメラの構成[10]

まず，被験者に投与された放射性医薬品（トレーサ）はそれぞれに固有の体内動態に従って体内に分布する。被験者の体内に分布した放射性医薬品からはあらゆる方向に向かってγ線が放出されるが，そのうちの一定方向からのものだけをコリメータによって選別する。

コリメータにはその形状によってさまざまな種類があるが，最も一般的に使われているのはパラレルホールコリメータである。これは図3.7（a）に示すように放射性医薬品の体内分布の透視像を1:1の大きさでシンチレータ上に投影するもので，各種臓器の撮影に用いられている。これに対して，脳SPECTにおいては図3.7（b）に示すようなファンビームコリメータが用いられることが多い。ファンビームコリメータは，孔を焦線に向けて開けて

(a) パラレルホール
コリメータ

(b) ファンビーム
コリメータ

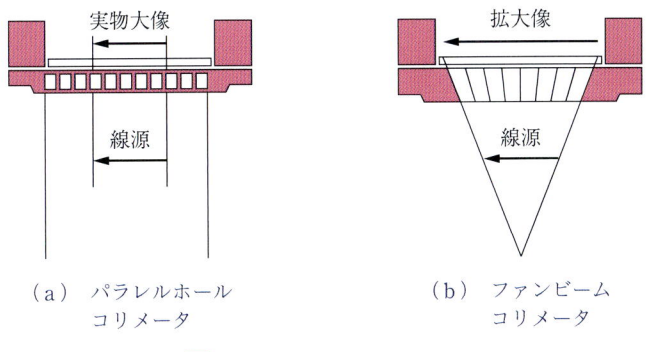

図 3.7 コリメータの構造[10]

あるため，頭部などの小視野から放出されるγ線を，シンチレータ上に拡大投影して収集することができる。これにより，従来のパラレルホールコリメータに比べて解像力および感度を向上させることが可能であるとされている。

コリメータを通過したγ線は，NaIシンチレータに入射して相互作用を起こすと，吸収されたエネルギーに比例したシンチレーション（蛍光）を発生させる。シンチレータ上に配置された光電子増倍管（PMT）は，シンチレータで発生した蛍光（光子）を光電陰極で吸収し，光電子を放射する（光電効果）。つぎに，この光電子を多数段のダイノード（通常10段程度）で増幅して陽極に収集し，電流に変換して出力する（図3.8）。

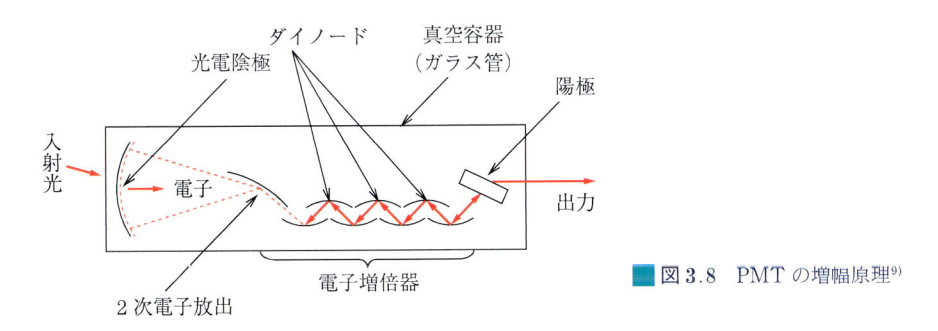

図 3.8 PMT の増幅原理[9]

位置演算＋補正電子回路は各光電子増倍管（PMT）から受け取った出力パルスをもとにγ線の入射位置と吸収されたエネルギーを計算して信号を出力する。

こうして得られたデータは収集ターミナルに蓄積され，必要に応じてデータ処理が行われた後，表示，保存，フィルムなどへの出力が行われる。

現在の装置は，検出器が被験者を中心に180°ないし360°回転し，一定角度ごとに取得した投影データをコンピュータで処理し，横断分布図とともに，冠状断，矢状断をはじめ，任意の断層面を得ることが可能となっている。SPECT装置には図3.9に示すように1検出器型，2検出器型（ともに全身イメージング可），3検出器型（SPECT専用）などの種類がある。脳SPECT検査に限れば，4検出器型あるいはリング型などの小視野専用装置が有利で

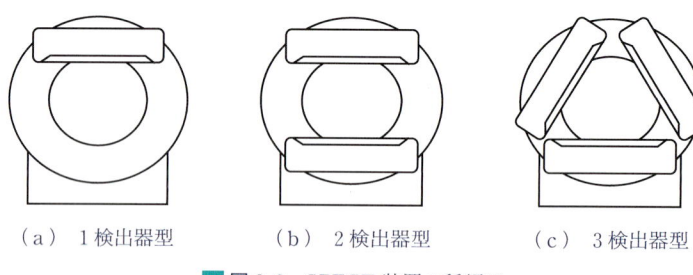

(a) 1検出器型　　　(b) 2検出器型　　　(c) 3検出器型

図3.9 SPECT装置の種類[12]

あるが，多くの場合，他の核医学検査を行う必要性から，2検出器型あるいは3検出器型のSPECTが汎用されている．3検出器型SPECT装置は，1検出器型の1/3の時間でデータの収集ができ，さらにファンビームコリメータを装着することによって解像度と感度を向上させることができるという特徴がある．

（2）吸収補正と散乱線補正　　SPECT画像の定量性を損なう大きな原因として，γ線の吸収（減弱）および散乱がある．定量的なSPECT画像を得るには，これら吸収および散乱の補正を行うことが必要である．

体内で放出されたγ線は体内を通過する間に吸収減衰されるため，体外での測定結果をそのまま使用したのでは過小評価されてしまうことになる．このため，吸収補正を行わないと被写体の中央部付近ではカウントが低値となって画像が不均一となり，また，大きな被写体ほどより大きな吸収を受けるため，定量値が低下してしまうという問題が発生することになる．現在，臨床的に用いられている吸収補正法にはChang法[13]とSorenson法[14]がある．これらの方法は，人体を均一吸収体として仮定し，ある一定の減弱係数により，減弱した計算分をかさ上げして，補正するものであるが，実際の人体は骨や軟部組織などが混在する不均一吸収体であるため，これらの方法では厳密な補正は不可能である．より正確な吸収補正を行うには新しい技術の導入が必要であるが，今後の課題である．

体内で放出されたγ線は，体内を通過する間に体内の原子と衝突してエネルギーと方向が変化し，散乱線となる（コンプトン散乱）．このため，散乱線補正を行わないとコンプトン散乱で方向が変化したγ線がデータ収集ウィンドウ内に混入してカウントされてしまい過大評価されてしまうという問題が発生することになる．散乱線補正には，エネルギーウィンドウ設定に基づくものや，組織の吸収係数分布から推定する方法などが考案されているが，現在のわが国においては，Ichiharaらによって開発されたTEW（triple energy window）法[15]が広く利用されている．

（3）画像再構成法　　SPECTの画像再構成法は基本的にはX線CTと同じである．これまではフィルタ補正逆投影（FBP：filtered backprojection）法が汎用されてきたが，

この方法は統計雑音を強調してしまう欠点があり，特に収集カウントが少ない場合に，著明なアーチファクトを伴うことが問題であった．それに対し，逐次近似法は，再構成画像の安定化，アーチファクトの低減，撮像対象以外の臓器からのカウントの影響を抑えるなど，多くの利点を有することが知られていたが，非常に長い演算時間が必要であったため，γカメラ装置への適応が困難であった．しかし近年，最尤推定-期待値最大化（ML-EM：maximum likelihood expectation maximization）法を改良し，演算速度を向上させた OS-EM（ordered subsets expectation maximization）法[16]の登場と処理コンピュータの高速化に伴って逐次近似法はγカメラ装置においても応用可能となってきた．また，OS-EM 法は，（2）項で述べた吸収・散乱補正を，再構成時に計算モデルとして処理に組み込めるという特徴があり，これにより SPECT 画像の定量性向上に貢献できるものと期待されている．

●3.2.2 放射性医薬品（トレーサ）

現在わが国で市販されている SPECT 用脳血流トレーサは 4 種類あり，脳内での挙動によって拡散型トレーサと蓄積型トレーサに大別される．

（1）**拡散型トレーサ** 拡散型トレーサには ^{123}Xe がある．肺から吸入された ^{123}Xe が動脈血中から脳組織に物理的に拡散し，血流によって洗い出されていく過程をダイナミック SPECT で連続測定し，局所脳血流を求めるが，専用の SPECT 装置が必要であること，解像度が劣ることなどの欠点が多く現在ではあまり使用されていない．

（2）**蓄積型トレーサ** 蓄積型トレーサには ^{123}I 製剤として ^{123}I-IMP（*N*-isopropyl-*p*-[^{123}I]iodoamphetamine），^{99m}Tc 製剤として ^{99m}Tc-HMPAO（^{99m}Tc-hexamethylpropylene amine oxime），^{99m}Tc-ECD（^{99m}Tc-ethylcysteinate dimer）の計 3 製剤がある（表 3.4）．蓄積型トレーサは，初回脳循環で一定の割合で脳組織に取り込まれ，その後，しばらく脳組織放射能が脳血流を反映してほぼ一定となる薬剤である．この一定となった脳組織放射能を SPECT 装置を用いて計測することによって，脳血流分布を求める．蓄積型トレーサを用いた脳血流 SPECT では ^{123}Xe ガス吸入法とは異なり，専用の SPECT 装置を必要とせず，汎用の 1 検出器型 SPECT 装置によっても，比較的良好な脳血流分布画像を得ることができる．蓄積型トレーサの発展に伴って脳血流 SPECT 検査が広く行われるようになったといえる．

（3）**トレーサの選択** 認知症診断における脳血流 SPECT 検査においては，基本的に解像度が高いことが優先されることが多いため，蓄積型トレーサがよく用いられる．蓄積型トレーサのなかでも，^{123}I-IMP は真の局所脳血流に対する直線性が高く，病巣と正常領域とのコントラストが非常に高いため理想的であるが，^{123}I 製剤であるため高価であること，投与量が少ないため撮影に時間がかかることなどから世界的な使用頻度は高くない．こ

■ 表3.4　三つの蓄積型トレーサの比較

トレーサ	^{123}I-IMP	^{99m}Tc-HMPAO	^{99m}Tc-ECD
動態モデル	2-コンパートメント	3-コンパートメント	3-コンパートメント
標識率	ほぼ100%	80-90%	95%以上
脳内半減期	20-40分	24時間以上	約15時間
停滞機構	非特異的アミンレセプターへの結合？	グルタチオンの関与により水溶性	エステル基が加水分解され水溶性
肺への集積性	著明	少ない	少ない
血中での安定性	安定	不安定	不安定
血中放射能	低値	高値	比較的低値
脳血流と集積との直線性	優れる	劣る	劣る
脳集積の時間変化	緩徐に変化	ほぼ不変	わずかに低下
撮影時期	通常は静注10-20分後から開始，多検出器装置では静注直後より可能	静注数分後より可能だが血中放射能の低下を待ったほうがよい	静注数分後よりいつでも可能
再分布	あり	なし	ほとんどなし
標識化合物の安定性	安定	不安定，調剤後30以内の使用推奨	調剤後30分以降から安定
成人投与量	111-222 MBq	740-1 110 MBq	740-1 110 MBq
その他の特徴	—	手術瘢痕に集積することあり，小脳集積が高い	側頭葉内側部や視床への集積が低い

文献10）より改変引用

れに対して^{99m}Tc製剤である^{99m}Tc-HMPAOと^{99m}Tc-ECDは^{123}I-IMPと比較するとコントラストにおいては劣るものの，ジェネレータと標識キットから容易に調整でき，投与量も多く短時間で高解像度の画像が得られるため世界的に汎用されている。^{99m}Tc-HMPAOと^{99m}Tc-ECDの脳内での挙動はよく似ているが，それでもコントラストや分布パターンには若干の違いがあることが報告されている[17]。脳血流SPECT検査による認知症の診断ならびに経過観察を行うにあたっては各トレーサの特徴を理解しておくことが望ましい。

3.2.3　SPECTの検査評価法

　脳血流SPECTの診断は通常，相対的な集積分布を視覚的に評価することによって行われることが多い。このとき，各ボクセルの値は施設ごとにさまざまなカラースケールに変換されて表示されるが，このときに用いられるスケールによって低血流領域の見え方はかなり異なり，読影者の主観によっても診断の感度・特異度などにばらつきが生じる。

　また，脳血流SPECTの通常の表示法は，再構成された2次元のスライスを一定間隔で並べた表示法であるが，この表示法はCTやMRIと基本的に同じであるためCTやMRIの読影に慣れた者にとっては馴染みやすい表示法であるといえるが，認知症の診断においては脳血流の低下が比較的軽度であることも多いため読影者の力量によっては見落としが多く

なってしまうという欠点がある。

このように，脳血流 SPECT の診断にはさまざまなバイアスが入り込む余地があり，それらを排除するためにさまざまな工夫がなされてきたが，最近特に注目されているのが統計学的画像診断法である。

（1） **統計学的画像診断法**　統計学的画像診断法とは，大きさや形の違った個々人の脳を標準脳（同じ座標系）に変換して，局所の異常部位をピクセルやボクセルごとに正常データベースと比較して同定することにより，診断しようとするものである。代表的なものとして SPM（statistical parametric mapping）と 3 D-SSP（three-dimensional stereotactic surface projections）があげられる。

（2） **SPM**　SPM は PET，SPECT，f-MRI を用いた高次脳機能局在を研究する賦活試験の解析を目的として設計されたソフトウェアである。ロンドンのハマースミス病院のFriston らによって 1991 年ごろから開発されはじめ，最初の"SPM 94"の登場から順次バージョンアップを繰り返して現在に至っており，2008 年 12 月現在の最新バージョンはSPM 8 のベータ版である"SPM 8 b"である。脳賦活試験中に脳内のどの部位が賦活されるかはあらかじめわかっていないので，「脳内のどの部位も脳血流の有意の増加はない」という前提（null hypothesis）に基づいて，安静時の脳血流と比較して，その検定を行う。

SPM による画像処理手順はバージョンを問わず基本的に同じであり

① 位置合せ（realignment）
② 標準化（normalization）
③ 平滑化（smoothing）
④ 統計処理（statistics）

という流れになっている。

まず，形態の異なる各個人の脳機能画像を，標準脳に合うように変換して形態の個人差をなくす。さらに平滑化を行って軽微な解剖学的個人差を吸収する。しかる後に，各ボクセルごとに t 検定を行って，賦活によって有意に血流が変化した部位やグループ間で血流に有意差がみられる部位を検出する。このようにして，さまざまな統計学的なノイズを含んだ各ボクセルの数値の中から特定の高次脳機能活動に伴って統計学的に有意に信号レベルが変化している領域を検出する仕組みになっている。このため解析に検者の意図が入る余地はなく，客観的な結果を得ることができる。

SPM は本来，脳の高次機能局在を研究するために特化されて開発されたソフトウェアであるため，正常脳で使用される前提で設計されているが，認知症のような病的脳の解析にも応用可能である。筆者の手元には適当な画像がなかったので文献 11）よりアルツハイマー病症例に対して SPM 処理を行った例を引用させていただいた（**図 3.10**）。

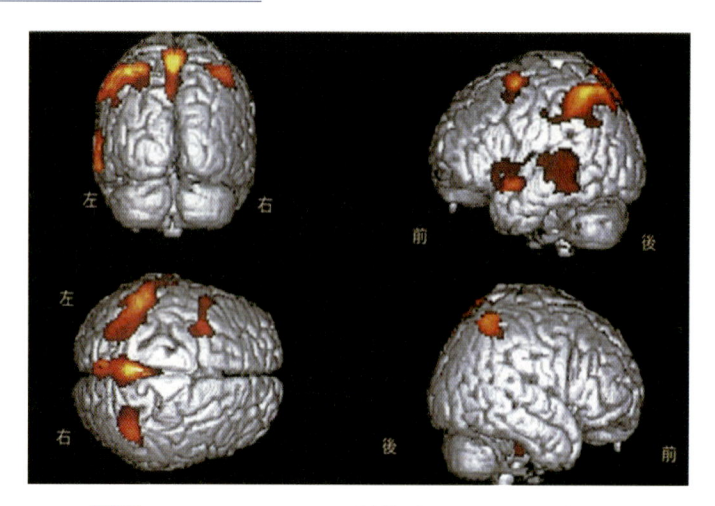

■図3.10　アルツハイマー型認知症におけるSPM処理[11]

SPMに関する詳細な情報はホームページ"SPM-Statistical Parametric Mapping"(http://www.fil.ion.ucl.ac.uk/spm/) 上にすべて公開されており，だれでも入手できるようになっているのでそちらを参照されたい。

（3）3D-SSP　3D-SSPは，ミシガン大学のMinoshimaらが開発した脳機能画像解析プログラムパッケージであるNEUROSTATに含まれている画像解析法である。現在は，日本メジフィックス社よりiNEUROSTAT＋という名称でGUIが供給されているので，これを利用すればWindows PC上で3D-SSP解析が容易に実行できるようになっている。3D-SSPによる画像解析では，各患者の脳画像を標準脳図譜上に変換し，3次元脳表マップを作成した後，あらかじめ作成しておいた正常データベースと，脳表上のボクセルごとにt検定による比較を行い，その差の程度をZ-scoreで標準脳表面マップに投影表示する。

これにより，病変部位を客観的かつ正確に表示することができ，読影者の経験によらず，高い精度の診断が可能になるとされている。通常の断層画像では，脳血流の低下という異常所見が初心者にはわかりにくい陰性所見として示されるものが，3D-SSP解析を行い，Z-score表示に変えることにより異常所見が初心者にもわかりやすい陽性所見と示されるようになることがその理由の一つであろう。症例は後でいくつか供覧するが，筆者も日常診療において3D-SSP解析の恩恵にあずかっている一人である。

●3.2.4　脳血流SPECTによる認知症の診断

認知症か否かの診断は少なくとも現時点においては神経心理学的テストによる脳機能評価を中心に行われるべきであり，CT，MRI，PET，SPECTなどの画像診断はあくまでも補

（1） アルツハイマー病のSPECT診断　アルツハイマー病の脳血流SPECT所見についてはすでに多くの報告があり両側側頭頭頂連合野および後部帯状回付近の血流低下が特徴的であるとされている[22),23)]。通常の断層画像では評価が難しい頭頂葉内側から後部帯状回にかけての血流低下も3D-SSP画像では明瞭に観察できる。前頭前野の血流は早期においては必ずしも低下しない。

症例を図3.11，図3.12に供覧する。症例は55歳，女性である。5年ほど前から物忘れがひどくなり，同じことを何度も言うようになったとのことで来院された。初診時のMMSEは20点，HDS-Rは16点，アポリポ蛋白EフェノタイプはApoE 4/3であった。

脳CTでは年齢の割にはやや萎縮ぎみという程度で目立った異常は認めなかったが，脳血流SPECTでは図3.11に示したように両側側頭頭頂連合野の血流低下を認めた。前頭前野

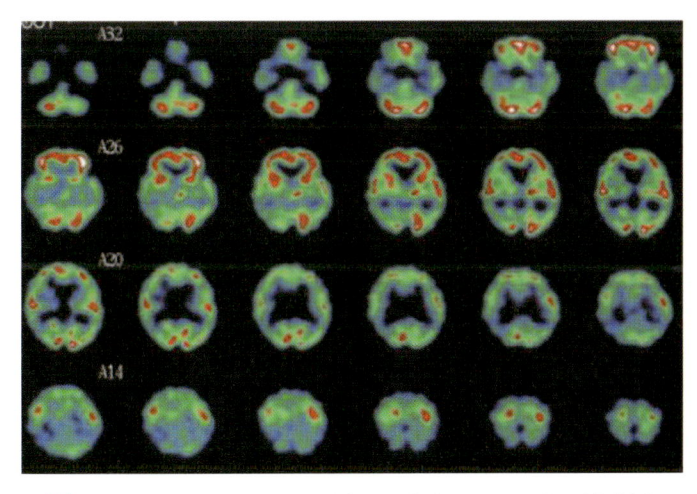

■図3.11　アルツハイマー病症例の脳血流SPECT所見（自験例）

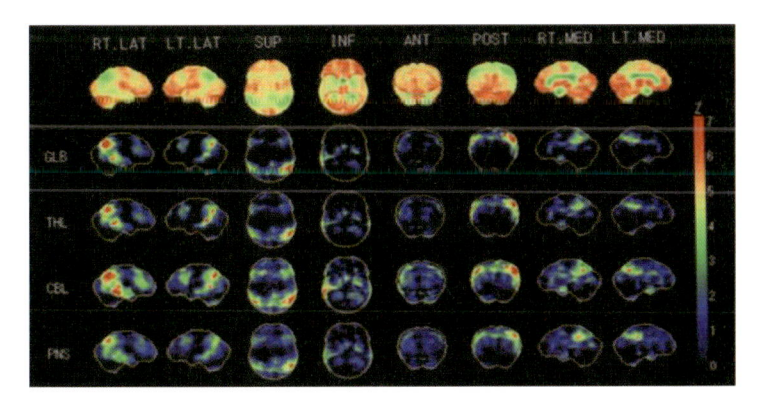

■図3.12　アルツハイマー病症例の3D-SSP所見（図3.11と同一症例）

の血流低下はさほど目立たない。後部帯状回付近の血流低下は通常の断層画像でも注意深く読影すれば気付きうるとは思われるが一般的には容易ではないと考える。同一症例の3D-SSP所見を図3.12に示すが，通常の断層画像同様に両側側頭頭頂連合野の血流低下を認めたが，やはり前頭前野の血流低下はさほど目立たなかった。しかし，通常の断層画像ではわかりづらかった後部帯状回付近の血流低下も3D-SSPでははっきりと認めることができる。この所見をもって，典型的なアルツハイマー病の脳血流SPECT所見の一例とみてよいものと考える。

なお，3D-SSPによるアルツハイマー病診断における脳血流低下のカットオフラインをどこにおくかについては議論の余地があると考える。筆者はとりあえず−2SDを一応のカットオフラインとして診断しているが，この基準でアルツハイマー病と診断した症例の中にその後の経過が比較的良好な症例が散見されるところをみるともう少し厳しくしたほうがよいかとも思うが，その検討は今後の課題である。

（2）**老化廃用型認知症のSPECT診断**　これまで，老化廃用型認知症とアルツハイマー病は基本的に同一の疾患であると考えられており，それゆえに「アルツハイマー型認知症」と呼ばれてきた。確かに，剖検脳の病理組織所見には共通点が多く，病理組織所見から両者を鑑別するのが困難であるのは事実である。しかし，その両者の臨床経過や予後はまったく異なっており，臨床医である筆者には同一疾患であるとは到底思えなかった。そこで，SPECTによる両者の鑑別ができないかと考えてみた。アルツハイマー病の脳血流SPECT所見は前述のように見解がほぼ一致している。もしかりに従来アルツハイマー型認知症と呼ばれてきた疾患とアルツハイマー病が同一のものであるとするならば，両者のSPECT所見は一致するはずである。もしそうでないのであれば，その両者は異なる疾患であると考えるべきであろう。

そこで，2001年9月以降アルツハイマー型認知症症例に対して脳血流SPECT検査を積極的に施行し，その所見がアルツハイマー病に一致するかどうかを検討してみた。トレーサとしては当初空間解像力に優れる^{99m}Tc-ECDを使用したが，^{123}I-IMPによる3D-SSP画像の作成が可能となった2002年2月以降は^{123}I-IMPを使用し，3D-SSP評価もあわせて行った。参照する正常データベースとしては千葉大学の正常ボランティアから作成された^{123}I-IMPによるものを使用した。アルツハイマー型認知症の診断に際しては，全例問診と診察，脳機能検査（かなひろいテスト，MMSE，改訂長谷川式簡易知能評価スケールなど），血液検査，脳CT検査（または脳MRI検査）を行いDSM-IV[24]に基づいて行った。

その結果，前述のようなアルツハイマー病に特徴的な所見を示す症例は意外に少なく大部分の症例は前方優位のびまん性血流低下パターンを示した。血流低下のあまり目立たない例や若干の左右差の見られる例もあったが，どこにもfocalな低下を認めないというのが特徴

であった．側頭頭頂連合野や後部帯状回付近の有意の血流低下は認めなかった．典型的な一症例を図 3.13, 図 3.14 に供覧する．症例は 74 歳，男性である．2 年前に食道がんの手術を受けて以来閉じこもりがちとなり，最近妻が入院してから物忘れがひどくなってきたとのことで来院された．初診時の MMSE は 26 点，HDS-R は 19 点，アポリポ蛋白 E フェノタイプは ApoE 3/2 であった．前頭側頭葉型認知症（FTD：frontotemporal dementia）を疑うような目立った人格変化はみられなかった．

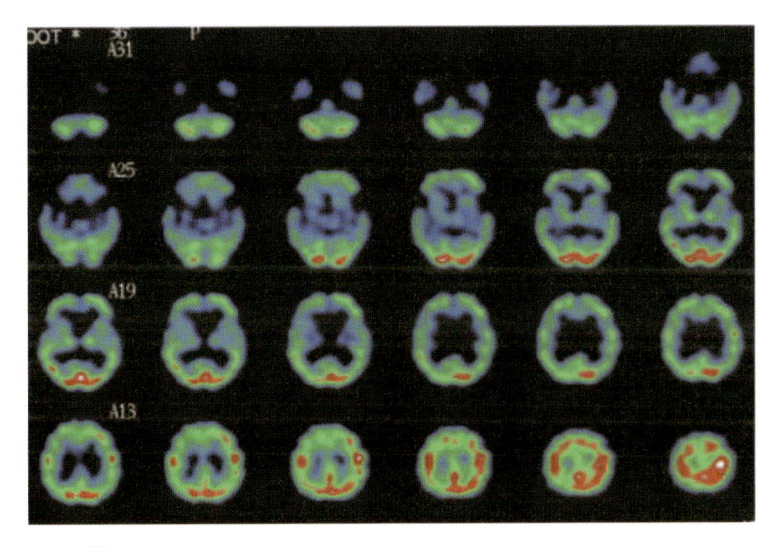

■図 3.13　老化廃用型認知症症例の脳血流 SPECT 所見（自験例）

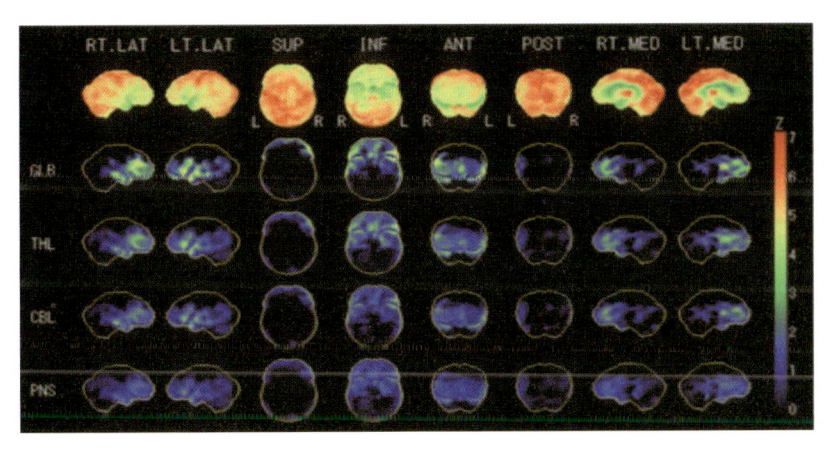

■図 3.14　老化廃用型認知症症例の 3 D-SSP 所見（図 3.13 と同一症例）

　脳 CT では年齢の割にはやや萎縮ぎみという程度で目立った異常は認めなかったが，脳血流 SPECT では図 3.13 に示したように両側前頭葉から側頭葉にかけ，びまん性の血流低下を認めた．両側側頭頭頂連合野や後部帯状回付近の血流低下は目立たなかった．同一症例の 3 D-SSP 所見を図 3.14 に示すが，通常の断層画像同様に両側性の前方優位のびまん性血流

低下パターンを認めたが，側頭頭頂連合野の有意の血流低下は認めなかった。後部帯状回についても有意の血流低下を認めなかった。このような所見と症状経過とをあわせて，老化廃用型認知症の典型例とみてよいものと考えている。また，このような所見は前頭前野の機能低下に引き続いて後半機能の低下をきたす[6]とされる老化廃用型認知症の脳血流SPECT所見として矛盾しないものと考えられ，実際このような前方優位のびまん性血流低下パターンを示した症例は生活歴上顕著な閉じこもり傾向を示すものが多く，その後の経過も比較的良好なものが多かった[8]。

このような所見は金子らが示した「廃用型痴呆」のPET所見[7]とも一致しており，このような所見をもって老化廃用型認知症の代表的脳血流SPECT所見と考えてよいのではないかと考える。

ただし，このような所見は前頭側頭葉型認知症（FTD）（図3.15）にも類似するためその鑑別には注意が必要になるが，脳血流低下の程度はFTDではより顕著であることが多く，また臨床症状や経過がまったく異なるため，臨床的には鑑別可能であると考える。

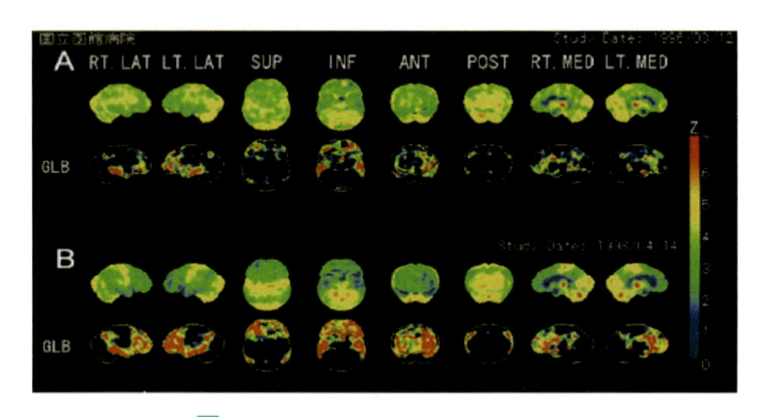

■ 図3.15　FTD症例の3D-SSP所見[26]

また，少し見方を変えてみると，この所見は生理的な加齢変化[25]にも酷似しており，このことは，老化廃用型認知症は「結局，加速された異常老化だ」とする金子らの主張[6]の妥当性を示唆するようで非常に興味深いと筆者は考えている。

なお，脳血管性認知症の診断にあたっては，脳血管障害を伴った老化廃用型認知症や，脳血管障害に続発した老化廃用型認知症を安易に「脳血管性認知症」と診断してしまわないよう注意されたい。筆者は「性」という文字は因果関係を表す文字であると考えており，認知症の発症と脳血管障害の存在との間に明確な因果関係が認められる場合に限って「脳血管性認知症」と診断すべきであると考えているが，そのような症例は従来「脳血管性認知症」と診断されてきた症例のごく一部を占めるにすぎないと考えている。

自験例においては，脳血管性認知症と診断されるべき症例の多くは明確な左右差を示す

（内頸動脈血栓症（図 3.16），中大脳動脈血栓症（図 3.17）など）か，まだらの血流低下を示す（多発性脳梗塞（図 3.18））例が多かった。前方優位のびまん性血流低下パターンを示すような症例は「脳血管障害を伴った老化廃用型認知症」や「脳血管障害に続発した老化廃用型認知症」の可能性が高いと考えるべきであろう。

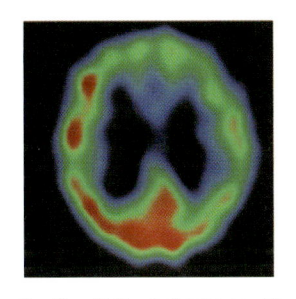

（90 歳，男性，MMSE 18 点）
■ 図 3.16　左 ICA 血栓症

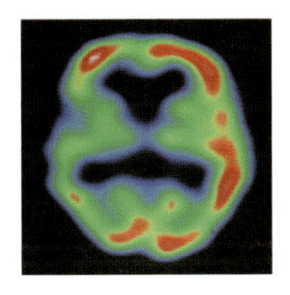

（77 歳，女性，MMSE 23 点）
■ 図 3.17　右 MCA 血栓症

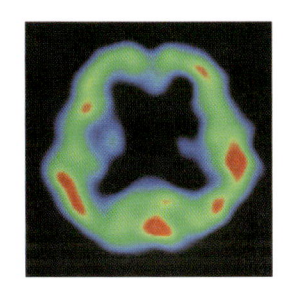

（68 歳，男性，MMSE 17 点）
■ 図 3.18　多発性脳梗塞

一例を紹介する。症例は 71 歳，男性である。70 歳時まで大工として働いていたが，仕事をやめたとたんに自宅に引きこもり，心身ともに不活発な生活となり，自発性の低下や記銘力の低下が指摘されるようになり，来院された。初診時の MMSE は 26 点，HDS-R は 28 点，アポリポ蛋白 E フェノタイプは ApoE 3/3 であった。以前から，高血圧で他院通院中であったが，頭部外傷や脳卒中の既往はない。MMSE や HDS-R の点数は比較的高かったが，同時に行ったかなひろいテストなどの前頭前野機能検査はすべて不合格であり，症状としては明確な記銘力低下のほか，計画や立案などといった実行機能障害が認められており，認知症と診断すべきである。なお，臨床経過は緩徐進行性であり，明らかな麻痺などの局所神経症状もなく，血液検査でも特記すべき異常を認めず，DSM-IV[24]の基準に基づいて診断すればアルツハイマー型認知症（広義）と診断すべきであろう。

図 3.19 に脳 MRI を示したが，両側大脳白質や基底核部，視床，橋にラクナ様の小梗塞や虚血性病変の多発を認めたが，図 3.20 に示した脳血流 SPECT 所見では両側前方優位のびまん性血流低下を認めるのみで，明らかな左右差や特に目立った局所的な血流低下を認め

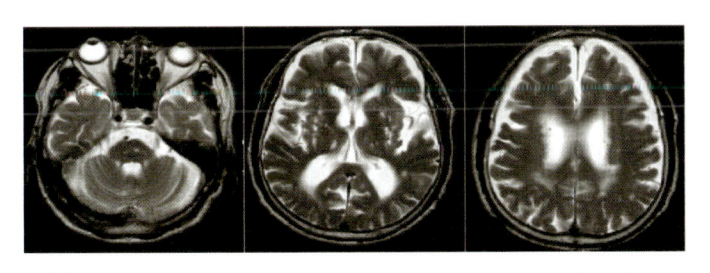

■ 図 3.19　多発性脳梗塞を伴った老化廃用型認知症（71 歳，男性，MMSE 26 点）

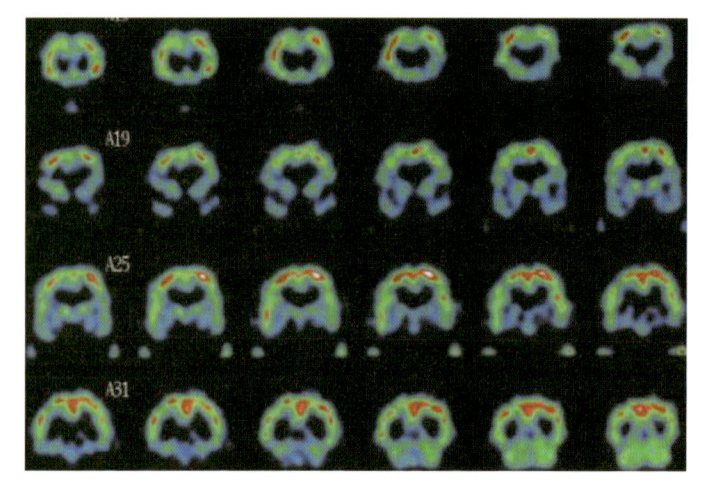

■ 図 3.20 多発性脳梗塞を伴った老化廃用型認知症症例の脳血流SPECT 所見（自験例）

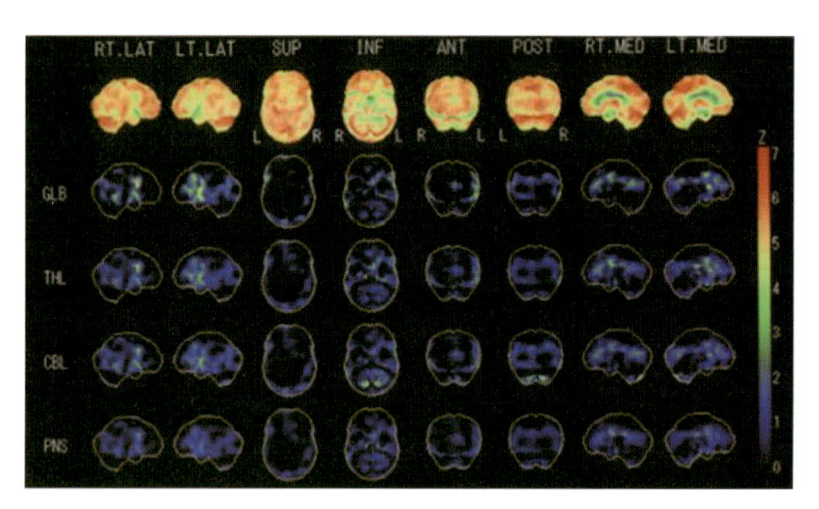

■ 図 3.21 多発性脳梗塞を伴った老化廃用型認知症症例の 3 D-SSP 所見（図 3.20 と同一症例）

なかった。3 D-SSP 所見は図 3.21 に示したが，やはり同様に両側前方優位のびまん性血流低下を認めるのみで，両側側頭頭頂連合野や後部帯状回付近の有意の血流低下も認めなかった。よって本症例は「多発性脳梗塞を伴った老化廃用型認知症」と診断すべきである。

このような症例は，ややもすれば脳血管性認知症と診断されがちであるが，前述したように認知症の発症と脳血管障害の存在との間に明確な因果関係が認められる場合に限ってのみ脳血管性認知症と診断すべきであり，そうでなければ脳血管障害の存在のみをもって脳血管性認知症とは診断すべきではない。本症例は診断後，生活指導を行い，デイサービスの利用など脳活性化訓練の開始・継続を指示したが実行されず，3 か月後には MMSE 22 点，HDS-R 20 点まで悪化したため再度指導を行い，デイサービスの利用と麻雀を主とする脳

活性化訓練を開始・継続してもらい，脳機能の改善を得，4年後にはMMSE 30点，HDS-R 30点を記録するに至った。もちろん，その間に脳梗塞自体にはなんの変化もなかったのであるから，本症例の脳機能低下の原因は脳血管障害ではなく，心身ともに不活発な生活習慣がもたらした廃用性の脳機能低下であったと考えるべきであり，それゆえに本症例は老化廃用型認知症と診断すべきであって，間違っても脳血管性認知症などとは診断すべきではないということである。脳血管性認知症の診断に際しては認知症の発症と脳血管障害の存在との間に明確な因果関係が認められるといえるかどうか慎重に吟味したうえで初めて診断を下すべきであるということを銘記されたい。

　本節では，認知症の病型診断，特にアルツハイマー病と老化廃用型認知症の鑑別における脳血流SPECTの有用性につき臨床的立場から報告するとともに脳血管性認知症診断上の注意点についても若干言及した。アルツハイマー病と老化廃用型認知症の鑑別のみならず，従来の臨床診断でアルツハイマー型と診断された症例の中に混在する脳血管性認知症やレビー小体型認知症の検出などにも脳血流SPECTは有用であり，今後臨床の場で広く活用されていくことが期待される。

■引用・参考文献■

1) 金子満雄：ボケる脳の謎が解けた，NHK出版（1998）
2) 金子満雄：早期老年痴呆の自然経過と治療効果，老年期痴呆，**11**，2，pp.59-64（1997）
3) 金子満雄：かなひろいテスト，老年期痴呆，**10**，3，pp.79-81（1997）
4) 金子満雄：医療解説書「地域における痴呆検診と対策」，新興交易医書（2002）
5) 金子満雄：老化・廃用型痴呆の実態，老年期痴呆研究会誌，**12**，pp.73-74（2009）
6) 金子満雄：老年痴呆とは結局，加速された異常老化だ，老年痴呆，**11**，pp.99-103（1997）
7) 金子満雄：PETによる鑑別：アルツハイマー病か廃用型痴呆か―若年性痴呆63例に関する臨床経過を加味した分析―，第3回全国早期痴呆研究会講演録，pp.35-38（2002）
8) 山崎雅勇：アルツハイマー型痴呆の脳血流SPECT所見について，第4回全国早期痴呆研究会講演録，pp.29-35（2003）
9) 木村雄治：画像診断装置学入門，コロナ社（2007）
10) 西村恒彦（編）：改訂版 最新脳SPECT/PETの臨床―脳機能の検査法，メジカルビュー社（2002）
11) 西村恒彦，武田雅俊（編）：アルツハイマー型痴呆の画像診断，メジカルビュー社（2001）
12) 仙田宏平，前田壽登（編）：改訂 核医学Q&A 基礎から臨床まで，丸善プラネット（2006）
13) Chang, L. T.：A method for attenuation correction in radionuclide computed tomography, IEEE Trans. Nucl. Sci., **25**, pp.638-643（1978）
14) Sorenson, J. A.：A method for quantitative measurement of radioactivity in vivo by whole-body counting, Instrumentation in Nuclear Medicine, **2**, pp.311-348（1974）
15) Ichihara, T. et al.：Compton scatter compensation using the triple-energy window method for single-and dual-isotope SPECT, J. Nucl. Med., **34**, pp.2216-2221（1993）

16) Hudson, H. M. and Larkin, R. S.：Accelerated image reconstruction using ordered subsets of projection data, IEEE Trans. Med. Imaging, **13**, pp.601-609（1994）
17) Oku, N. et al.：Intra-individual differences between technetium-99m-HMPAO and technetium-99m-ECD in the normal medial temporal lobe, J. Nucl. Med., **38**, 7, pp.1109-1111（1997）
18) Friston, K. J. et al.：Statistical parametric maps in functional imaging；a general linear approach, Human Brain Mapping, **2**, pp.189-210（1995）
19) SPMのホームページ：http://www.fil.ion.ucl.ac.uk/spm/
20) Minoshima, S. et al.：A diagnostic approach in Alzheimer's disease using three-dimensional stereotactic surface projections of fluorine-18-FDG PET, J. Nucl. Med., **36**, pp.1238-1248（1995）
21) 内田佳孝ほか：3D-SSPの基礎と実際, 核医学技術, **21**, pp.263-268（2001）
22) 牛島　陽：脳血流SPECTによる痴呆の診断, 西村恒彦（編）改訂版最新脳SPECT/PETの臨床―脳機能の検査法, pp.86-95, メジカルビュー社（2002）
23) 石井一成：アルツハイマー病の核医学診断, 画像診断, **22**, pp.500-508（2002）
24) 高橋三郎ほか（訳）：DSM-IV 精神疾患の分類と診断の手引き, 医学書院（1995）
25) 小杉　壮：3D-SSPを用いた脳グルコース代謝データ1000例による加齢変化に関する検討, 日本生体医工学会BME on Dementia研究会研究報告集, **3**, 2, pp.5-7（2007）
26) 蔭山博司：3D-SSP法による脳SPECT統計画像アトラス〜神経変性疾患・痴呆性疾患〜, 日本メジフィジックス（2004）

4. 近赤外分光法の早期認知症診断への適用

　早期認知症診断には集団検診や自己診断に使える検査方法が求められる。このためには，診断の感度や特異度の確保も必要用件であるが，安価であることと取扱いが簡単であることもさらに重要な用件である。したがって，近赤外分光法も含めて現在の画像診断装置をそのまま適用することは経済性・簡便性の面で適当でない。実用的な検査方法としては神経心理テストが適用されているが，該テストが目的とする脳活動を計測しているかは必ずしも厳密に精査されて使用されているわけではない。

　そこで，本章では，神経心理テストが目的とする脳機能を正確に計測しているか否かを定量的に評価するために近赤外分光法を用いる間接的利用方法についてのべる。その中で，近赤外分光法を効果的に用いる方法に関し，具体的適用例を紹介する。対象部位としては頭前野をとりあげた。この部位は，老化廃用型認知症や前頭側頭型認知症の一部に対応している。また，「テスト実施中，近赤外分光法で酸素化ヘモグロビン（oxy-Hb）と脱酸素化ヘモグロビン（deoxy-Hb）濃度の増加すなわち賦活量が多ければ前頭前野が活動しているので適切なテストと見なしてよい」との仮説に基づき神経心理テストを評価した。

4.1 かなひろいテスト・漢字色別テスト物語編の評価
（奥山恵里子・田中有希・志村孚城）

　はじめに二つの神経心理テストの創出の経緯，漢字色別テストの概要を述べ，つぎに近赤外分光法による計測結果を紹介する。

● 4.1.1 かなひろいテストと漢字色別テスト物語編の概要

（1）　かなひろいテストから漢字色別テスト物語編への推移　　かなひろいテストは金子満雄らによって創案された早期認知症対応の神経心理テストである。本書の3.1節に詳細が掲載されているが，1987年に発表[1]された先駆的発明であった。すべてかなで書かれた物語を読みながら母音「あ，い，う，え，お」に○をつけていく（2分間）。その後，読んだところまでの物語の内容を書き出してもらう。正しく○を付けた数，および記憶している物語の内容が適切に記述されているかを用いて判定を行うのがかなひろいテストである。この

テストの対象とする脳の部位は前頭前野であり，意欲，注意分配能力，素早い判断能力，妨害時の短期記憶能力などが評価でき，この結果，認知症と健常者との境界の診断が可能となるというのが金子の主張である。

しかし，かなひろいテストはかなを使うために国際的テストにはならない，また記憶した内容が適切か否かの判定は経験のある医師や臨床心理士などの介入が必要であるために自己診断には向かないことが普及に制限をもたらしている。

これらの点をブレークスルーするために考案したのが漢字色別テスト物語編[2]である。物語は漢字まじり文で，色を表す漢字（以下，色漢字と記す）がちりばめられている。物語を読みながら，色漢字の意味と印刷されている色が一致するか否かを判定していく。実施時間は60歳以上は2分間，未満は1分間である。その後，かなひろいテストと同じく物語の記憶している内容について判定するが，質問に対して四者択一で答える方法である。

色漢字の判別はどのような言語にでも翻訳可能であるので国際化に対応できる。また，質

問題

深い緑の森の奥に、青い空がのぞいている小さな灰色の広場がありました。広場のまんなかには泉があり、茶色に濁った水がふつふつとわき出ていました。

そこに、二人の小人がやってきました。小人たちは、おそろいの緑のチョッキに桃色のスカートを着ていました。髪はみつあみで、赤いリボンをつけていました。

のどがかわいていた小人たちは、茶色くにごった泉の水を見て困った顔をしました。しかし、泉のふちに赤と緑の実をつけている一本の枯れ木を見つけ、緑の実を摘んで泉に投げ入れながら「赤い実は甘い毒、緑の実はにがい薬」と歌いました。すると、泉はたちまちきれいに澄んだ水に変わりました。小人たちは、手で水をすくっておいしそうに飲みました。

さらに驚いたことに、泉のまわりに緑の草がしげりはじめ、赤や青や桃色の花が咲きはじめました。小人たちは、うれしそうに花を摘み、花のベッドを作ると、昼寝をはじめました。

しばらくすると、突然空は灰色に変わり、大粒の雨が降りはじめました。二人の小人はあわてて起きあがり、走って帰っていきました。空が夕日で赤く染まるころ、大雨はやっとやみました。

あら不思議、泉の水はもとの茶色にもどり、まわりの草花もしおれて灰色に変わってしまいました。しかし、枯れていた木はつややかな緑の葉とかわいい桃色の花をつけていました。明日には、きっと赤と緑の実をつけてくれることでしょう。

■図4.1　漢字色別テスト物語編の物語

問の回答方法が選択式であるので容易にコンピュータ判定にもち込めるので，自己診断装置を構築することが可能になる．

（2） 漢字色別テスト物語編　　図 4.1 に漢字色別テスト物語編の物語を，図 4.2 に漢字色別テスト物語編の質問を示す．物語は 548 文字の漢字まじり文で，その中に緑色，青色，灰色，茶色，桃色，赤色で書かれた色漢字が 25 文字ある．黄色は高齢者の視界黄変化現象[3]があるので用いないことにした．印刷されている色付き文字の色を言い当てるときに文字の意味が妨害になる Stroop 効果[4]に対して，本方式では印刷されている色漢字の意味をまず認識し，つぎにこれと印刷してある色との一致不一致を判別していく方法である．両者が一致すれば○印を不一致であれば×印を付けていく．

図 4.3 に判定方法の一例を示すが，図中の色漢字の赤と青は印刷の色と一致しているので○印が，桃と緑は印刷の色と不一致であるので×印が付けられている．さらに，かなひろい

質　問

① 森の広場のまんなかに何がありましたか
　（小川、泉、小屋、わすれた）
② 泉の色ははじめ何色でしたか
　（青、茶、緑、わすれた）
③ 小人は何人いましたか
　（1人、2人、3人、わすれた）
④ 小人のスカートの色は何色でしたか
　（赤、緑、桃、わすれた）
⑤ 小人は何色の実を泉に投げ入れましたか
　（赤、緑、桃、わすれた）
⑥ 甘い実は何色ですか
　（赤、茶、緑、わすれた）
⑦ 小人は花を摘み、なにを作りましたか
　（花のベット、花の髪飾り、押し花、わすれた）
⑧ 雨が降りはじめ、小人はどのようにしましたか
　（木陰に避難した、帰っていった、傘をさした、わすれた）
⑨ 雨はいつやみましたか
　（すぐに、夕方、次の日の朝、わすれた）
⑩ 雨のあと、泉の色はどうなりましたか
　（澄んだまま、赤くなった、茶色になった、わすれた）
⑪ 雨のあと、泉のまわりの草花はどうなりましたか
　（生き生きとした、しおれた、実をつけた、わすれた）
⑫ 雨のあと、枯れ木はどうなりましたか
　（桃色の花をつけた、赤い実をつけた、もとのまま、わすれた）

テスト結果（検査者記入欄）

漢字色別				
正答数	誤答数	見落とし数	見間違い数	判定
/25				

物語内容把握			
正答数（正答率）	誤答数	わすれた数	判定
/12　（　　）			

正答率＝正答数／（回答数−わすれた数）
総合得点（漢字色別正答数×物語内容把握正答数）

All Rights Reserved, Copyright © 東海大学2005

■図 4.2　漢字色別テスト物語編の質問

○：一致　×：不一致
■ 図 4.3　色漢字の判定例

テストと同じく物語の記憶している内容について判定するが，質問に対する答の選択肢の中に「忘れた」を加えたのは被検者がうろ覚えで適当に印をつけることを避けたい意図である。

● 4.1.2　漢字色別テスト物語編のコントロールスタディ

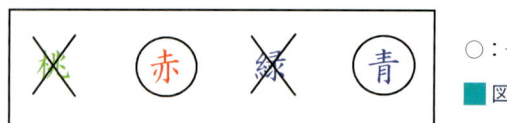

新しい検査方法を創案し，確立する場合には健常者のデータを収集し，その分布を調査する必要がある。疫学的研究デザインの一つである対照研究（コントロールスタディ，control study）である。漢字色別テスト物語編を用いて，対照を健常成人としてコントロールスタディを実施した。以下に完成途中ではあるが成績の一端を紹介する[5]。

（1）**対象者**　神経心理検査のコントロールスタディにおける対象者の選別基準として，年齢，生活環境，教育歴，身体状況などの属性の差を少なくするために広範な対象を選出して実施した。具体的には，住所としては大都市部（東京都江戸川区，大田区），大都市近郊（相模原市），農村部（愛知県幸田町），地方都市（浜松市，袋井市，磐田市，静岡市）など，協力の動機別としては住民健診受診時の希望者，新老人の会会員のボランティア，認知症予防の講演会参加者の希望者，大学・専門学校の学生などの協力を得た。ここで紹介するのは，2005 年 4 月以降から 2008 年 3 月までの間の対象者（20 歳代から 80 歳代までの男女 830 名）の中から，データ数の多い 60 歳代，70 歳代，80 歳代の男女 630 名を対象として解析したものである。

（2）**健常者の抽出**　まず，健常の基準を定めなければならない。今回の場合は早期認知症のスクリーニング検査におけるコントロールスタディであるため，前頭前野機能が健常であるという基準を必要とした。そのために，対象者に前頭前野機能検査である「かなひろいテスト」を実施し，従来のかなひろいテスト判定法を改善した新かなひろい判定法（図 4.4）に基づいて合格者，境界者，不合格者と分類した。そして，合格者を健常者としてコントロールスタディの対象とした。その結果を **表 4.1** に示す。

（3）**解析方法**　コントロールスタディの出力を整理し正常値を導出するとき，関連因子について複合的に検討しなくてはならない。同時に，できるだけ単純な評価関数で表現できることが望ましい。このテストでは「正しく色漢字をひろい判定する作業」と「文章の意味把握をする作業」を同時に行う能力をみる。前者にばかり集中すると後者がおろそかになり，その逆も起こる。すなわち，両者は相反するので，評価関数としては色漢字を正しく

4.1 かなひろいテスト・漢字色別テスト物語編の評価

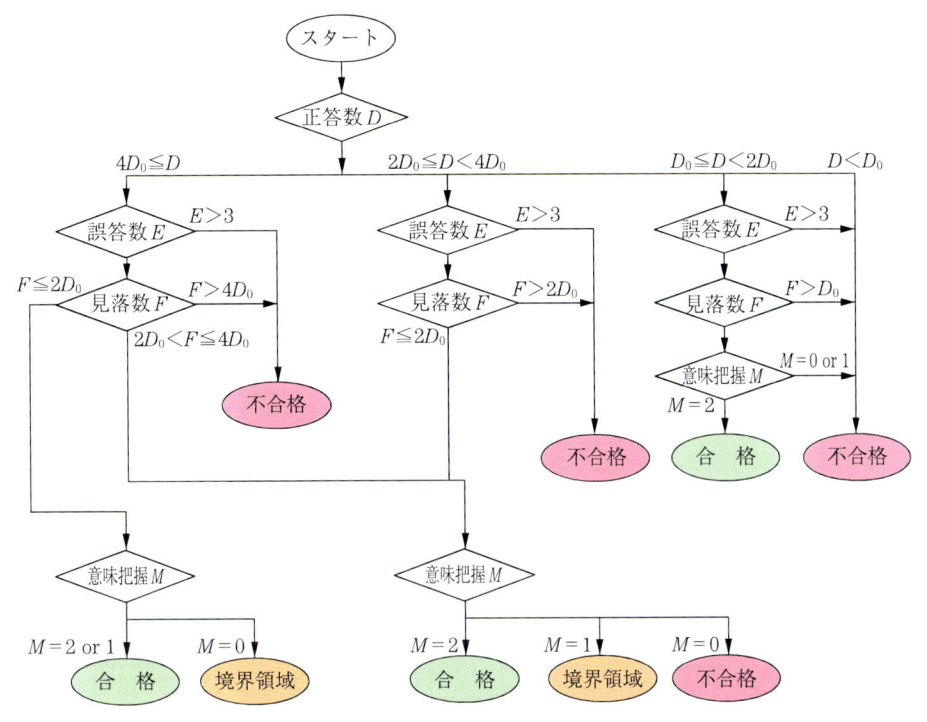

新かなひろいテスト判定法は，正答数が多い被検者に対して配慮し，境界領域を設けた。
正答数 D について，健常者の境界値 D_0 は年代別の値を用いる。

年　代	20歳代	30歳代	40歳代	50歳代	60歳代	70歳代	80歳代
境界値 D_0	30	29	21	15	10	9	8

誤答数 F については D_0 を基準とした値を用いる。
見落数，意味把握については，年代によらず固定の評価値を用いる。

■ 図4.4　新かなひろいテスト判定法

■ 表4.1　被検者一覧

年代	性別	不合格者	境界者	合格者	合計
20	女	2		8	10
	男	39		34	73
30	女	9		2	11
	男	9		2	11
40	女	2	1	8	11
	男	3		3	6
50	女	27	14	23	64
	男	7	1	6	14
60	女	81	43	73	197
	男	25	14	32	71
70	女	106	32	60	198
	男	33	14	33	80
80	女	24	7	23	54
	男	12	3	15	30
総計		379	129	322	830

（60歳代～80歳代：今回の解析対象）

ひろい判定した数（正答数）と読んだ範囲の意味把握の程度（意味把握正答率）の積を採用することにし，Index 1 とした．

Index 1＝正答数×意味把握正答率

（4） 解析結果および考察　60-80歳代男女のかなひろいテスト合格者のすべてに対しIndex 1 を算出し，そのヒストグラムを作製した．これを**図4.5**に示す．ヒストグラムの中でデータ数が12人と少ない80歳代男性のものを除き，おおむね正規分布を示している．スクリーニング検査の診断基準を導出するために，Index 1 の平均値および平均値±1.5 SDの年代推移を男女別にグラフ化し**図4.6**に示した．平均値－1.5 SD 以下（6.68％）を早期認知症を疑う診断を想定している．このグラフを見ると，平均値については年代が高くなる

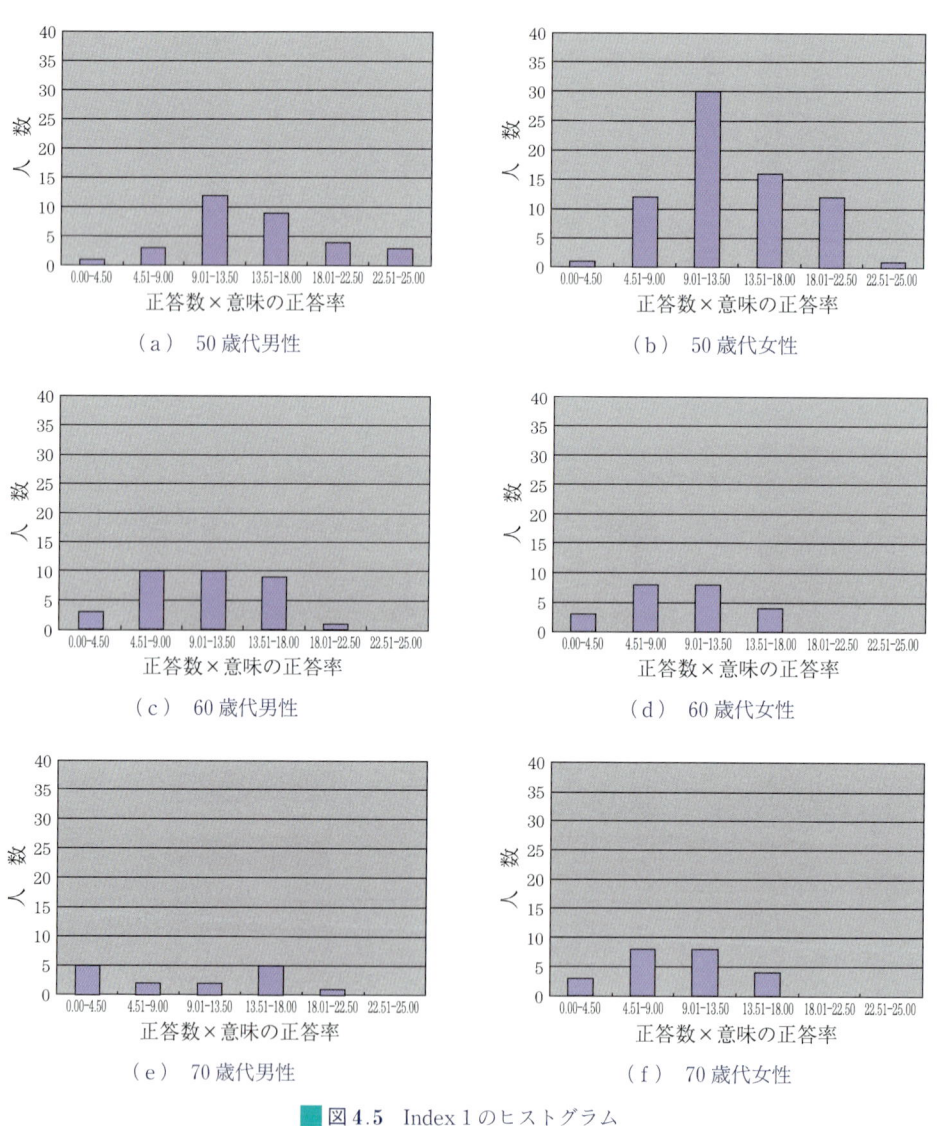

(a) 50歳代男性
(b) 50歳代女性
(c) 60歳代男性
(d) 60歳代女性
(e) 70歳代男性
(f) 70歳代女性

■ 図4.5　Index 1 のヒストグラム

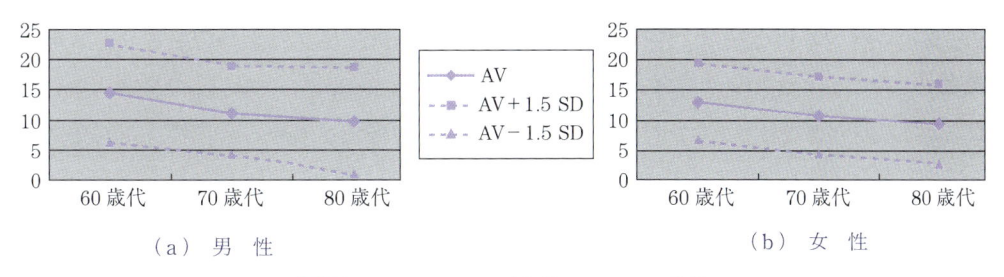

(a) 男性　　(b) 女性

■ 図 4.6　Index 1 の平均値±1.5 SD の推移

につれ低値を示し，平均値±1.5 SD の範囲については年代差は認められなかった。これらの傾向はかなひろいテストの正答数の平均値や平均値±1.5 SD の範囲の年代推移と同じであるので，両テストは同類のテストであることを示唆している。

● 4.1.3　近赤外分光法による漢字色別テスト物語編の評価[6]

前項で述べた漢字色別テスト物語編は，かなひろいテストと同じくおもに前頭前野の意欲，注意分配力，短期記憶の機能を検査する神経心理テストとして考案したが，これらのテストを実施中に真に前頭前野を使っているか，またその程度は他のテストと比較してどのくらいかが知りたい。この目的のためには 2 章で述べたように近赤外分光法がベストであり，ここにその手法の詳細を記述する。

（1）実験方法　用いた測定装置は島津製作所製近赤外光イメージング装置 OMM-3000 である。10 個の送光ファイバと 10 個の受光ファイバがあり，図 4.7 に示す全頭密着型ホルダに装着して用いる。装着位置を平面的に示したのが図 4.8 である。図中，赤色の送光ファイバと黄色の受光ファイバは千鳥に配置し，送光ファイバと受光ファイバの間が測定点

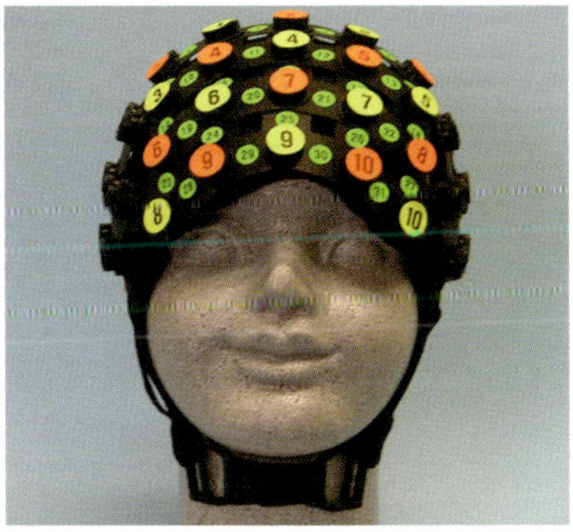

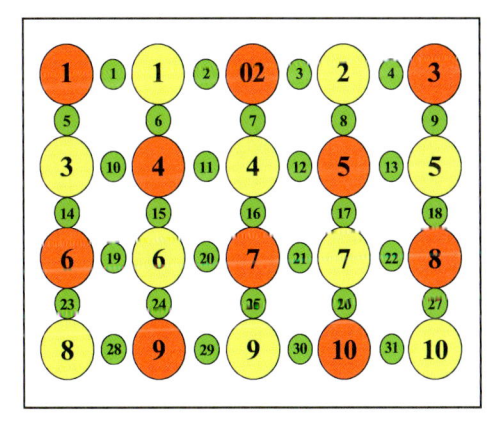

赤●：送光ファイバ，黄●：受光ファイバ，
緑●：測定位置（31 チャネル）

■ 図 4.7　全頭密着型ホルダ　　■ 図 4.8　ファイバの位置と測定位置

になり，この場合31チャネルの測定ができる．各チャネルにおいて総ヘモグロビン濃度（酸素化ヘモグロビン濃度＋脱酸素化ヘモグロビン濃度），酸素化ヘモグロビン濃度，脱酸素化ヘモグロビン濃度の離散的（15 ms間隔）時系列信号が得られる．さらに，59点のスムージングを3回行い観測する時系列信号としている．また，空間補間を行いリアルタイム2次元分布図を求めることもできる．

図4.9に実験のプロトコルを示す．このプロトコルのポイントは各タスク間の比較を行うことを目的であるため，（1）同一ゲインで実施すること，（2）ベースラインとして安静の状態を得て各タスク（task）の生信号から減じタスクのみの賦活値を抽出することである．実験は，プロトコルの時間を管理する者が全体の進行係を務め，被験者にテストを説明・実施する者，装置の操作をする者に対して無言の合図を交わして進めた．また，実験前の被験者がリラックスしてもらうために，控え室を準備して馴染みのVTR「ローマの休日」を放映した．

rest─タスク①─rest─タスク②─rest─タスク③─rest─タスク④─rest─タスク⑤─rest

タスク①：タスク説明＋4-5個の数字の順唱（30秒）
タスク②：タスク説明＋4-5個の数字の逆唱（30秒）
タスク③：タスク説明＋川島ドリルの計算（30秒）
タスク④：タスク説明＋かなひろいテスト（かなひろい120秒，意味把握120秒）
タスク⑤：タスク説明＋漢字色別テスト物語編（色漢字ひろい60秒，意味把握60秒）
rest：閉眼安静（30秒）

■図4.9　実験のプロトコル

（2）**実　験　結　果**　　実験に参加した被験者は，20歳代，40歳代，60歳代，80歳代の男女計8人の健常者であった．しかし，極度の緊張状態を和らげることができなかった20歳男性，大阪出張の途中のため気にかかる仕事関係の思考がタスク途中に混入した40歳代男性，自分の最近の物忘れを非常に気にしていた60歳代男性，新しい体験に異常に興奮して収まらなかった80歳女性は，測定結果が不安定であるので除外した．実際にデータとして採用した被験者は表4.2のようになった．

■表4.2　被　験　者

被験者	年代	男女	利き手
S1	20	女	右
S2	40	女	右
S3	60	女	右
S4	80	男	右

図4.10-図4.13にタスク中の賦活の時系列データを示す．図中，（A）は数字の順唱（タスク①）中の状況を，（B）は川島計算ドリル[7]（タスク③）中の状況を，（C）はかなひろいテスト（タスク④）中の状況を，（D）は漢字色別テスト物語編（タスク⑤）中の状況を

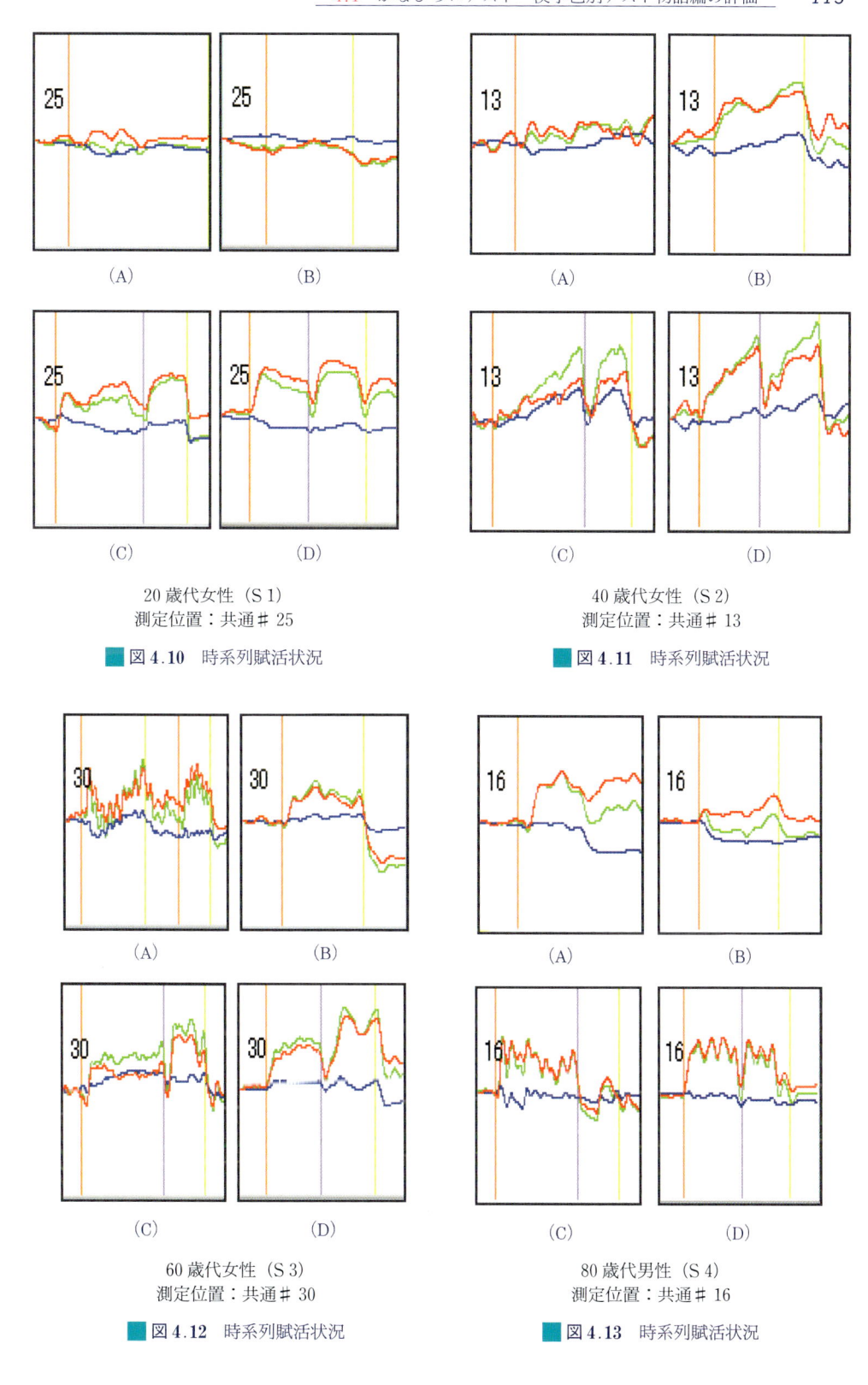

4.1 かなひろいテスト・漢字色別テスト物語編の評価   115

(A) (B)
(C) (D)
20歳代女性 (S1)
測定位置：共通♯25

■ 図 4.10 時系列賦活状況

(A) (B)
(C) (D)
40歳代女性 (S2)
測定位置：共通♯13

■ 図 4.11 時系列賦活状況

(A) (B)
(C) (D)
60歳代女性 (S3)
測定位置：共通♯30

■ 図 4.12 時系列賦活状況

(A) (B)
(C) (D)
80歳代男性 (S4)
測定位置：共通♯16

■ 図 4.13 時系列賦活状況

示す。ただし，(C)の前半はかなひろい作業中の状況を，後半は意味把握の確認のために記憶した内容を記述している状況を示し，(D)の前半は色漢字をひろう作業中の状況を，後半は意味把握の確認のために記憶した内容に基づき質問に答えているときの状況をそれぞれ示している。また，♯は図4.8の測定点を示し，被験者固有に2次元マップの中で顕著な賦活を呈した場所のものを代表値として採用して表示した。また，酸素化ヘモグロビンは赤色で，脱酸素化ヘモグロビンを青色で，総ヘモグロビンを緑色で表している。

また，図4.14-図4.17にはタスク中の賦活マップを示す。ここで，(A)は数字の順唱（タスク①）中の状況を，(B)は川島計算ドリル（タスク③）実施中の状況を，(C1)はかなひろいテスト（タスク④）におけるかなひろい作業中の状況を，(C2)は同じく意味把握中の状況を，(D1)は漢字色別テスト物語編（タスク⑤）における色漢字をひろう作業中を，(D2)は同じく意味把握中の状況をそれぞれ示した。

(3) 結果の解析と考察　　量的評価のためには時系列信号を解析して賦活量を導出することが不可欠であり，賦活ピーク値，平均賦活値，集積賦活値が提案されている[8]。ここでは平均賦活値を用いたが，以下に導出方法を記す。はじめに，2次元賦活マップから顕著な賦活を示す測定点を選ぶ。そのチャネルの時系列信号のサンプルを図4.18に示した。本実

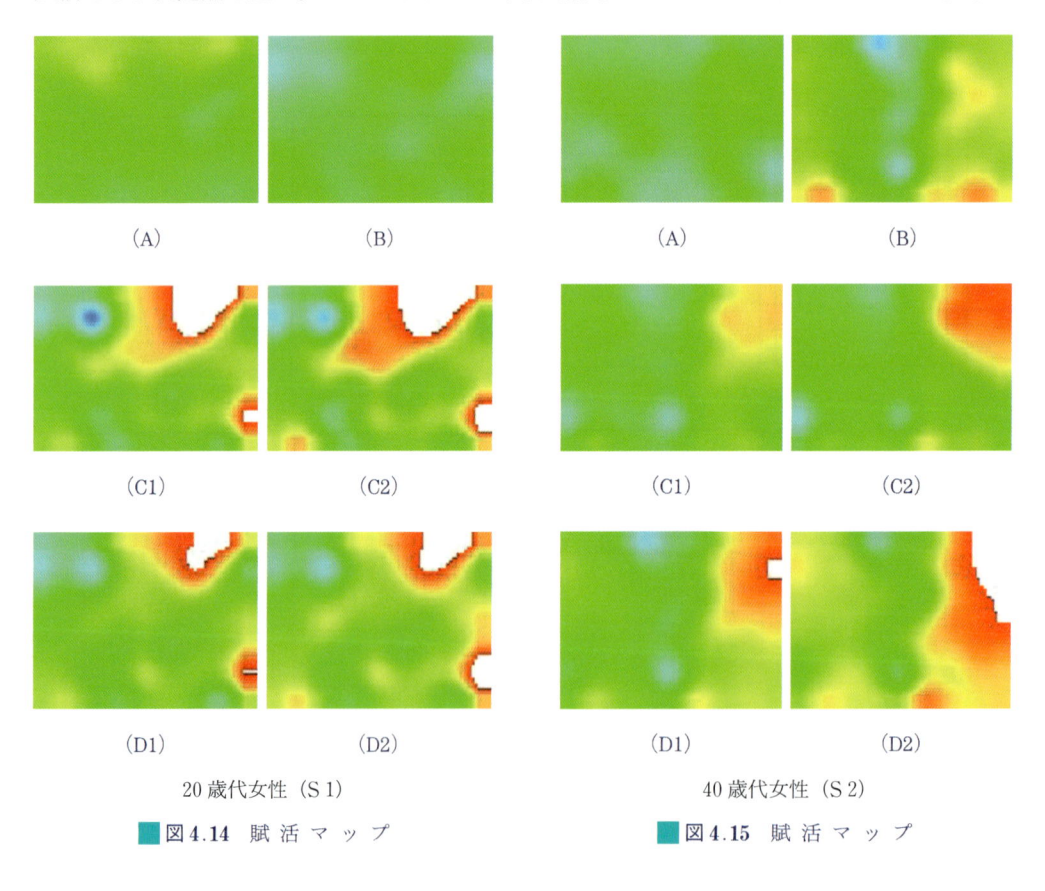

20歳代女性（S1）　　　　　　　　　　40歳代女性（S2）

■ 図4.14　賦活マップ　　　　　　■ 図4.15　賦活マップ

（A）　　　　　（B）　　　　　　　　　　　　（A）　　　　　（B）

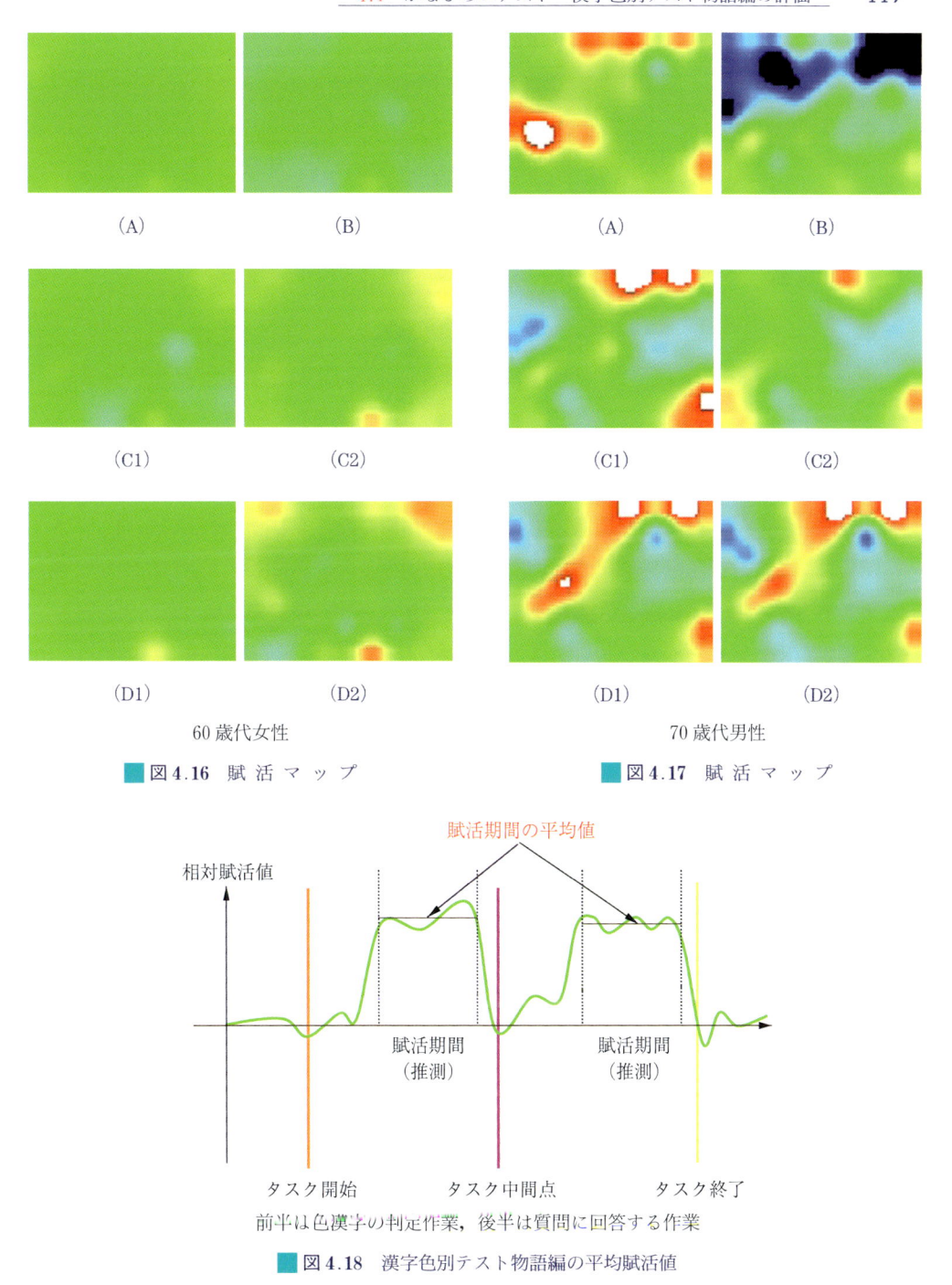

（C1）　　　　　（C2）　　　　　　　　　　　（C1）　　　　　（C2）

（D1）　　　　　（D2）　　　　　　　　　　　（D1）　　　　　（D2）

60歳代女性　　　　　　　　　　　　　　　　70歳代男性

■ 図4.16　賦活マップ　　　　　　　　　■ 図4.17　賦活マップ

前半は色漢字の判定作業，後半は質問に回答する作業

■ 図4.18　漢字色別テスト物語編の平均賦活値

験では総ヘモグロビンに着目したが，酸素化ヘモグロビンでも脱酸素化ヘモグロビンでも同様に考えればよい。図に示したようにタスクが始まってもすぐにそのタスクに集中できないのが一般的であり，タスク集中期間を推測してその期間の平均値を求める。この結果は表

■ 表4.3 賦活相対値

被験者	測定点	賦活程度	数字順唱	計算ドリル	かなひろいテスト		漢字色別テスト物語編	
			A	B	C1	C2	D1	D2
S1	#25	相対値 ランク	0.00 L	0.00 L	0.34 F	0.61 G	0.34 F	0.49 G
S2	#13	相対値 ランク	0.06 L	0.03 F	0.03 F	>0.60 G	0.30 F	>0.60 G
S3	#30	相対値 ランク	0.014 M	0.025 M	0.030 F	>0.050 G	0.040 G	>0.050 G
S4	#16	相対値 ランク	0.010 L	0.0 L	0.020 M	0.0 L	0.050 G	0.040 G

0.125以下：L，0.125-0.250：M，0.250-0.375：F，0.375以上：G

4.3に示した。数値の細かな比較は意味がないので，賦活傾向の比較のためにL＜M＜F＜Gにランクをつけ検討した。結果を以下に示す。

① 被験者の数は少ないが，コントロールとして採用した4-5けたの数字の順唱（タスク①）に対して，川島ドリル（タスク③）はほぼ同程度の賦活にとどまるが，かなひろいテスト（タスク④）と漢字色別テスト物語編（タスク⑤）は確実に高い賦活値を示す。

② 漢字色別物語編とかなひろいテストは，かなひろい時（C1）や色漢字をひろうとき（D1）よりも物語の内容を思い出しているとき（C2, D2）のほうがより賦活する同じ傾向が得られた。

③ 80歳代の被験者S4は，かなひろいテストで正答数20で合格かつ意味把握で合格であり，漢字色別テスト物語編でも正答数6かつ意味把握で80％と高得点をマークしている。しかし，かなひろいテスト時はあまり賦活せず漢字色別テスト物語編で大きく賦活している。理由はいろいろ考えられるが，すべてひらがなで書かれている文章に非常に親密感があるのではないかと推定している。

④ 賦活マップの表示は，それぞれの作業において表4.3の測定点が最も賦活したタイミングのものを採用している。瞬時のマップからタスク間の賦活の比較を考察することは避けた。

以上の検討の結果から，漢字色別テスト物語編のタスク中の前頭前野の賦活状況はかなひろいテスト中の賦活状況ときわめて近い状況を示し，老化廃用型早期認知症の程度を推定するテストとして有用であることが示唆された。

4.2 近赤外分光法による MMSE の評価 （大城昌平・重森健太）

●4.2.1 MMSE による認知症の臨床評価

わが国では，高齢化に伴い認知症を有する高齢者が年々増加している。そのため，認知症を早期に診断し，症状の改善と進行の予防が重要な課題となっている。認知症の臨床症状の検査には，多数の質問紙や行動観察による方法がある。なかでも MMSE（mini-mental states examination）が欧米を中心として世界各国で使用され，わが国でも使用頻度の高い検査方法の一つである。MMSE は 1975 年に Folstein ら[9]によって開発された簡便な認知機能検査であり，当初は，本検査は精神疾患を有する患者の認知機能障害を測定することを目的に使用された。しかし，老年期患者の認知機能を評価することの重要性や，MMSE が臨床で簡易に施行できること，また認知症のスクリーニングテストとしても活用可能であったことから，本尺度が老年期患者の認知機能検査として多く利用されるように至っている[10]。

MMSE は，見当識，視覚空間認知，聴覚言語理解，短期記憶（記銘），長期記憶などの認知機能を幅広く検査するものである。わが国では，Folstein らの原版[9]を自ら翻訳したもの[11]や，藍野病院版[12]，姫路版[13]，加藤版[14]，北村版[15]など数種類の日本語版が存在する。そのため，現時点では明確に標準化されているとはいえない。項目構成は全 11 項目の質問項目からなり，項目 1-7 は対象者が口頭で言語的に回答する言語性検査，項目 8-11 は動作的に応答する動作性検査である。各項目はそれぞれの下位検査項目数に応じて点数化され，時間の見当識（5 点），場所の見当識（5 点），即時想起（3 点），計算（5 点），遅延再生（3 点），物品呼称（2 点），文の復唱（1 点），口頭指示（3 点），書字指示（1 点），自発書字（1 点），図形模写（1 点）である。満点は計 30 点で，検査対象者の得点から，認知症のスクリーニングを行う（図 4.19）。

Dick ら[16]は，神経外科と神経科病棟に入院している 126 名の患者を評価し，正常と異常のカットオフ値を 23 点とし，感度は 76% としている。一般的に，MMSE による認知症の診断基準は，24 点以上を健常高齢者，23 点以下を認知症の疑いとする判定が用いられ，感度，特異度はそれぞれ 0.76-0.87，0.82-0.97 と報告されている[17]。

MMSE の妥当性に関して，ウェクスラー成人知能検査（WAIS：Wechsler adult intelligence scale）との基準関連妥当性が評価され，言語性 IQ と相関係数 0.78，動作性 IQ と相関係数 0.66 の相関が示されている[16]。また，脳の障害領域と MMSE 得点の関係について，Webster ら[18]の研究では，対照群と右側大脳半球障害者の MMSE 点数はともに 28 点で差はなかったが，両側大脳半球障害者または左側大脳半球障害者では対照群よりも低値で 23 点前後であった。この結果から筆者は，MMSE の検査は右側大脳半球よりも左側大脳半球

MMSE (Mini-Mental State Examination)

Folstein夫妻の開発した、精神現在症(Mental state)の臨床評価の簡略版です。通常、静かな部屋や場所で実施します。原則して、質問は設問1から始めます（途中から質問することも可能ですが、その場合でも、設問3から設問5までは続けて実施してください）。なお、途中に短い休憩を入れることは問題ありません。

表. Mini-Mental State Examination (MMSE)

設問	質問内容	回答	得点
1（5点）	今年は何年ですか	年	0 1
	今の季節は何ですか		0 1
	今日は何曜日ですか	曜日	0 1
	今日は何月何日ですか	月	0 1
		日	0 1
2（5点）	この病院の名前は何ですか	病院	0 1
	ここは何県ですか	県	0 1
	ここは何市ですか	市	0 1
	ここは何階ですか	階	0 1
	ここは何地方ですか	地方	0 1
3（3点）	物品名3個（桜、猫、電車）《1秒間に1個ずつ言う。その後、被験者に繰り返させる。正答1個につき1点を与える。3個全て言うまで繰り返す（6回まで）》		0 1 2 3
4（5点）	100から順に7を引く（5回まで）。		0 1 2 3 4 5
5（3点）	設問3で提示した物品名を再度復唱させる		0 1 2 3
6（2点）	（時計を見せながら）これは何ですか		0 1
	（鉛筆を見せながら）これは何ですか		0 1
7（1点）	次の文章を繰り返す 「みんなで，力を合わせて綱を引きます」		0 1
8（3点）	（3段階の命令） 「右手にこの紙を持ってください」 「それを半分に折りたたんで下さい」 「それを私に渡してください」		0 1 0 1 0 1
9（1点）	（次の文章を読んで，その指示に従って下さい） 「右手をあげなさい」		0 1
10（1点）	（何か文章を書いて下さい）		0 1
11（1点）	（次の図形を書いて下さい）		0 1
		得点合計	

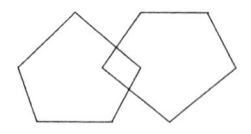

← （重なり合う五角形です）

(Folstein MF et al. J Psychiat Res 12: 189, 1975)

■ 図4.19　MMSE評価表用紙

の機能をより反映していると示唆した。

● 4.2.2　MMSE の限界

　MMSE を臨床で適切に使用するうえでいくつかの課題がある。以下，教育レベル，脳領域，構成の側面から MMSE 使用における留意点について述べる。

　（1）**脳形態との関係**　一般的に，認知機能障害の診断として，MRI，CT，PET，SPECT スキャンの脳機能画像検査が用いられ，MMSE との関連も検討されている。Tsai[19]らは，認知症の疑いのある対象者に対して，頭部 CT 撮影を用いて脳萎縮の程度と MMSE との関係性を検討し，脳萎縮がある対象者では平均 MMSE 得点 26.4 点，脳萎縮のない対象者では 25.3 点と相違が見られなかったとした。ただし，脳の萎縮が顕著に見られる症例では MMSE 得点が 18 点だったことも報告しており，脳萎縮はある程度 MMSE の総合点を反映するとしている[19]。したがって，認知症の診断は，脳機能画像検査や MMSE などの臨床検査方法などを用いて総合的に行われるべきである。

　（2）**脳機能領域との関係**　MMSE が老化廃用型早期認知症患者の責任領域である前頭前野領域の機能を反映していないという報告もある。前頭前野機能を測定すると考えられる時間の見当識，物品名の復唱，計算，図形模写の項目で，正常と認知症の両方において誤答が生じており，前頭前野機能障害の重症度に対しては敏感ではないことが示されている[20]。MMSE の開発者である Folstein[21]も，前頭と皮質下の変化を伴う疾病［ピック病，多発性硬化症，パーキンソン病，後天性免疫不全症候群（AIDS：acquired immune deficiency syndrome）認知症など］では感度が制限されるとして，前頭前野障害の検出力を高めるには MMSE に加えて他の認知機能検査を加えることの必要性を認めている。また，金子らも，MMSE は主として大脳後半部の認知機能検査であるため，大脳前半部の障害である早期認知症の診断はこれのみでは難しいとしている[22]。

　前頭前野機能を反映するとされる「かなひろいテスト」の得点分布と MMSE 得点の分布との関係について，川瀬ら[23]は意欲低下，自発性・計画性低下，物忘れを主訴とする 30 996 名のうち MMSE が 24 点以上であった 10 814 名を対象に検討した。その結果，MMSE の得点が低下するに従って，かなひろいテスト不合格者の割合は増加しているものの，MMSE の得点が 24 点以上の対象者（正常の範囲）でもかなひろいテスト不合格者の割合が全体の 63.7％で，また MMSE が満点であっても 35.5％の者がかなひろいテスト不合格であったと報告している（**表 4.4**）。すなわち，MMSE では正常範囲とされる対象者のなかにも，かなひろいテストでは早期認知症とされる対象者がおり，MMSE による早期認知症の診断には課題があることがうかがわれる。

　このように，老化廃用型認知症の初期症状である前頭前野機能障害については MMSE の

■ 表4.4 MMSEの得点とかなひろいテストとの関係

MMSE得点	30	29	28	27	26	25	24	合計
対象数	969	1 189	1 339	1 593	1 741	1 895	2 088	10 814
かなひろいテスト合格者	625	627	586	575	525	502	489	3 929
かなひろいテスト不合格者	344	562	753	1 018	1 216	1 393	1 599	6 885
不合格者の割合〔％〕	35.5	47.3	56.2	63.9	69.8	73.5	76.6	63.7

MMSE得点（30-24点）と，かなひろいテストの結果を表した。MMSEの得点が低下するに従って，かなひろいテスト不合格者の割合は増加している。一方，MMSEの得点が30点であっても，かなひろいテストでは不合格者が35.5％いる。

みでは判定が難しいことが推測され，早期認知症の診断には他の検査の併用を考慮することが必要である。わが国では，MMSEとかなひろいテストを用いて2段階のステップで早期認知症の早期発見・早期治療を行う手法（浜松二段階方式）がよく用いられ，診断精度力が高められている[20]。これは，前頭前野機能をかなひろいテストで判定し，そのつぎにMMSEで判定するものであり，認知症の進行度まで診断できる。また，MMSEは視覚空間認知，聴覚言語理解，短期記憶（記銘），長期記憶といった頭頂葉，側頭葉，前頭前野など全般的な認知機能の検査ができることが利点であるが，各検査項目がどのような脳活動領域と関係しているかについて検討を要する。

（3） **MMSEの得点と分布**　MMSEは，簡易な検査であるため若年者や健常な対象者ではほとんどが満点となり（天井効果），また逆に重篤な障害をもつ患者では低得点と（底打ち効果）なるように，分散が少なく障害の程度を細かく分類できないという欠点がある[10]。したがって，適応対象者の選択や，治療効果の判定尺度としての利用に留意することが必要である。

（4） **対象者の教育レベルと年齢**　MMSE得点には対象者の教育レベルについても考慮することが必要である。高学歴の対象者で低得点であれば，本来知っているはずの質問に答えることができないという判断となり，この場合には重度の認知障害を意味することになる。また，教育レベルが高い対象者では，認知障害があるにもかかわらず基礎学力が高く，高得点（カットオフ得点以上）となるため，感度が低くなることも指摘されている。

Kittnerらは，MMSEの感度は教育期間が8年未満の母集団は93％であるが，8年以上学校に通っていた教育レベルの母集団は71％に落ちたと報告している[24]。また，低得点は認知症でなくても低学歴の患者でみられる可能性も否定できない[25],[26]。Crumらにより年齢と学歴に基づいたMMSEの基準値は提示されており，0-4年教育の者では75％が19点のカットオフ値（0-4年教育の者の75％が19点以下）を示し，5-8年教育の者は23点以下，

9-12年教育の者は27点以下，大学卒以上では29点以下であったとしている．このように，対象者の教育歴を考慮した検査結果の解釈が必要となり，年齢と教育歴に応じたカットオフ得点のガイドラインが示されている[27]．

●4.2.3　近赤外分光法による前頭前野活動の評価

（1）**MMSE，かなひろいテストの前頭前野活動評価**　前述したように，MMSEは全般的な認知機能を評価し，頭頂葉，側頭葉，前頭葉の広領域の脳機能を測定することができるものの，老化廃用型早期認知症にみられる前頭前野機能障害の評価には課題があると考えられる．また，MMSEの課題中の脳活動を測定した報告はなく，項目課題と活動領域との関係を分析検討することが必要である．

このようなことから，われわれは近赤外分光法を用いて，MMSE施行中の前頭前野領域の活動を測定し，MMSE実施時の前頭前野領域賦活状況を検討した[28]．また，あわせてMMSEとかなひろいテストの脳活動を比較するため，かなひろいテスト課題中の脳活動も同時に測定した．かなひろいテストは「かなをひろう」という課題に注意を集中しながら，同時に文の意味を読み取り，覚え，再生するという前頭前野領域の複合機能を測定しようとするもので[23]，前頭前野機能の検査として考案され，老化廃用型早期認知症のスクリーニングとしての有用性がすでに報告されている．また4.1節の報告のように，かなひろいテスト課題中には前頭前野領域の脳活動が賦活化することはすでに報告されている[23]．

（2）**測定の方法**　対象は，右利き健常成人13名（**表4.5**）で，すべての被験者がMMSEとかなひろいテストは未経験であった．脳活動の測定には，近赤外分光法による光トポグラフィ装置ETG-7100（日立メディコ製）を使用した．近赤外分光法は生体組織に対する透過性の高い近赤外光（波長695 nm，830 nm）を用いて，大脳皮質毛細血管中に含まれる酸素化ヘモグロビン（oxy-Hb）と，脱酸素化ヘモグロビン（deoxy-Hb）の濃度変化量を計測する装置であり，本研究ではoxy-Hbを脳活動の指標とした．

■ 表4.5　対象者の分布

年　齢	人数〔名〕	男性〔名〕	女性〔名〕
20歳代	6	1	5
30歳代	2	1	1
40歳代	3	1	2
50歳代	2	1	1

測定は椅子座位とし，体動に注意し，被験者への視聴覚刺激による脳活動への影響を考慮して，防音室で実施した．脳活動の測定部位は，3列×10行のプローブ（47チャネル）を国際脳波10/20法に従い，関心領域の左右前頭前野領域を覆うように装着した（**図4.20**）．

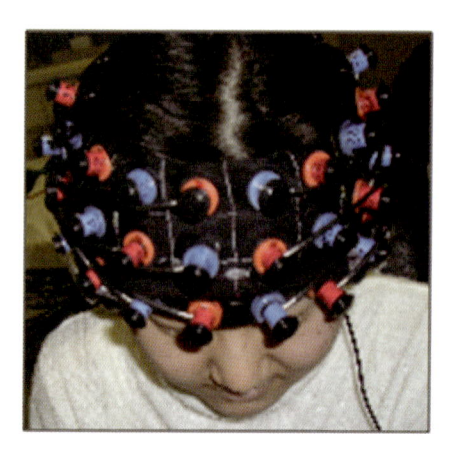

124　　4．近赤外分光法の早期認知症診断への適用

赤いファイバは近赤外分光の照射位置，青いファイバは検出点を示す。これらは30 mm間隔の正方格子の交点上に配置されている。

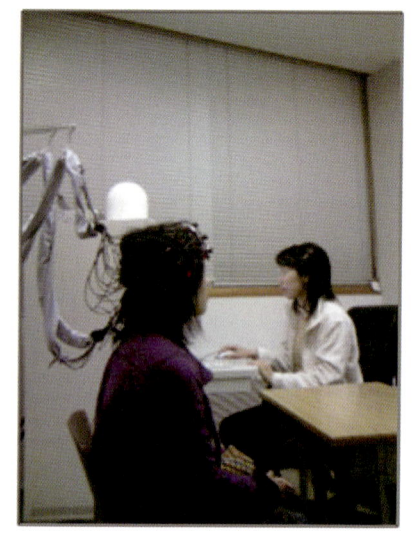

（a）　プローブの装置

頭部からの情報は検出用ファイバ（青色）を通り，電気信号に変換され，各計測点のヘモグロビン濃度変化が演算される。

（b）　実際の測定場面

■図4.20　近赤外分光法による脳活動の測定場面

　脳活動の測定は，連続的に測定し，各課題の開始前後にマークを挿入して，課題ごとに区切って経時的な脳活動変化をみた（continuous解析法）。測定のプロトコルは，MMSE，かなひろいテストともに言語性の課題，動作性の課題があるため，それぞれの課題前にベースラインとなるタスク（数字の復唱と五十音書写）を設けて，このベースラインからの各課題中の変化量を調べた（図4.21，図4.22）。測定データの解析は，まず47チャネルの各課題中の酸素化ヘモグロビン濃度（C_{oxy-Hb}）の変化量を算出した。C_{oxy-Hb}の変化量は，ベースライン時からの各課題中のC_{oxy-Hb}の変化量として，課題中の平均C_{oxy-Hb}からベースライン時の平均C_{oxy-Hb}を引いた差分値を求めた。そして，求めた47チャネルのC_{oxy-Hb}の変

数字の復唱	MMSE							五十音書写	MMSE		かなひろいテスト	
	見当識	即時想起	計算	遅延再生	物品呼称	文の復唱	口頭指示	書字指示		自発書字	図形模写	かなひろい	内容把握

言語性と動作性の検査課題の前に，それぞれベースラインとして，数字の復唱と，五十音書写を設定した。

■図4.21　測定プロトコル

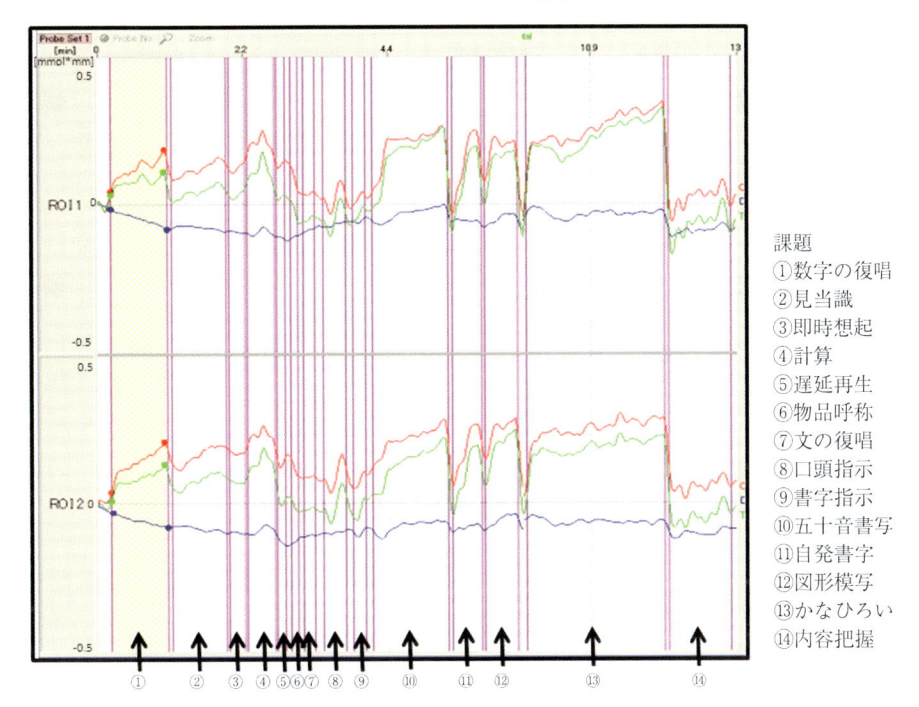

4.2 近赤外分光法によるMMSEの評価　125

図4.22 ヘモグロビン濃度の経時的変化（50歳代女性）

課題
①数字の復唱
②見当識
③即時想起
④計算
⑤遅延再生
⑥物品呼称
⑦文の復唱
⑧口頭指示
⑨書字指示
⑩五十音書写
⑪自発書字
⑫図形模写
⑬かなひろい
⑭内容把握

ピンク色の縦線は各検査項目の区切り（マークの挿入）箇所を示す。左から見て開始，数字の復唱のベースライン，見当識課題と続く。縦軸はヘモグロビン濃度を示し，$C_{\text{oxy-Hb}}$（赤線），$C_{\text{deoxy-Hb}}$（青線），$C_{\text{total-Hb}}$（緑線）である。横軸はそれぞれの時間変化を示す。ROI 1 は左前頭前野領域，ROI 2 は右前頭前野領域を示す。

化量を，左右の前頭前野に相当する二つの領域に分け，左右前頭前野領域の平均 $C_{\text{oxy-Hb}}$ を求めた（ROI（region of interest）解析）（図4.23）。

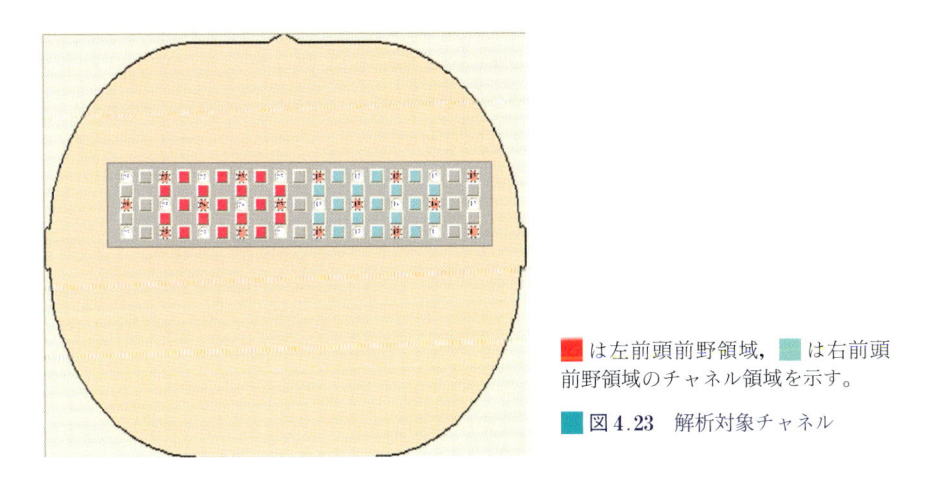

■は左前頭前野領域，■は右前頭前野領域のチャネル領域を示す。

図4.23 解析対象チャネル

（3）測定結果と考察　前頭前野領域における $C_{\text{oxy-Hb}}$ の経時的変化の代表例を図4.24 に示す。見当識，計算，遅延再生，自発書字，図形模写，かなひろい，内容把握の7

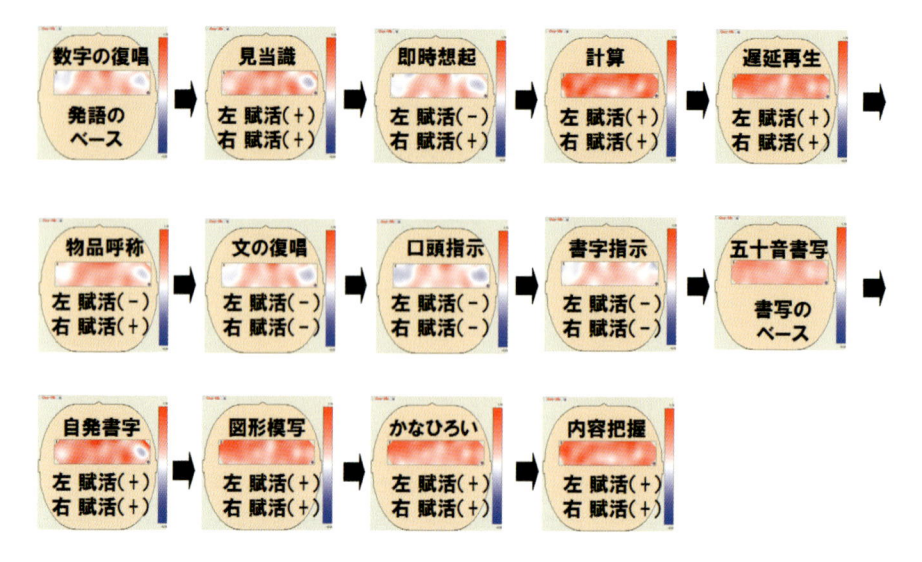

4. 近赤外分光法の早期認知症診断への適用

赤色が濃いほど $C_{\text{oxy-Hb}}$ が上昇し，賦活していることを示し，青い色ほど $C_{\text{oxy-Hb}}$ が低下し，活動が低下していることを示す．

図 4.24 典型的な 1 例の左右前頭前野領域における $C_{\text{oxy-Hb}}$ の経時的変化

項目で両側の前頭前野領域では $C_{\text{oxy-Hb}}$ が上昇（強い赤色への変化）し，左右前頭前野領域の賦活が認められる．また，即時想起，物品呼称，文の復唱，口頭指示，書字指示の 5 項目では，前頭前野領域の $C_{\text{oxy-Hb}}$ が低下し（薄い赤色もしくは青色への変化），賦活が認められない．このような結果から，MMSE では検査項目によって，前頭前野領域の活動に相違がみられると考えられる．

図 4.25 は，対象者全員の各課題中の平均 $C_{\text{oxy-Hb}}$ 変化量を棒グラフで示したものである．棒グラフがプラスであれば，ベースラインに比べて前頭前野領域に $C_{\text{oxy-Hb}}$ が上昇していることを，マイナスであれば前頭前野領域の $C_{\text{oxy-Hb}}$ が低下していることを示す．左前頭前野領域では，MMSE の計算，遅延再生，図形模写，かなひろいテストのかなひろい，内容把

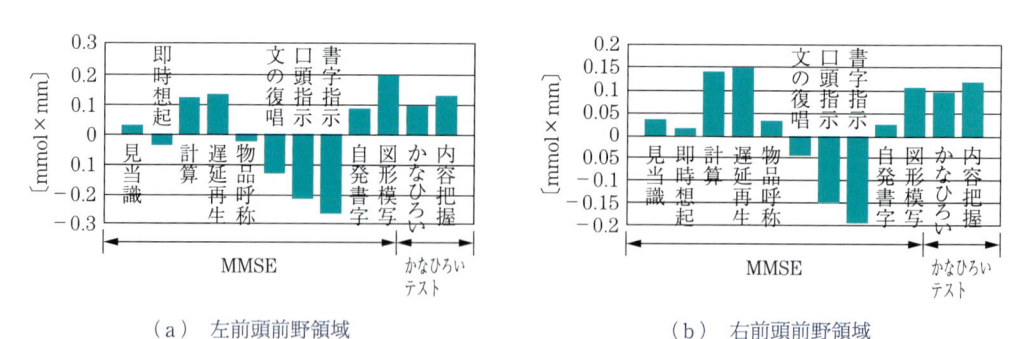

（a）左前頭前野領域　　　　　　（b）右前頭前野領域

縦軸は $C_{\text{oxy-Hb}}$ で，ベースラインからの変化量を示す．

図 4.25 左右前頭前野領域における $C_{\text{oxy-Hb}}$ 変化量の対象者平均値

握が強く賦活し，右前頭前野領域では，MMSE の計算，遅延再生，図形模写，かなひろいテストのかなひろい，内容把握が強く賦活していた．また，MMSE で左右前頭前野領域の賦活が認められた項目は，見当識，計算，遅延再生，自発書字，図形模写の 5 項目，右前頭前野領域のみの賦活の認められた項目が即時想起，物品呼称の 2 項目，賦活の認められなかった項目は文の復唱，口頭指示，書字指示の 3 項目であった．左前頭前野領域のみの賦活の認められた項目はなかった．さらに，MMSE 課題中の賦活の程度が強い項目は計算，遅延再生，図形模写の 3 項目であった．一方，かなひろいテストのかなひろいと内容把握の項目は，いずれも前頭前野領域の強い賦活が認められ，志村ら[24]の報告と一致した．

これまでに行われた f-MRI や PET などによる前頭前野領域の機能に関する知見では，即時想起や物品呼称などの短期記憶では右前頭前野領域，遅延再生やかなひろい後の内容把握など遅延期間を要する課題は左右前頭前野領域（左＜右），引き算による計算は左右前頭前野領域，自発書字など文章の生成は左右前頭前野領域（左＞右），図形模写やかなひろい作業など注意の集中を必要とする課題では，左右前頭前野領域の賦活があるといわれている[30]~[32]．今回行った光トポグラフィによる測定結果は，これらの知見とほぼ一致し，妥当な結果であった．

老化廃用型早期認知症患者では，前頭前野領域の機能が低下することは多くの先行研究から明らかにされており[33]~[36]，認知症のスクリーニングでは前頭前野領域の機能を反映した測定ができているかどうかが初期認知症の診断精度と関連する．本研究結果から，MMSE では前頭前野領域の賦活が弱いかもしくは賦活しない項目（MMSE の見当識，即時想起，物品呼称，自発書字，文の復唱，口頭指示，書字指示の 7 項目）が含まれている．このように脳活動の評価からも MMSE の項目には，前頭前野領域の活動を反映しない項目が含まれていると考えられ，MMSE の検査項目の総合得点を用いて認知症の診断を行うことは注意が必要であろう．一方，かなひろいテストのかなひろいと内容把握の項目は，いずれも前頭前野領域の強い賦活が認められ，これまでの報告と同様，この結果からもかなひろいテストは前頭前野領域の機能を反映し，早期認知症の診断に有効であろうと考えられた．

本研究は，研究対象者が正常の若年齢者であり，高齢者や早期認知症患者では，脳活動に対する課題の負荷の度合いが異なると推測されるため，異なった脳活動を示すことも考えられる．現在われわれは，高齢者や老化廃用型早期認知症患者について脳活動測定を行っている．

MMSE は世界各国で最も多く使われている認知機能検査であるが，特に老化廃用型早期認知症の前頭前野機能障害を測定するには，かなひろいテストなどの前頭前野機能を反映した検査を併用することが必要である．われわれの脳活動の検討結果からも，MMSE の各項目でもそれぞれの項目で前頭前野の活動は異なっており，MMSE 検査で得られた結果を各

項目ごとに分析し,それぞれの意味づけを検討することが重要である。特に臨床ではMMSEの総合得点のみを参考にして認知機能を判断することには注意が必要であろう。また,重森ら[37]は,要介護高齢者を対象に,MMSEと転倒との関係を検討し,MMSEの項目のうち,遅延再生項目のみが転倒の発生と関連していることを報告した。このようにMMSEと高齢者の認知行動との関連を検討することも必要である。

■引用・参考文献■

1) 船津桂子,金子満雄:前頭葉障害に対する評価と機能訓練の試み,日本早期認知症学会論文誌,**1**,1,pp.4-17(2007)
2) 志村孚城,金子満雄,尾崎真沙子:痴呆検査装置,痴呆検査サーバー,痴呆検査クライアント,および痴呆検査システム,特許 2003-280626 PCT W 02005/009247 A 1
3) 吉田あこ:加齢による見え方の変化と視界黄変化のシミュレーション,平成5年度筑波技術大学公開講座「高齢者・身障者にやさしい生活環境づくり」,1-1〜1-25(1993)
4) Stroop, J. R. : Studies of interference in serial verbal reactions, **XVIII**, 6, pp.643-662 (1935)
5) 奥山恵理子,金子俊一,鈴木ノブエ,堀部恵理,金子満雄,田中有希,山田 暁,志村孚城:早期認知症における前頭前野機能診断,日本生体医工学会第9回 BME on Dementia 研究会,**4**,1,pp.9-13(2008)
6) 奥山恵理子,田中有希,井上正雄,大杉義彰,田所健太郎,金子満雄,志村孚城:かなひろいテストと漢字色別テスト物語編の前頭前野賦活効果の評価,日本生体医工学会第6回 BME on Dementia 研究会,**3**,1,pp.17-20(2007)
7) 川島隆太:脳を鍛える大人の計算ドリル,くもん出版(2003)
8) 奥山恵理子,田中有希,井上正雄,田所健太郎,金子満雄,志村孚城:近赤外スペクトロスコピィによる神経心理テストの評価方法,第9回日本早期認知症学会大会報告集,pp.129-132(2008)
9) Folstein, M. F. et al. : Mini-mental state. A practical method for grading the cognitive state of patients for the clinician, J. Psychiatr. Res., **12**, 3, pp.189-198 (1975)
10) Brayne, C. : The mini-mental state examination, will we be using it in 2001 ?, Int. J. Geriatr. Psychiatry, **13**, 5, pp.285-290 (1998)
11) 鈴木 淳,織田辰郎,赤松 亘,冨永 格,服部宗和,海宝美和子,鹿島晴雄,加藤元一郎,加藤雄司,玉井 充,柳井 清,杠 岳文,坂村 雄:Mini-Mental State Test などを用いた老年期痴呆の症状評価に関する研究,厚生省神経疾患研究委託費 老年期の痴呆の病因,病態,治療に関する総合的研究,昭和61年度研究報告書,pp.217-221(1998)
12) 森 悦朗,三谷洋子,山鳥 重:神経疾患患者における日本語版 Mini-Mental State テストの有用性,神経心理学,**1**,pp.82-90(1985)
13) 小海宏之,朝比奈恭子,岡村香織,石井辰二,東 真一郎,吉田 祥,津田清重:日本語版 Mini-Mental State Examination-Aino の重症度判別基準,藍野学院紀要,**14**,pp.60-66(2000)
14) 加藤伸司,本間 昭:Mini-mental state examination,臨床精神医学,**20**,pp.1339-1347(1991)
15) 北村俊則:Mini-Mental State,大塚俊男,本間 昭(監);高齢者のための知的機能検査の手引,pp.3-38,ワールドプランニング(1991)
16) Dick, J. P. et al. : Mini-mental state examination in neurological patients, J. Neurol. Neurosurg. Psychiatry, **47**, 5, pp.496-499 (1984)

17) 谷　向知，藪井裕光：知的機能検査，松下正明（総編集）　浅井昌弘，牛島定信，倉知正佳，小山　司，中根允文，三好功峰（編）：臨床精神医学講座 S 9 アルツハイマー病，pp.175-185，中山書店（2000）
18) Webster, J. S. et al.：A brief neuropsychological screening procedure that assesses left and right hemispheric function, J. Clin. Psychol., **40**, 1, pp.237-240（1984）
19) Tsai, L. and Tsuang, M. T.：The Mini-Mental State Test and computerized tomography, Am. J. Psychiatry, **136**, 4 A, pp.436-438（1979）
20) 金子満雄，杉田フミエ（編著）：脳リハビリテーションの実際―想起認知症の予防と改善プログラム，医歯薬出版（2007）
21) Folstein, M.：Mini-mental and son, Int. J. Geriatr. Psychiatry, **13**, 5, pp.290-294（1998）
22) 船津桂子，金子満雄：前頭葉障害に対する評価と機能訓練の試み，日本早期認知症学会論文誌，**1**, 1, pp.4-17（2007）
23) 川瀬康裕，児玉直樹，志村孚城，金子満雄：早期認知症スクリーニングのためのかなひろいテストの有用性，日本早期認知症学会論文誌，**1**, 1, pp.18-21（2007）
24) Kittner, S. J. et al.：Methodological issues in screening for dementia : the problem of education adjustment, J. Chronic. Dis., **39**, 3, pp.163-170（1986）
25) Crum, R. M. et al.：Population-based norms for the Mini-Mental State Examination by age and educational level, JAMA, **269**, 18, pp.2386-2391（1993）
26) Uhlmann, R. F. and Larson, E. B.：Effect of education on the mini-mental state examination as a screening test for dementia, J. Am. Geriatr. Soc., **39**, 9, pp.876-880（1991）
27) Iverson, G. L.：Interpretation of Mini-Mental StateExamination scores in community-dwelling elderly and geriatric neurosychiatry patients, Int. J. Geriatr. Phychiatry, **13**, pp.661-666（1998）
28) 重森健太，大城昌平，水池千尋，奥山恵理子，志村孚城：MMSE およびかなひろいテスト施行中の前頭前野賦活に関する基礎研究，日本早期認知症学会論文誌，**2**, 1, pp.18-21（2009）
29) 志村孚城，田中有希，奥山恵理子，井上正雄，大杉義彰，田所健太郎，金子満雄：かなひろいテスト時の前頭前野の賦活―近赤外光イメージング法による検討―，日本早期認知症学会論文誌，**1**, 1, pp.40-47（2007）
30) 川島隆太：高次機能のブレインイメージング，医学書院（2003）
31) 福居顯二（監訳）：前頭前皮質，新興医学出版社（2006）
32) 森岡　周：リハビリテーションのための脳・神経科学入門，協同医書出版（2005）
33) 金子満雄：痴呆と前頭葉機能，失語症研究，**10**, 2, pp.127-131（1990）
34) Goldberg, E.（conductor）：A closer look at the Frontal Lobes. The Executive Brain : Frontal Lobes and the Civilized Mind, pp.69-85, Oxford University Press（2001）
35) Albert, M. S. et al.：Preclinical Prediction of AD using neuropsychological test, J. Int. Neuripsychol. Soc., **7**, pp.631-639（2001）
36) Crowell, T. A. et al.：Memory patterns and exercutive functioning in mild cognitive impairment and Alzheimer's disease, Aging Neuropsychol. Cogn., **9**, pp.288-297（2002）
37) 重森健太，水池千尋，大城昌平，志村孚城，堀　勝夫，稲田剛久，平野康二，大垣　介；認知機能検査による転倒予測の可能性―転倒調査と光トポグラフィを使用したワーキングメモリ領域の脳活動測定から―，理学療法学，**35**, 2, p.268（2008）

5. 近赤外分光法の早期認知症脳リハビリテーションへの適用

　本章では，早期認知症に対応した脳リハビリテーションの効果予測に，近赤外分光法を適用する場合の効果的な実験の計画法，実験結果の例，実験結果の解釈などについて記述する。通常，脳へのリハビリテーションの対象は大脳皮質のみならず小脳，脳幹，視床下部，海馬なども対象として施される。しかしながら，本書では，前頭前野の機能低下が初期の特徴として現れる老化廃用型認知症[1,2]や前頭側頭葉変性症（FTLD：frontotemporal lobar degeneration）の中の前頭葉変性症（FLD：frontal lobe degeneration）[3]型認知症などにかかわる前頭前野を研究対象としている。

　従来のリハビリテーションは，施術とそれによる症状の改善についての長年のデータの積み重ねが基本になっており，試行錯誤的なアプローチであった。したがって，新しいリハビリテーションの試みは，経験と勘が頼りとなっていた。しかし，近赤外分光法はこれに対して論理的，科学的アプローチを提供できると考えている。本章は，前頭前野の機能低下が老化廃用型認知症の本質であり，前頭前野機能の回復が認知症の回復になるという理論に基づいたものである。そのために，筆者らは以下の仮説を立て，近赤外分光法を用いた装置を適用し，脳リハビリテーションの効果予測を検証しようとしている。

① 脳リハビリテーションの刺激が，認知症患者や認知症予備軍の脳のある部位を刺激する。その刺激に応答するために，前頭前野へなんらかの刺激が伝わることで，前頭前野が賦活する。

② 脳リハビリテーション中に思考や判断などを必要とする直接的な刺激で，前頭前野が賦活する。

③ ①あるいは②の結果として，脳リハビリテーションによる脳機能回復につながる。

　なお，脳リハビリテーションの種類としては，音楽療法，ゲーム療法，芸術療法について紹介することとする。

5.1　音楽療法（対象者の個人の特性に関する検討）　（田中有希・志村孚城）

　本節では，まず老化廃用型認知症の認知症予備軍や早期の認知症患者に対して音楽療法を

施した結果が近赤外分光法を利用した装置でいかに計測できるかについて言及する。また，実験を行った例をあげることで，音楽療法による早期認知症への脳リハビリテーションの適用の有効性について言及する。

●5.1.1 音楽療法

まず簡潔に音楽療法について説明を行う。音楽療法の定義は数多く存在するが，これから示すのはその考え方の主流の一つである。音楽療法（music therapy）とは，音楽のもっている身体的，心理的，社会的，生理的に作用する機能性を応用し，リハビリテーションや疾患や失調の治癒のため，また疾患および失調患者の生活の質（QOL：quality of life）を上げるために有効な医療行為手段であるとされる[4),5)]。また，臨床医学においては，音楽が介入した精神的に作用する代替医療としての治療法の一種，もしくは心理療法であるともいうことができる。

また，日本音楽療法学会（JMTA：Japanese Music Therapy Association）の定義[6)]においては，「音楽療法とは，音楽のもつ生理的，心理的，社会的働きを用いて，心身の障害の回復，機能の維持改善，生活の質の向上，行動の変容などに向けて，音楽を意図的，計画的に使用すること」となる。これは，全米音楽療法協会（NAMT：National Association for Music Therapy）の定義ともほぼ同じ[4)]であり，現在の音楽療法の基本的な考え方の一つであるといえる。

なお，音楽療法の分類としては，楽器演奏などの活動的音楽療法（能動的音楽療法）と，音楽を聴くなどの受容的音楽療法の二つに分けることができ，対象者が個人か集団かで個人療法と集団療法とに分けることができる。また，音楽療法を利用した療法として，音楽と運動とを組み合わせて心と体に働きかける学習実践である，音楽運動療法[7)]なども存在する。

つぎに，老化廃用型認知症の音楽療法について述べる。認知症の患者に対する音楽療法の有用性について，以下に示すような理由があげられると考えられている。

① 回想による刺激：認知症の進行とともに新しい記憶（現在の記憶）は失われる傾向にあるが，過去の記憶（子供のころの記憶）は残っており，音楽療法による音楽の刺激が，回想のさっかけとなる。

② 音楽のもつリズムによる刺激：人間は，生命維持に必要なリズムをもともと兼ね備えている。このリズムは人間が死ぬ瞬間までもつものである。よって，音楽認知以前（音楽を音楽であると認識する前）に，音楽は人間を刺激すると考えられる。

③ 音楽そのものの力による刺激：音に内在する要素（高さ，強さ，音色）と音楽に内在する要素（メロディや，ハーモニー，リズム）を活用し，認知症患者の心を揺さぶり，脳に刺激を与える。

これらの刺激により認知症患者の身体機能や精神機能を向上させることが，一般的に行われ始めている[4]。なお，本節では，これらの刺激を初期の老化廃用型認知症のリハビリテーションに必要な，前頭前野の刺激として見直すことを考えている。

音楽と医学がいかに密接な関係かを示すために，ここで少し音楽療法の歴史を記す。音楽療法の起源は有史以前までさかのぼることができる。その当時から宗教や医術と音楽が密接に結びついていた。つまり，呪術的に音楽療法が使われていたのである。また，記録として残っている音楽療法は，古代ギリシャのエトス論までさかのぼることができる。なお，エトス論とは，音楽に倫理・心理的な効用を認める考え方である。だが，この当時には音楽療法という言葉で体系化されたものではなかった。その後も，時代とともに音楽と医学は宗教と絡み合いながら発展していった。近代音楽療法は，第二次世界大戦時に，心理的に大きなダメージを受けた兵士を多面的にケアするために，米国陸軍の野戦病院で始められた。そして，医学的治療だけでは得られなかった兵士の精神的回復を音楽療法で実現することとなった。その後，1950年代の同国において，音楽の機能を医療における治療目的で活用することを音楽療法と名づけて体系化してきたものである。

●5.1.2 近赤外分光法を利用した装置による計測データとその意味

本実験で用いる計測機器は近赤外分光法[8]を利用した装置である。装置で測定できるのは酸素化ヘモグロビン濃度（C_{oxy-Hb}：酸素と結合したヘモグロビン），脱酸素化ヘモグロビン濃度（$C_{deoxy-Hb}$：酸素と結合していないヘモグロビン），総ヘモグロビン濃度（$C_{total-Hb}$：$C_{total-Hb} = C_{oxy-Hb} + C_{deoxy-Hb}$），総酸素化率（$SdO_2$：組織の酸素飽和度）の数値である。医学的には，脳における神経活動時において，局所脳血流の上昇に伴い酸素化ヘモグロビンの濃度が上昇し脱酸素化ヘモグロビンの濃度が低下すると説明することができる。しかし，脳の賦活状態を見るにあたり，酸素化ヘモグロビンと脱酸素化ヘモグロビンのどちらに着目すべきかはまだ明確にされていないのが現状である。だが，総ヘモグロビン濃度が増える事象は血液量が増える事象に等しいのは明らかである。さらに，血液量の増加（局所脳血流の増加）はその部位の賦活を示しているといえる。以上の理由により，本節においては，脳機能を見る際には総ヘモグロビン濃度に着目し説明を行う。なお，計測理論の詳細は2章の2.2-2.4節を参照のこと。

●5.1.3 実験方法および手順に関する諸注意

実験に先立ち特に注意した事項を示す。実験を行う際には，被験者に対してタスク以外の他の刺激を与えないようにすべきである。よって，実験を行う環境として最適なのはあまり被験者の興味を引くようなものを置いていない部屋を用意すべきである。また，被験者が極

力安心できるように実験の説明や機器の簡単な説明なども行っておくべきである。特に認知症患者に対する実験の場合，プローブなどを実際に見せ，腕などに押し当てて安全な物であるという認識を確実にもってもらうことも重要である。

上記のような注意をふまえて，実施する実験研究の手順の例は以下のようになる。

① 被験者は椅子に座わり，リラックスできる体勢になってもらう。
② 被験者の前頭前野にプローブを装着して，近赤外分光法を用いた測定装置につなぐ。
③ 被験者に実験のプロトコルに従い実験を行う。
④ タイムスケジュールに沿って取ったデータをパソコンに取り込み，データ処理を行う。

● **5.1.4 実験プロトコルを立てる際の諸注意**

実験に先立ち，プロトコルを立てる際に注意したことを示す。実験プロトコルは，被験者の負担にならない程度に立てるべきである。これは近赤外分光法を利用した装置が他の測定機器に比べて拘束性が低いとはいえ長時間の機器の拘束を伴った実験は身体的に負担がかかってしまい，その負担が鋭敏に反映するため正しいデータを計測できないためである。

なお，各タスクの前には脳の沈静化を図るために十分な休息時間をとる必要がある。これはこれまで実施してきた実験の経験上，脳の活動は徐々に沈静化していくものだと考えられるからである。

● **5.1.5 実験研究1：数値解析法による音楽聴取中の前頭前野機能の賦活状況の評価**

以下に示すのは数値解析法による音楽のジャンルによる脳リハビリテーションの基礎実証実験の一例[9]である。この実験は持ち運びが可能な簡易的な装置である島津製作所の「無侵襲酸素モニタ OM-220」を用いており，データ処理を施すことでリハビリテーションを評価できるかを検討することを目的とする。

(1) 実験方法および手順 実験には大学生のボランティア12名に協力してもらった（表5.1）。内訳としては20代の男性9名と女性3名で，そのうち女性2名（被験者4と5）が音楽を専門的に修得したことがある。

なお，用いた島津製作所製の「無侵襲酸素モニタ OM-220」の特徴は2プローブでの測定ができる装置であることである。また，装置が小型であるため計測場所を選ばないのが特徴である。この装置で得られるデータは数値解析をすることで客観的に脳機能の判定をすることができる。プローブの装着場所は被験者の前頭前野の頭皮部分とする。具体的には，国際脳波学会が標準指定している測定箇所の左前頭前野の Fp.1 と右前頭前野の Fp.2 の2か所とした。

表5.1 実験1の被験者

被験者	性別	音 楽 歴	日常的に聞くジャンル
被験者1	男	授業（中学）	J-POP
被験者2	男	授業（中学）	Anime songs, J-POP
被験者3	男	エレクトーン3週間，授業（中学）	J-POP
被験者4	女	ピアノ	Classic, J-POP
被験者5	女	エレクトーン，ピアノ，クラリネット，声楽	Classic, J-POP
被験者6	男	授業（中学）	J-POP など
被験者7	男	授業（中学）	J-POP
被験者8	男	授業（中学）	J-POP
被験者9	男	授業（小学校）	J-POP
被験者10	女	授業（中学）	J-POP
被験者11	男	授業（中学）	Sound torack, J-POP
被験者12	男	授業（中学）	J-POP

（2） **実験プロトコル**　近赤外分光法を利用した装置を用いて総ヘモグロビン濃度でタスクの評価を行う場合，タスク中の総ヘモグロビン濃度を比較するベースラインとして，閉眼安静時の総ヘモグロビン濃度を計測しなければならない。なお閉眼安静とは，被験者に目をつぶってもらってなにも考えていない状態を示す。この閉眼安静のデータは，数値解析法においてタスク中と平常状態の脳の数値の比較を行うために用いる。直前に計測した数値を使うことで純粋な音楽聴取中のデータの抽出を実現することができる。

具体的なプロトコルは以下のようになる。実験は，閉眼安静を各音楽タスクの前に90秒とり，また音楽タスクはポップスを2曲とクラシックを3曲とした。なお，それぞれの音楽タスクはその曲のイメージを壊さない程度のキリのよいところで演奏を停止させたため，中途半端な秒数となっている。

　　タスク①　閉眼安静（90秒）―ポップス1（68秒）

　　タスク②　閉眼安静（90秒）―ポップス2（168秒）

　　タスク③　閉眼安静（90秒）―クラシック1（146秒）

　　タスク④　閉眼安静（90秒）―クラシック2（91秒）

　　タスク⑤　閉眼安静（90秒）―クラシック3（109秒）

実験で使用した曲の詳細を**表5.2**に示した。ポップス1はB.B.クイーンズの「おどるポンポコリン」，ポップス2が松本晃彦の「Rhythm And Police」，クラシック1がアラム・ハチャトゥリアンの「剣の舞（バレエ『ガイーヌ』の最終幕より）」，クラシック2がルートヴィヒ・ヴァン・ベートーヴェンの「交響曲第5番「運命」（Op.67）」，クラシック3がヴォルフガング・アマデウス・モーツァルトの「アイネ・クライネ・ナハトムジーク（K.525）」である。選曲基準は，20代である被験者の全員が聞いたことのあると思われる曲であることを前提とした。

なお，使用理由は以下のとおりである。「おどるポンポコリン」は，被験者である20代の

5.1 音楽療法(対象者の個人の特性に関する検討) 135

■ 表 5.2 実験使用曲

	曲　名	ジャンル	速　さ	調	拍子
実験1	おどるポンポコリン	J-POP	Allegro vivace	E-dur	4拍子
	Rhythm And Police	Sound track	Allegro vivace	a-moll	4拍子
	剣の舞	Classic	Allegro	C-dur	4拍子
	交響曲第5番(運命)	Classic	Allegro con brio	c-moll	2拍子
	アイネ・クライネ・ナハトムジーク	Classic	Allegro	C-dur	4拍子
実験2	アイネ・クライネ・ナハトムジーク	同　上			
	江戸子守唄	古謡	Andante	a-moll (ヨナ抜き)	4拍子
	マツケンサンバⅡ	J-POP	Allegro	F-dur	4拍子
	北国の春	演歌	Moderato	a-moll	4拍子

＊　なお，表中の J-POP の速度標語は CD などの音源より推察した，おおよそのものである。

人間が懐かしいと感じると思われるアニメの主題歌である。「Rhythm And Police」は，実験当時(2004年)若者の間でヒットしていた映画『踊る大捜査線』の主題歌であり，また歌という要素がないものである。「剣の舞」は，運動会などに使用される曲であるため，子供のころの記憶の思い出が思い出せる(回想法)可能性がある。「運命」はだれでも知っていると思われるいろいろなところで使われるテーマ曲的なクラシックであり，あまり時代や環境に左右されない曲である。「アイネ・クライネ・ナハトムジーク」はモーツァルト療法で使われ，みなに馴染みのある楽曲である。

(3)　数値解析法の手法　表 5.1 で示した被験者1の「おどるポンポコリン」聴取時を例にとり，解析方法を説明する。「おどるポンポコリン」聴取直前の閉眼安静時の無侵襲酸素モニタ出力を図 5.1 に示す。このグラフは時系列のデータであり，横軸は時間〔秒〕であり，縦軸は総ヘモグロビン濃度〔μmol/l〕を表している。

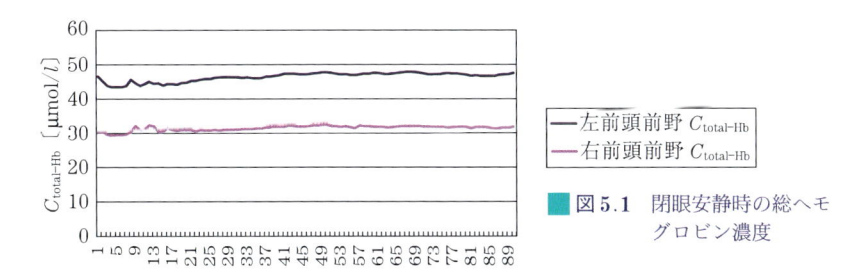

■ 図 5.1　閉眼安静時の総ヘモグロビン濃度

閉眼安静時の平均値である $\overline{C_{\text{total-Hb(relax)}}}$ を求め，曲聴取時のデータから差し引き，$\Delta C_{\text{total-Hb}}(t_i)$ ($t_i = t_1, t_2, t_3, \cdots, t_n$) を求めることで賦活状況を求める。これを式 (5.1) で示す。なお，$\overline{C_{\text{total-Hb(relax)}}}$ を求める際，求めた 90 秒のデータすべてを用いるわけではなく，一番安定した前後 15 秒ほどのデータを用いる。これは，人間は閉眼安静にしている状態でも，絶えず思考をしてしまう特性があるため，一番安定した状態を見極めて，数値を求める必要があるためである。

$$\Delta C_{\text{total-Hb}}(t_i) = C_{\text{total-Hb}}(t_i)_{(\text{music})} - \overline{C_{\text{total-Hb(relax)}}} \tag{5.1}$$

この結果が,**図 5.2** である。

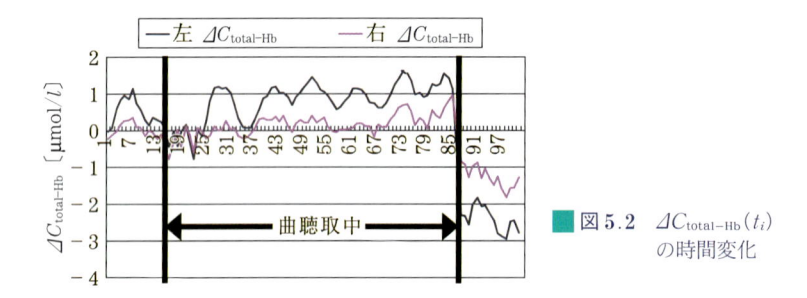

図 5.2 $\Delta C_{\text{total-Hb}}(t_i)$ の時間変化

つぎに,以下の式 (5.2) で,$\overline{\Delta C_{\text{total-Hb}}}$ を求める。

$$\overline{\Delta C_{\text{total-Hb}}} = \sum \frac{\Delta C_{\text{total-Hb}}(t_i)}{n} \tag{5.2}$$

以上の式で求められた $\overline{\Delta C_{\text{total-Hb}}}$ を賦活値とした。なお,求められた賦活値がプラスの値をとっていれば脳内の血液量が平常状態(閉眼安静時)よりも増えた(賦活した)ことを示し,マイナスの値をとっていれば脳内の血液量が平常状態より減った(沈静化した)ことを示す。

つぎに,求めた賦活値を用いどの程度閉眼安静時よりも賦活したのかを調べるために,賦活のパーセンテージを式 (5.3) で求める。

$$賦活度 [\%] = \frac{\overline{\Delta C_{\text{total-Hb}}}}{\Delta C_{\text{total-Hb(relax)}}} \times 100 \tag{5.3}$$

この賦活のパーセンテージを賦活度とした。

さらに,求めた $\overline{\Delta C_{\text{total-Hb}}}$ を基準とし,式 (5.4) で血液量の増減(変動)幅を検討するために標準偏差 (SD) を求める。

$$SD = \sqrt{\frac{\sum (\Delta C_{\text{total-Hb}}(t_i) - \overline{\Delta C_{\text{total-Hb}}})}{n}} \tag{5.4}$$

標準偏差の値が大きくなればなるほど血液量の変動幅が大きいことを示し,刺激により血液量が大きく変化することを示す。

数値解析法では,以上のデータ処理をすることで,前頭前野機能が賦活しているかどうかを調べることができる。

(4) 実験研究の結果 **表 5.3** に各被験者の曲別の賦活値を示す。0.5 以上賦活値が上昇した場合に賦活したと仮定し,それ以上の数値に網掛けを行った。**表 5.4** に各被験者の曲別の標準偏差を示す。0.5 以上の数値に網掛けを行った。さらに,**表 5.5** に各被験者の曲別の賦活度を示す。5% 以上賦活した場合に賦活したと仮定し,それ以上の数値に網掛けを行った。

5.1 音楽療法（対象者の個人の特性に関する検討）　137

■ 表5.3　賦　活　値

	曲　名	被験者1	被験者2	被験者3	被験者4	被験者5	被験者6	被験者7	被験者8	被験者9	被験者10	被験者11	被験者12
左前頭前野	ポンポコリン	0.3	0.2	1.9	0.2	0.5	1	−0.5	−3.2	1	0.2	−4.3	−5.1
	踊る大捜査線	0.5	2.9	1	0.2	0.3	−2.6	0.4	0.3	−4.4	−1.4	−3.4	0.7
	剣の舞	2.3	0.7	0.4	0.6	−0.4	0.1	1	15.2	0.7	−1.1	−1.5	3
	運命	2.6	3.2	1	0.1	0.5	0.8	−1	18.8	1.3	−0.6	0.1	5.9
	アイネ・クライネ	/	/	/	/	/	1.9	1.4	22.6	0.4	−1	−1.2	−8.6
右前頭前野	ポンポコリン	−0.1	−1	2.3	0.2	0.6	−0.8	−1.3	0.3	1.1	3.4	0.2	−0.3
	踊る大捜査線	0.3	−0.1	2.1	0.5	0.4	−0.7	4.8	−15.6	1.4	−0.1	0.6	−2.7
	剣の舞	1.5	−0.9	0.2	0.8	−0.1	−0.1	3.3	−28.8	0.3	−0.6	−0.7	−1.4
	運命	0.6	−4	0.6	−0.5	0.1	0.4	1.8	−34.8	0.6	−0.3	−0.3	−2.3
	アイネ・クライネ	/	/	/	/	/	2.1	1.3	−34.7	0.6	−0.7	0.1	1.1

＊　賦活値が0.5以上増えた場合にピンクの網掛けを行った。

■ 表5.4　標　準　偏　差

	曲　名	被験者1	被験者2	被験者3	被験者4	被験者5	被験者6	被験者7	被験者8	被験者9	被験者10	被験者11	被験者12
左前頭前野	ポンポコリン	1.2	0.7	0.3	0.2	0.3	0.4	0.5	2.3	0.7	0.6	1.6	1.9
	踊る大捜査線	0.6	0.8	0.5	0.2	0.3	0.6	0.5	1.4	0.7	0.5	0.7	5.1
	剣の舞	0.3	1	0.5	0.1	0.6	0.8	0.5	0.9	0.3	0.6	0.7	8.4
	運命	0.7	0.9	0.5	0.2	0.4	0.7	0.3	0.3	0.5	1	12.5	
	アイネ・クライネ	/	/	/	/	/	0.6	0.3	0.6	0.4	0.7	1.1	2.6
右前頭前野	ポンポコリン	0.6	1.7	0.3	0.2	0.2	0.6	0.6	1.5	0.5	3.8	0.5	0.8
	踊る大捜査線	0.4	0.5	0.6	0.3	0.5	0.6	1.4	2.3	0.6	0.5	0.5	0.6
	剣の舞	0.3	0.4	0.6	0.4	0.3	0.8	0.7	0.9	0.8	0.5	0.4	0.7
	運命	0.4	1.2	0.4	0.2	0.3	0.8	1.3	0.4	0.9	0.6	0.5	0.4
	アイネ・クライネ	/	/	/	/	/	0.7	0.7	0.7	0.9	0.5	0.4	1

＊　標準偏差が0.5以上変化した場合にピンクの網掛けを行った。

■ 表5.5　賦　活　度

	曲　名	被験者1	被験者2	被験者3	被験者4	被験者5	被験者6	被験者7	被験者8	被験者9	被験者10	被験者11	被験者12
左前頭前野	ポンポコリン	2.0	−0.5	4.0	0.5	0.9	2.2	−1.1	0.4	1.7	0.4	−5.2	−5.1
	踊る大捜査線	0.7	5.3	2.2	0.4	0.5	−4.3	0.8	−5.6	−8.1	−2.3	−4.3	0.7
	剣の舞	6.3	1.6	1.0	1.3	−0.7	0.1	2.7	25.3	1.5	−2.1	−2.1	3.0
	運命	7.2	5.3	2.3	0.3	1.1	1.4	−3.6	31.3	2.8	−1.2	0.2	5.9
	アイネ・クライネ	/	/	/	/	/	3.8	5.1	37.7	0.7	−2.0	−1.6	−8.6
右前頭前野	ポンポコリン	0.9	1.3	10.9	0.6	2.3	3.5	11.4	1.8	7.1	11.4	0.7	−0.3
	踊る大捜査線	1.7	0.5	11.1	1.8	0.5	−3.3	34.6	−86.4	11.4	0.0	1.8	−2.7
	剣の舞	14.3	−2.5	1.1	3.4	−0.2	−0.3	30.5	159	1.7	−2.0	−2.5	−1.4
	運命	6.6	−11.1	4.1	−2.0	0.4	1.9	20.8	−192	3.2	−0.9	−1.1	−2.3
	アイネ・クライネ	/	/	/	/	/	7.8	17.0	−191	1.9	−2.4	0.2	1.1

＊　賦活度が5％以上の上昇をした場合にピンクの網掛けを行った。

さらに，曲別の賦活度の人数より表5.6を求めることができる。また，音楽の専門的な修得があるかどうかの有無で分け表5.7を求めることができる。

■ 表5.6 曲別の賦活度

	おどるポンポコリン	踊る大捜査線	剣の舞	運命	アイネ・クライネ
右脳	0/12 (0%)	1/12 (8.3%)	2/12 (16.7%)	4/12 (33.3%)	2/7 (28.6%)
左脳	3/12 (25%)	3/12 (25%)	2/12 (16.7%)	2/12 (16.7%)	2/7 (28.6%)

■ 表5.7 音楽の専門的な修得の有無での賦活度

	おどるポンポコリン		踊る大捜査線		剣の舞		運命		アイネ・クライネ	
	修得者	非修得者	修得者	非修得者	修得者	非修得者	修得者	非修得者	修得者	非修得者
右脳	0/2 (0%)	0/10 (0%)	0/2 (0%)	1/10 (10%)	0/2 (0%)	2/10 (20%)	0/2 (0%)	4/10 (40%)	／	2/7 (28%)
左脳	0/2 (0%)	3/10 (30%)	0/2 (0%)	3/10 (30%)	0/2 (0%)	2/10 (20%)	0/2 (0%)	2/10 (20%)	／	2/7 (28%)

(5) 実験研究の考察　表5.3より，賦活しやすい人はどの曲でも賦活する場合が多い（被験者1，3，7，9）が賦活しにくい人はどの曲においても賦活しにくい（被験者10，12）ことがいえる。このことより，脳が賦活しやすい人としにくい人がいることがわかる。また，賦活するのは曲の種類による被験者（被験者3，4，5，9）や，片方のみが賦活する被験者（被験者2，8）もいる。これは，その人に合う曲，合わない曲があると考えられる。

表5.4より，賦活値や賦活度と標準偏差の結果は必ずしも一致しないことがいえる。賦活値や賦活度があまりよくなくても血液量の変化が激しい人間（被験者6，7，8，9，10）はいる。これは賦活値や賦活度が平均値をとるのに対して，瞬間だけでも脳がよく働いているとも考えられるので，この数値が高い場合もよく賦活したともいえる。また，左前頭前野の数値の変動が激しい傾向にあることがいえる。

表5.5の結果はほぼ表5.3の結果と変わらない。つまり，賦活値と賦活度の結果はほぼ一致することがわかる。さらに，表5.6よりクラシックを聴くと左脳が賦活する可能性が高いことがわかる。また，モーツァルトは賦活する可能性が高い。ポップスを聴くと右脳が賦活する可能性が高いことがいえる。表5.7より，音楽を専門的に修得した人間は音楽を聴いただけでは脳は賦活しない可能性が高いことがいえる。

(6) 実験研究1のまとめ　以上の考察より以下のまとめをすることができる。

- 音楽リハビリテーションでは，前頭前野が賦活しやすい人としにくい人がいる。
- その人の前頭前野を賦活させるのに最適な曲がありそうだ。
- クラシックで右脳は賦活する。

・全体的に血液量の変動が激しいのは左脳である。
・音楽を専門的に修得した人間は音楽を聴いただけでは脳は賦活しない。

これらの結果より，今回の簡易的な装置の実験で数値解析法を使い，リハビリテーションの評価検討ができることがわかる。指標の賦活度を用いて評価検討する場合，賦活値と賦活度の結果はほぼ一致するのでどちらか一方の数値を用いればよいことがわかった。

●5.1.6　実験研究2：画像診断法による音楽聴取中の前頭前野機能の賦活情報の評価

以下に示すのは画像解析による音楽のジャンルによる脳リハビリテーションの基礎実証実験の一例[10]である。この実験は，前頭前野をすべて覆うことができ即時に画像解析が行えるマルチチャネルの装置「NIR-Station OMM-3000」を用い，リハビリテーションを評価できるかを検討することを目的として実施した。

（1）実験方法および手順　実験方法は実験研究1とほぼ同様であるため省略する。実験対象者の被験者は，早期認知症の病院に来院した患者6名，およびその病院のスタッフ2名の，計8名である。被験者の詳細データを表5.8に示す。

表5.8　被験者の属性

被験者		性別	年齢	体調	病歴	MMSE	音楽歴
被験者1	認知症	男性	83	普通	なし	16	なし（歌を歌うことが上手）
被験者2		女性	90	普通	なし	20	あり（民謡）
被験者3		男性	63	普通	なし	—	あり（ハーモニカ）
被験者4		男性	64	普通	なし	23	あり（家族で聞く程度）
被験者5		女性	68	普通	なし	14→16	なし（娘がピアノ講師）
被験者6		女性	75	良好	なし	—	なし
被験者7	正常	男性	70	良好	なし	—	あり（バイオリン演奏・オーケストラ会員）
被験者8		女性	45	良好	なし	—	あり（ピアノ）

＊　色付きのセルは認知症患者のデータである。

本実験で用いた装置は近赤外分光法を利用した装置「NIR-Station OMM-3000」である。NIR-Stationは2プローブでの測定だったOM-220とは違い，マルチチャネルで測定でき脳の賦活状況を即時画像として見ることができる。そのため，直感的にだれでも脳機能の判定をすることができるのが特徴である。また，OM-220が前頭前野部の2か所のみであったのに対して，OMM-3000では前頭前野部全体の測定を行うことができる。

プローブの装着場所を図5.3に示す。なお，プローブは被験者の頭頂部と鼻を結んだ線を縦方向の基準とする。また，国際脳波学会の基準箇所である前頭前野の測定箇所を覆うようにし，眉の上を横軸の基準とし装着するものとする。ただし，被験者により額の形などが異なる場合は，実験結果に影響を及ばさない程度に装着場所を工夫した。

140   5. 近赤外分光法の早期認知症脳リハビリテーションへの適用

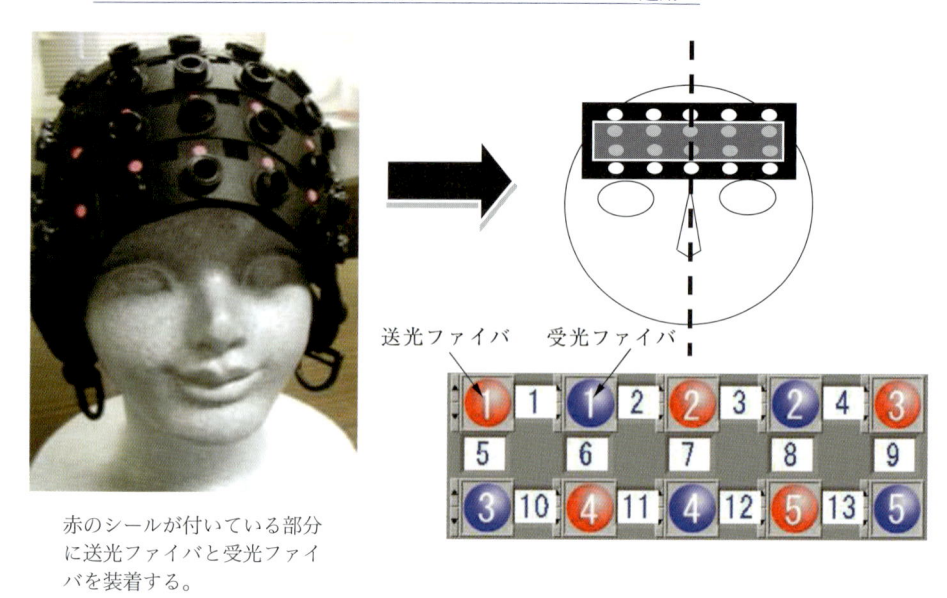

赤のシールが付いている部分に送光ファイバと受光ファイバを装着する。

■図5.3　プローブ装着場所

（2）　実験プロトコル　　実験プロトコルの立て方は，実験研究1とほぼ同様である。実験は，閉眼安静を各音楽タスクの前に90秒とり，また音楽タスクはクラシックを1曲，古童謡を1曲，J-POPを1曲，演歌を1曲とした。高齢者の負担が増えることにより正確なデータがとれないと考えたため，総曲数を4曲とした。具体的には以下のプロトコルとなる。

　　タスク①　閉眼安静（30秒）―アイネ・クライネ・ナハトムジーク（90秒）
　　タスク②　閉眼安静（30秒）―江戸子守唄（90秒）
　　タスク③　閉眼安静（30秒）―マツケンサンバⅡ（90秒）
　　タスク④　閉眼安静（30秒）―北国の春（90秒）

なお，実験2では演奏を90秒で停止させた。音楽のくぎりのよいところで停止しなかった理由は，装置の設定上の問題である。なお閉眼安静とは，被験者に目をつぶってもらってなにも考えていない状態を示す。

実験での使用曲の詳細は表5.2に示した。使用楽曲は，ヴォルフガング・アマデウス・モーツァルトの「アイネ・クライネ・ナハトムジーク（K.525）」，日本の伝承歌でありヨナ抜き音階（今回は短音階）で作られている「江戸子守唄」，松平健の「マツケンサンバⅡ」，千昌夫の「北国の春」である。なお，選曲基準は以下のとおりである。「アイネ・クライネ・ナハトムジーク」は実験研究1のデータにより賦活しやすい曲であると推定できた。「江戸子守唄」はお年寄りになじみのある童謡の中から地域を限定せずに知れられている懐かしい曲である。「マツケンサンバⅡ」は実験当時流行していた曲のなかでお年寄りに馴染みが少しはありそうなアップテンポの曲である。「北国の春」は臨床の現場医師（金子満雄氏）の

5.1 音楽療法（対象者の個人の特性に関する検討） 141

話より，多くのお年寄りが喜ぶ曲であると推定した曲であった。

なお，本研究では被験者のモチベーションを高めるため，曲聴取中に曲に関するアンケートに回答してもらった。アンケート内容は「曲の既知（知っている・知らない），趣向（好き・嫌い），雰囲気（明るい・暗い），リズム（楽しい・悲しい・勇ましい）」とした。なお，雰囲気とリズムの質問に関しては，三大構成要素「リズム，メロディ，ハーモニー」のうち「リズム，メロディ」に相当する。

（3） 実 験 結 果

（a） **画像解析結果** 各被験者の特徴的な賦活画像（静止画）を**表 5.9** に示す。この結果による各被験者の傾向を**表 5.10** にとりまとめた。

表 5.9 各被験者の特徴的な画像

被験者	アイネ・クライネ・ナハトムジーク	江戸子守唄	マツケンサンバ	北国の春
被験者 1				
被験者 2				
被験者 3				
被験者 4				
被験者 5				
被験者 6				
被験者 7				
被験者 8				

なお，表における賦活の色は以下のとおりである。

賦活強 ← ← ← ← 基準 → → → → 賦活弱

■ 表5.10 各被験者の特徴

被験者	特　　徴	パターン
被験者1	・最初は，賦活するように見えるが，後は音楽に関係なく，徐々に下がる ・音楽聴取中は，正中の部分は賦活度が低い ・閉眼安静中は，正中の部分が賦活する ・右前頭葉が賦活しない	A
被験者2	・変動が顕著なのは正中部分で，つぎに左前頭葉である ・マツケンサンバに極端に変化している（賦活しなくなる）部分がある	B
被験者3	・変動をあまりしないが，正中部分に曲修得時に極度の変化（賦活と無賦活を繰り返す）がみられる ・正中部分のみ賦活する	B
被験者4	・変動が顕著なのは正中部分で，つぎに左前頭葉である ・正中部分はマツケンサンバあたりから賦活しなくなる	A
被験者5	・曲を聴いているうちに，徐々に賦活するようになった ・マツケンサンバで，いきなり少し変動するようになるが，総ヘモグロビン濃度にはあまり変化がない	C
被験者6	・アイネ・クライネ・ナハトムジークでのみ賦活する ・どこが賦活するというより，全体的に賦活していない ・リズムを取るのと同時に小刻みに血液量が変化した ・リズムを取り，身体を動かしているせいか，側頭葉のヘモグロビン濃度が変化した	C
被験者7	・賦活をまったくしない。むしろ音楽を聴取するとヘモグロビン濃度が落ちる ・酸素化ヘモグロビンが消費される傾向がある	D
被験者8	・アイネ・クライネ・ナハトムジークで賦活した後，下がらない ・マツケンサンバで正中部分が下がるが，右前頭葉が賦活する ・全体的に賦活している ・北国の春で賦活しなくなる	C

結果を簡潔にまとめると，以下のとおりになる。

- 「アイネ・クライネ・ナハトムジーク」では賦活するが，「江戸子守唄」で賦活しなくなる人がいる（パターンA：被験者1, 4）。
- 中心部は賦活したままだが，まわりが賦活しなくなってくる傾向が強い（パターンB：被験者2, 3）。
- 「北国の春」で賦活しなくなる（パターンC：被験者5, 6, 8）。
- どんな曲でも賦活しない（パターンD：被験者7）。

これらの結果から，パターンAおよびBが認知症患者の固有の反応であり，パターンCおよびDが健常者の反応であると考えた。なお，図5.4には，パターンを比較しやすいように各パターンから被験者1名を選出し，その静止画像を掲載した。

（b）　**アンケート結果**　　アンケートの調査結果を表5.11に示す。実験中に実施したアンケートは音楽に集中してもらうために実施したものであったが，興味深い傾向が見られたので以下に記述する。

それは，「江戸子守唄」に関してのみ，認知症患者と正常者の楽曲に対する意見がまった

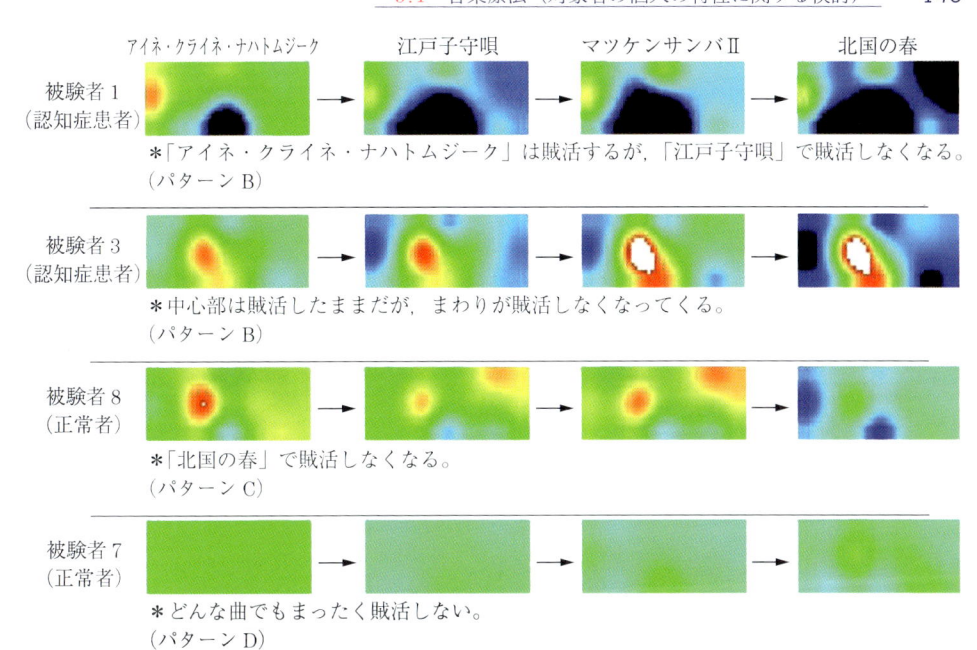

5.1 音楽療法（対象者の個人の特性に関する検討）

被験者1
（認知症患者）　アイネ・クライネ・ナハトムジーク → 江戸子守唄 → マツケンサンバⅡ → 北国の春

＊「アイネ・クライネ・ナハトムジーク」は賦活するが，「江戸子守唄」で賦活しなくなる。
（パターン B）

被験者3
（認知症患者）

＊中心部は賦活したままだが，まわりが賦活しなくなってくる。
（パターン B）

被験者8
（正常者）

＊「北国の春」で賦活しなくなる。
（パターン C）

被験者7
（正常者）

＊どんな曲でもまったく賦活しない。
（パターン D）

図5.4　実験結果の代表例

表5.11　アンケート結果

		被験者1	被験者2	被験者3	被験者4	被験者5	被験者6	被験者7	被験者8
アイネ・クライネ・ナハトムジーク	既知	知っている	知っている	知っている	知っている	知っている	知っている	知っている	知っている
	趣向	好き	△	好き	好き	好き	好き	好き	好き
	雰囲気	明るい	明るい	明るい	明るい	明るい	明るい	明るい	明るい
	リズム	楽しい	楽しい	楽しい	楽しい	楽しい	勇ましい	楽しい	勇ましい
江戸子守唄	既知	知っている	知らない	知っている	知らない	知っている	知っている	知っている	知らない
	趣向	好き	好き	好き	好き	好き	好き	好き	好き
	雰囲気	明るい	明るい	△	明るい	明るい	暗い	暗い	暗い
	リズム	楽しい	×不適合	×懐かしい	楽しい	楽しい	悲しい	悲しい	悲しい
マツケンサンバ	既知	知っている	知っている	知らない	知らない	知っている	知っている	知っている	知っている
	趣向	好き	嫌い	好き	△	好き	好き	嫌い	嫌い
	雰囲気	明るい	明るい	明るい	明るい	明るい	明るい	明るい	明るい
	リズム	楽しい	楽しい	楽しい	楽しい	勇ましい	楽しい	楽しい	楽しい
北国の春	既知	知っている	知っている	知っている	知っている	知っている	知っている	知っている	知っている
	趣向	好き	好き	好き	好き	好き	好き	好き	好き
	雰囲気	明るい	×懐かしい	暗い	明るい	明るい	明るい	明るい	明るい
	リズム	楽しい	楽しい	×懐かしい	楽しい	楽しい	楽しい	悲しい	楽しい

＊　ピンクのセルは認知症患者のデータである。
＊　黄色のセルは特殊な反応を示している部分である。

く違うという点である。「江戸子守唄」は西洋楽曲的にあえていうならばa-mollに近い調（ヨナ抜き短音階の江戸子守唄を実験には使用した）であるので，雰囲気は「暗い」と答えるのが正常である。だが，認知症患者は「明るい」と全員答えている。また，「江戸子守唄」のリズムは4拍子のゆっくりしたスピードであるため，悲しい雰囲気となるのが正常である。だが，認知症患者は「楽しい」と総じて答えている。このような曲に関する感受性と認知症の種類や欠落部位などの関係を詳しく調査することで，音楽刺激による診断の可能性もあると考えられる。

（4） ま と め　実験研究2より，以下のようなまとめをすることができる。

1. 脳が賦活しやすい人としにくい人がいる。
   脳が賦活しやすい人はどの曲でも賦活する場合が多いが，賦活しない人はどの曲においても賦活しにくい。
2. 賦活するのは曲の種類による人がいる。
   その人にあう曲，あわない曲があると考えられる。
3. 認知症患者は途中で疲れるのか，賦活しなくなる。
   賦活していてもなんらかの要因で，賦活が停止する。
4. 認知症患者は，正中部分になんらかの反応がある。
   極端に賦活するか，極端に賦活しなくなる。

●5.1.7　個人の特性に関する検討のまとめ

（1）　**実験研究のまとめ**　実験1，実験2の結果より，「音楽療法」に関しては以下のまとめをすることができる。

実験1および実験2のいずれの結果からも，音楽療法で脳（前頭前野）が賦活しやすい人としにくい人がいることがわかった。また，クラシックでは右脳が賦活することもわかった。

また，個人個人で前頭前野を賦活させるのに最適な曲があることが示唆された。さらに，過去に音楽を専門的に修得した人間は音楽を聴いただけでは脳は賦活しないこともわかった。また，認知症患者は途中で疲れるのか賦活しなくなることや，脳の正中部分になんらかの反応が必ずあることがわかった。

（2）　**音楽療法から見た近赤外分光法を利用した装置による脳リハビリテーション効果の測定**　脳が賦活しているかどうかは，近赤外分光法を利用した装置で測定することができることが証明された。また，本実験におけるモーツァルトの楽曲同様，有効であるといわれている脳リハビリテーション方法でも認知症の度合いや各個人の特性でまったく有効でない可能性がある。

よって，近赤外分光法を利用した装置を使えば患者ごとの療法の選択ができる可能性がある。つまり，認知症患者に対する脳リハビリテーションは各個人の特性で効果が違うため，近赤外分光法を利用した装置を使用してより効率がよいリハビリテーションの方法を取捨選択できるようになると考えられる。

（3）　近赤外分光法を利用した装置による異なる計測方法および解析の比較　2プローブで小型である「OM-220」では，データを数値解析をすることで客観的に脳機能の判定をする。この方法は実検現場での判定はできないが，データは血流量の変化を示す時系列データとしてとらえて，タスク内平均値，標準偏差などを導出してリハビリテーションの効果判定に用いることができる。

一方，マルチチャネルの「NIR-Station OMM-3000」では，脳の賦活状況を即時画像として見ることで，直感的な判定ができる。タスクの中のその時々で被験者にそのリハビリテーションがあうかあわないかの診断ができる。また，各チャネルのそれぞれのデータは血流量の変化を示す時系列データであるので，上述と同様な数値解析をすることも有効である。

実験機器により，最適な計測方法，処理方法がある。その機器の特徴を生かし，解析を行えば，有効なデータが得られるといえる。

謝　辞

実験に協力下さった金子クリニックの金子満雄医師，元NPO法人ウェルネスサポートの奥山惠理子理事長およびスタッフの皆様そして被験者のボランティアの皆様に心からお礼申し上げます。また，実験装置でお世話になった島津製作所の皆様，および独立行政法人産業技術総合研究所の福田修様にお礼申し上げます。

5.2　音楽療法（対象者の聴取態度に関する検討）　　（灰田宗孝・近藤真由）

音楽の効果には大きく分けて，鎮静効果と，賦活効果がある。認知症の治療としての音楽療法には，この賦活効果が期待されている。

認知機能には，前頭前野がかかわっているとされ，川島らは，単純計算などワーキングメモリを使用するタスクが，認知機能の向上をもたらすという[11]。また廣川は，高齢者のワーキングメモリに音楽が及ぼす影響を調査しているが，残念ながら明確な関係は示されなかったものの，好みの音楽によって覚醒レベルが上がり，緊張の軽減などにも有用であったと報告している[12]。

現在，日本の高齢者施設では，不安，焦燥，抑うつなどの認知症の周辺症状の改善や，コミュニケーション能力の向上，楽しみ，生きがいの場として音楽療法が導入されているが，

経験的，感覚的なアプローチが主である。

そこでわれわれは，音楽が前頭前野に与える影響を近赤外分光法を用いて理論的に検討した。前頭前野は本書の対象とする老化廃用型認知症の初期段階において，重要な役割を果たす部位である。音楽による前頭前野の賦活化が認められれば，どのような条件下でより賦活化されるのかなどの詳細な検討を進め，より有効な形での音楽療法の実施が実現可能となることが期待される。

したがって，本節では，音楽聴取により前頭前野が賦活化されるか，される場合にはどのような条件が必要かを明らかにする。そのうえで，認知症患者の認知機能の改善（前頭葉賦活化）に音楽療法が有効か否かを検討した結果を紹介する。

● **5.2.1 方　　　　法**

（1）**被　験　者**　一般健常成人15名（男性2名，女性13名，全員右利き），平均年齢23.5（±3.2）歳であり，いずれも大学生ボランティアである。

（2）**実 験 装 置**　使用した近赤外分光法の装置は，日立メディコ製光トポグラフ（ETG-100）である。装置は780 nmと830 nmの近赤外光を用い，各光源は異なった周波数で振幅変調され，検出は位相敏感回路（PSD）を用いた狭帯域増幅器により光源を判別しているので，どの光源からきた光かを同定できる。

プローブは図5.5に示すように，被験者の前頭部に設置した。図5.6にプローブの配置を示す。赤は光源ファイバ，青は検出ファイバである。赤と青のファイバの間の24か所の吸収が測定される。それを2次元でカラー画像化したものが光トポグラフである。ヘモグロビンの吸収係数が酸素との結合の有無により変化するため（図5.7），2波長に対する吸収か

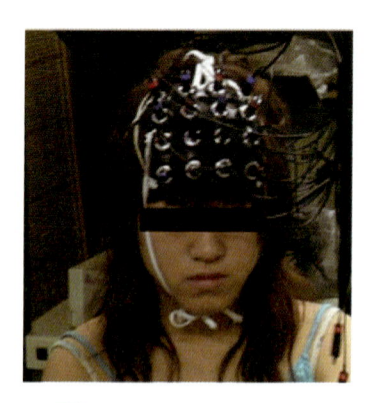

■図5.5　被験者とプローブ

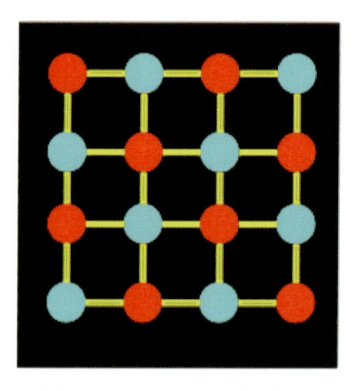

赤色は光源ファイバの位置を，青色は検出ファイバの位置を示している。

■図5.6　プローブの配置

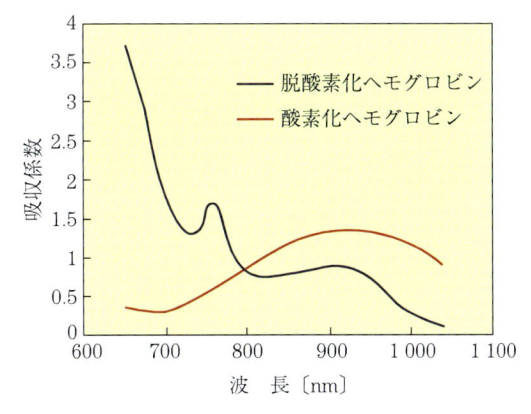

図5.7 ヘモグロビンの吸収係数の波長依存性

ら，酸素化ヘモグロビン，脱酸素化ヘモグロビン濃度を計算できる。

しかし，そのとき，生体内での光の強い散乱のため，実際に光が光源から検出器まで進んだ距離（光路長）が求められない。そのため，測定によって求められた酸素化ヘモグロビン濃度，脱酸素化ヘモグロビン濃度の絶対値は求められないが，相対的変化は求められる。以上より，前頭部に設置したプローブにより前頭前野のヘモグロビン濃度変化を測定し，酸素化ヘモグロビン濃度，総ヘモグロビン濃度が増加し，脱酸素化ヘモグロビン濃度が低下する領域を脳代謝の増加した部分，つまり，脳の賦活化部位として測定した。

（3）**プロトコル** 実験プロトコルを図5.8に示す。脳機能測定に用いたプロトコルは，タスクA，タスクBをそれぞれ1分間ずつ，交互に提示するABABAブロックデザインで実施した。したがって，一連のタスクを実施するには5分間かかる。タスクA，Bで使用した音楽は，J. S. Bach作曲，「平均律クラヴィーア曲集第1巻第1番ハ長調」のプレ

図5.8 実験プロトコル

リュードの冒頭1分間であり，あらかじめMIDIで人工的に作成し，グランドピアノの音で演奏させたものを使用した。タスクA，Bともに同一の音楽を聴取しながら，タスクAではBGM的に聞き流すように聴取し，タスクBでは集中して注意して音楽に聴き入るという，主として聴取する態度のみを変化させた。つまり，音刺激として用いた音楽は，まったく同一の曲である。

音楽聴取は，可能な限り外界の音を遮断し，音楽に集中して聴き入ることを目的に，両耳より密閉式イヤフォン（Sony製　ステレオイヤレシーバMDR-EX 51 LP）を使用した。

●5.2.2　解 析 方 法

（1）　賦 活 値　得られた結果は，3回のタスクA（受動的にBGM的に聴取したとき）と2回のタスクB（能動的に積極的に聴取したとき）をそれぞれ時間ごとに積算し，積算回数で除した平均$<A>$，$<B>$を求め，$<B>-<A>$を計算し，賦活値とした。以下に，計算式を示す。

$$<A(t)>=\frac{SA(t)+SA(t+120)+SA(t+240)}{3},$$

$$<B(t)>=\frac{SB(t+60)+SB(t+180)}{2}$$

この計算式から求められた値が正であれば，タスクB（能動的聴取時）での脳血流はタスクA（受動的聴取時）より多いこととなる。このように差を求める理由は真の脳内のヘモグロビン変化を測定するためである。頭蓋骨の外から照射した光は脳のみではなく，頭皮，頭蓋骨，筋などを通ってくるため，脳内での変化を純粋に取り出すことが困難となる。しかし，頭皮や頭蓋骨の吸収はタスクA，Bにかかわらず一定と考えられるので，タスクA，タスクBの差をとることで，AとBの違い，つまり脳内の純粋な酸素化ヘモグロビンの信号変化のみが検出されると考えた。

（2）　賦 活 化 率　タスクBで脳血流が賦活化された例数（賦活値の値が正を示した例）を被験者総数で割り，賦活化率とした。

（3）　賦活化面積率　能動的音楽聴取（タスクB）によって脳血流の増加した部位（賦活化部位）の面積を，測定領域全体の面積に対する割合として表示する「賦活化面積率」を求めた。

●5.2.3　結　　　　果

（1）　2次元画像例　結果の一例を図5.9に示す。4×4のプローブを前頭部に装着し，測定した結果のトポグラフ像である。向かって右側が，大脳前頭葉の左側を示し，図の下側

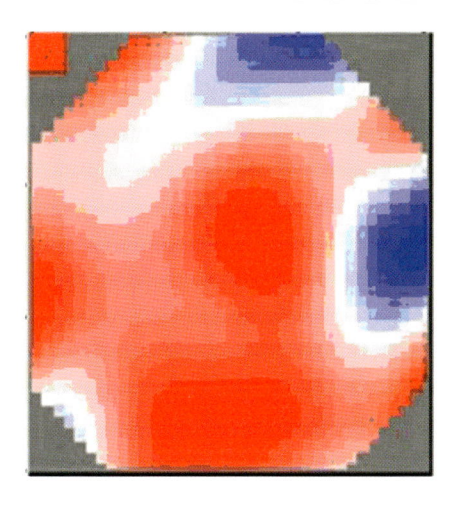

図 5.9 能動的聴取時の前頭前野の賦活化の一例

が前頭葉下部を示している。このように赤色に反応しているところが，タスク A と比較しタスク B の能動的聴取時に賦活化された部位である。このように広範に活性化する例と，比較的賦活化の範囲の狭い例とがみられたが，15 名中 15 名（100%）で，B のタスク（能動的聴取）中に前頭前野の賦活化が認められた。

（2）**賦 活 値**　絶対値が求められないので，それによる検討は意味をなさない。そのためつぎに示す賦活化率で検討を行った。

（3）**賦活化率**　程度の差はあれ，15 例中 15 例で賦活化されており，統計的にも有意であった（$p<0.0001$）。

（4）**賦活化面積率**　脱酸素化ヘモグロビン，総ヘモグロビンの結果を表 5.12 に示す。

表 5.12　賦活化面積率（脱酸素化ヘモグロビン，総ヘモグロビン）

被験者	脱酸素化ヘモグロビン			総ヘモグロビン		
	賦活化部位	全体	賦活化面積率	賦活化部位	全体	賦活化面積率
1	16 283	57 329	28.4	16 424	57 823	28.4
2	30 738	58 046	53.0	36 079	58 229	62.0
3	27 369	57 694	47.4	26 326	58 209	45.2
4	10 980	57 981	18.9	22 624	57 948	39.0
5	6 078	58 028	10.5	16 934	57 443	29.5
6	4 927	57 927	8.5	1 436	57 472	2.5
7	4 397	57 814	7.6	5 176	57 965	8.9
8	2 602	57 431	4.5	21 510	57 254	37.6
9	8 035	58 710	13.7	12 627	57 486	22.0
10	5 484	58 252	9.4	7 215	57 981	12.4
11	17 549	58 052	30.2	25 703	58 372	44.0
12	43 369	57 517	75.4	13 440	57 484	23.4
13	16 757	57 564	29.1	13 024	57 433	22.7
14	6 420	57 491	11.2	16 335	57 319	28.5
15	14 911	57 549	25.9	13 741	58 097	23.7
平均	14 393.3	57 826.2	24.9	16 572.9	57 767.7	28.7

このように15名例全例がタスクBの能動的聴取時に賦活化していた。しかし，総ヘモグロビンの賦活化面積率を図5.10に示すが，賦活化面積率には10-60%と個人差が認められ，幅広い分布を示した。他のタスクでも同様に，大脳前頭前野の賦活化領域の大きさには個人差があることは知られている。賦活化面積率2.5%と低い値を示した被験者が1名いたが，終了後の主観調査によると，実験者の指示どおりに受動的，能動的と聴取方法を変えることができなかったと答えているため，これらが影響したものと考えた。

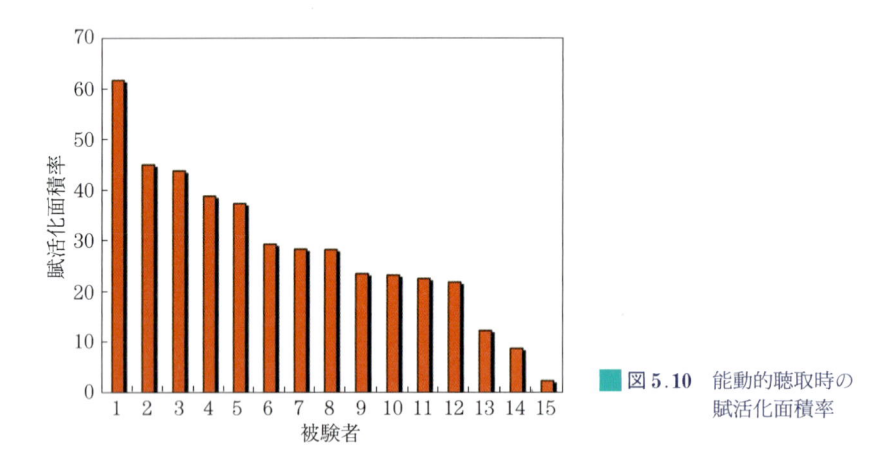

図5.10 能動的聴取時の賦活化面積率

●5.2.4 考　　　察

（1）BGMとしての音楽　　本研究では，タスクA，Bともにまったく同一の音楽を使用している。したがって，耳から入ってくる聴覚情報はまったく同じでありながら，音楽に集中，注意して聴き入るという聴取者の心構え，態度の違いのみで，前頭前野の賦活化をもたらすことが近赤外分光法によって示された。

すなわち，タスクA聴取時のように単にBGMとして音楽を聞いている状態，例えば作業や勉強など他のことに意識を集中させながら音楽を聞いている場合や，病院の待合室でBGMとして音楽が流されている場合，これらのときは，脳は聴覚刺激として音楽を受け取ってはいても，音楽によって前頭前野が賦活化されているという可能性は考えにくい。そのような場合の音楽聴取は，外界の雑音をマスキングする，場の雰囲気をよくする，気分転換などの効果はあっても，それ以上の効果は期待されにくいので，音楽療法とはいえないと思われる。なぜなら，音楽療法とは，なんらかの行動，情動の変容を目的として，音楽を意図的に用いるものをさすためである。

したがって，正規の理由，目的のもとに実施され，なぜこの音楽を使うのか，なんのために，どんな行動変容，感情変化をねらってこのような活動を行うのかまで十分に検討され，音楽が用いられるもののみが音楽療法といえる。つまり，単なるBGMの域を超えない聴取

では，音楽療法とはいえない。しかし，街中や電車の中で多くの人がイヤフォンなどで音楽を聴取している様子を見ると，万人に広く，最も身近な方法で取り入れられている音楽聴取の意義を感じさせられる。音楽には，前述のように，鎮静効果としての，簡便なリラックス，気分転換などの効用を得られる力がある。

では，そのような音楽を使って，認知症の患者を対象とする場合には，どのような方法で音楽療法を施すのが最も有効な方法であろうか。

音楽には，鎮静効果と賦活化させる効果の両側面があるが[13),14)]，認知症の中核症状である記憶力の向上を目的とする場合には，やはり音楽による前頭葉の賦活化，すなわち音楽による賦活化を目的として実施するのが有効と考える。また，認知症患者には個々にそのような明確な目的をもって行うべきであり，認知症の周辺症状の改善，情緒の安定などの目的を達成すべく個々に組み立てられたセッションプログラム，選曲で実施すべきである。そこで，近赤外分光法で明らかとされたように，認知機能の改善を目的とした，前頭前野の賦活化が期待されるような音楽療法を行う場合の注意点について，つぎに能動的，受動的，それぞれの音楽聴取（療法）スタイルに分けて示す。

（2）**能動的音楽聴取**　本研究の結果から，たとえ音楽療法士が，個々の患者に応じた明確な目的をもって楽曲，活動を選択したとしても，患者本人が意思・意欲をもって参加するか否かで得られる結果がまったく違ってくるという可能性が示唆された。このような結果は，容易に想像できることではあるが，本研究のように客観的指標をもって明らかにすることに意義があると考えている。いかによい活動をするか，患者の気分や好みに適した音楽を提供できるか，個々の患者の容態，様子を見極め，適切な目標を立てられるか，など音楽療法士の手腕を問われるところではあるが，さらに，いかに患者の気持ちを高められるか，参加意欲をかき立てられるか，集中を持続させられるか…などという技術もたいへん重要であることが，今回の研究結果から示された。

しかし実際に，音楽に集中して聴き入るのは通常の音楽聴取では，たとえ健常者であっても持続することは難しく，慣れによって大脳前頭葉の活性は低下してしまう。特に，認知症症状のあるお年寄りに，音楽に集中させること，活動に積極的な参加姿勢で臨むことを長時間持続させることは難しい。認知症患者の音楽療法では，つねに患者が注意喚起させられるような曲の使い方を心がけたり，活動の展開を飽きさせないように場面転換したり，テンポよく進めるなどの工夫が必要であると推察される。

このことから，単なる独唱や独奏よりも，合唱，合奏するほうがより有効性が高いと考える。歌唱の身体効果は心肺機能を高める，楽器の演奏は指先，手先を使うことなどで脳の賦活化に役立つことが考えられるが，さらに合唱，合奏となると，他人と息を合わせること，他の人の出す声，演奏する音に注意する必要があり，単独での音楽活動より，より大脳前頭

前野の賦活化に有用であることが推察される。

　したがって，認知症患者においては，単調，単一な音楽演奏よりも，簡単な打楽器を手にリズムをとりながら歌う，他人と息を合わせて演奏する，平易に行える楽器を用いて合奏することなどがより訓練となり療法的な音楽の使用となると推察される。

　しかし，今回はすべて健常人を対象とした結果である。したがって，認知症患者で同じことがいえるのかとの疑問が生ずる。したがって，認知症患者で測定するべきであるが，認知症患者の状態，進行度，またこの実験のための条件設定をそろえることがたいへん困難なことから，今回の実験条件である聴取方法の違い（受動的聴取と能動的聴取）の指示を，認知症患者に指示し確実に実践させることは困難であることなどから，本来の目的である，受動的聴取と能動的聴取の違いを明確にするために，健常成人を対象とすることで，考え方そのものの妥当性を検証した。その結果，受動的聴取と能動的聴取とでは大きく大脳前頭前野の働きが異なることが示され，つぎの問題として，認知症患者にいかに能動的音楽聴取をさせるかという問題に進んだところである。

　（3）　音楽療法の評価法　　さらに，音楽療法そのものの評価というのもたいへん難しいものである。たとえ健常者のデータ採取であっても困難を極める。個人的嗜好によって，音楽による影響はまったく違うものとなるからである。つまり，万人に同じ効果を与える音楽などというものはなく，聴取者の好み，気分，体調などによって，同じ曲であっても音楽の受取り方，好み，変化はまったく異なる。このように，たとえ同一の曲であっても，人によって受取り方が違ってしまうような，容易に異なる感情変化を起こす「音楽」という手段を用いて行う音楽療法の評価はたいへん難しいものである。

　また，主観的に効果が得られても，それらを数値で評価することはたいへん難しい。また微妙に変化する心の状態を評価するということは，検査によって受ける，たとえ少しの刺激であっても，その効果に影響してしまう可能性が考えられる。したがって，評価のための検査方法いかんでは，その検査そのものが音楽療法の効果を妨げてしまう可能性がある。しかし，近赤外分光法は，PET や f-MRI など脳機能検査と異なり，非侵襲に，また特別な環境下でなく測定できるため，自然な状態に近い形での測定が可能であるために，音楽療法のような療法の効果判定には適しているといえる。

　（4）　音楽療法の他の効果　　音楽療法で認知症が治るわけではない。しかし，筆者らも，認知症患者に対する音楽療法の現場で，認知症が重度のためにかなり記銘力が落ちていると思われる患者が，昔懐かしい音楽が聴こえてきた途端にすらすらと暗譜で歌い出したり，それまで無表情であったお年寄りが，音楽によってぽろぽろと涙をこぼす…などの音楽による感情表出の場面に出会うことが多々あった。それらの経験から，音楽は認知症の患者に，なんらかの影響を与えており，たとえ認知機能や高度な機能は失われていても，記憶や

感情などの心の奥深いところに音楽は働きかけているのではないかと考えられる。これは，高齢者施設で働く多くの音楽療法士が，感じていることである。

　疾患治療のみならず，患者の心までをも含めた全人的医療が求められるこれからの医療は，たとえ認知症があっても，よりよく生きる援助として，感情の安定や意欲の向上などの精神面の安定や，幻覚や妄想などの不適応行動など，認知症の周辺症状の改善に有効とされる音楽療法が求められると考えられる。音楽療法が，医療の代替療法，補完療法として正規の立場を得られるためには，効果の科学的証明が必須であり，今後，近赤外分光法などの非侵襲的な検査によって評価することが必要である。

（5）総　　括　　音楽聴取による大脳前頭前野の賦活化は，聴取者の聴く態度に依存することが示され，脳の活性化を促したい認知症患者にも有用であることが示唆された。しかし，認知症患者に，積極的音楽聴取を持続させることは困難である。ただ歌う，演奏するなどの単一の行動ではなく，他人とあわせる，他人を意識するなどのプラスアルファが必要とされる合唱，合奏などの活動が望ましい。ここに認知症患者における音楽療法の有効性が示唆された。

●5.2.5　音楽療法の今後の期待

　高齢化社会を迎えた日本では，ただ長生きするだけではなく，いかに，健康に長生きするかが求められる時代になった。寝たきりではなく健やかに生きる，生きがいや楽しみをもって，毎日を活き活きと生きる…，そこに音楽療法が貢献できることは少なくないであろう。

　認知症患者の周辺症状を軽減し，QOL の向上に役立つ音楽療法は，高齢者に複合的なリハビリテーションを可能とし，引きこもりなど世界が狭くなりがちな高齢者にとって，人と人との音楽を通じたつながりは，社会性の維持に役立つものと考えられる。また，施設入所者の高齢者や，行動範囲の狭くなりがちな高齢者に，音楽療法は楽しみ，生きがいの場を与えることを可能とすると考えられる。

　しかも，音楽を用いたたいへんヒューマニティに富む療法で，認知機能の維持，減退予防，向上にも有用であるなら，今後ますます多方面にその可能性が広がっていくことが期待される。

　高齢者の音楽療法現場では，お年寄りの笑顔，変化に出会える。機能の低下にばかり目を向けられがちで，変化や向上が期待されないようなお年寄りや，感情の乏しいお年寄りにも，音楽を通したかかわり合いの中ではなにかしらの変化が見受けられる。認知症患者はそれでも一人の人間であり，輝かしい過去を担っているかもしれない。現在の失われた機能ばかりを指摘することは，個人を否定することにつながりかねない。認知症患者は通常古い記憶は保たれているとされる。その古い記憶につながる音楽は認知症患者を過去の輝かしい時

代に引き戻し，自信をもたせる機能を有すると期待される。それらの光景を見ていると，そこに EBM（evidence based medicine）による評価は必要ないのかもしれない，とすら感じるほどである。

しかし，音楽療法の発展のため，また高齢者施設で音楽療法が正規の立場を得るためには，客観的方法での効果の証明が必要不可欠である。したがって，簡便に，非侵襲に，場所を選ばず（ベッドサイドでも測定可能），拘束も少なく，自然な状態で測定可能な近赤外分光法は，このような療法の評価に適しており，また認知症患者における音楽療法が有用であることも示された。

5.3　オンデマンド型回想式すごろくシステムによるゲーム療法　（浅川　毅）

本節では，回想式すごろく実施時の前頭前野の賦活状態について述べる。

認知症の予防やリハビリに用いる脳リハビリテーションの一つに回想法がある[15]。回想法は患者が自身の人生を想起することで自己認識を回復する手法である。われわれは，回想法をより効果的に実施するための新たな手法として「オンデマンド型回想式すごろくシステム」を提案した[16]。これは，馴染み深い遊戯である「すごろく」を利用して回想法を実施するシステムであり，コンピュータを活用することにより短時間で個人に適した回想を促す，すなわちオンデマンドによる実施が可能である。本システムの評価を定量的に行うため，近赤外分光法を用いた測定装置を使用し，システム実施時における被験者の脳内ヘモグロビン濃度の変化を観察した。本節では「オンデマンド型回想式すごろくシステム」の評価事例をもとに近赤外分光法の有効性について報告する。

● 5.3.1　回　想　法

回想法とは，記憶の領域に焦点を当てた心理療法であり，自分自身の人生を振り返ることによって自己認識を回復させる手法である[17]。この手法は，1963 年に米国の精神外科医の Butler によって提唱された。はじめは精神病患者を対象とした療法として活用されていたが，現在では認知症患者や高齢者を対象として幅広く心理・社会的アプローチの一つとして用いられている[18]。特に認知症高齢者に対しては，軽度から重度まで進行に応じた活用が行われている。また，認知症高齢者は短期記憶を失いやすく自信をなくしている傾向にあるため，比較的よく保持している長期記憶である自身の人生を想起する回想法は，被験者に不快感を与えることなく実施できる手法の一つである。

回想法の有効性については，さまざまな対象や評価尺度における研究が進められており，回想法がもたらす種々の効果が報告されている[19]。

● 5.3.2 オンデマンド型回想式すごろくシステム概要

われわれが新たな回想法の実施手法として提案した本システムでは，被験者へのインタビュー，すごろくの製作，すごろくのプレイの順に実施する．まず，インタビューによって得られた被験者自身の人生に関するエピソードを要約し，開発した「マス生成プログラム」に入力することで，オンデマンドですごろくを製作する．この回想式すごろくを被験者を含めた複数人でプレイすることにより，個人に応じた回想を促すことができる．また，すごろくは馴染みのある遊戯で簡単なルールでプレイが可能なため，複数人で気軽にコミュニケーションを図りながら回想法を実施することができる．

● 5.3.3 オンデマンド型回想式すごろくシステムの実施手順

（1）準　備　　オンデマンドを可能にするため，被験者に対して共通で使用するすごろくのベースをあらかじめ用意しておく．また，すごろくのイベントマスの製作時に行うインタビューをスムーズに進行するため，頻度の高い話題をインタビューシートとして用意する．インタビューシートの一例を**表 5.13** に示す．インタビュアーはこのシートを参考にすることで，質問をスムーズにし，被験者にストレスを与えることなくインタビューを行うことができる．

■表 5.13　インタビューシート

		年　代			
		幼　年	学　生	社会人	退職後
質問項目	食べ物	✓	✓	✓	✓
	友　達	✓	✓		✓
	遊　び	✓	✓		
	出身地	✓			
	勉　強		✓		
	初　恋		✓		
	結　婚			✓	

各年代において✓マークのある項目について質問を行う．

（2）インタビュー　　インタビューシートに基づき，被験者自身の人生に関するインタビューを行う．インタビュー過程においても被験者自身の人生を想起することで，脳が刺激され，賦活することが期待される．

（3）回想式すごろくの製作　　インタビュー結果の要約を，開発した「マス生成プログラム」に入力し，イベントマスを生成する．生成したイベントマスをタックシールに印刷し，あらかじめ用意したすごろくのベースに貼り付ける．また，回想をさらに促すため，昭和の情景写真をすごろくの余白に貼り付け，回想式すごろくを完成させる．完成した回想式

すごろくの一例を図 **5.11** に示す。認知症の進行にもよるが，被験者がこのイベントマスや写真の貼付け作業を行うことも，脳のリハビリテーションとして効果的である。

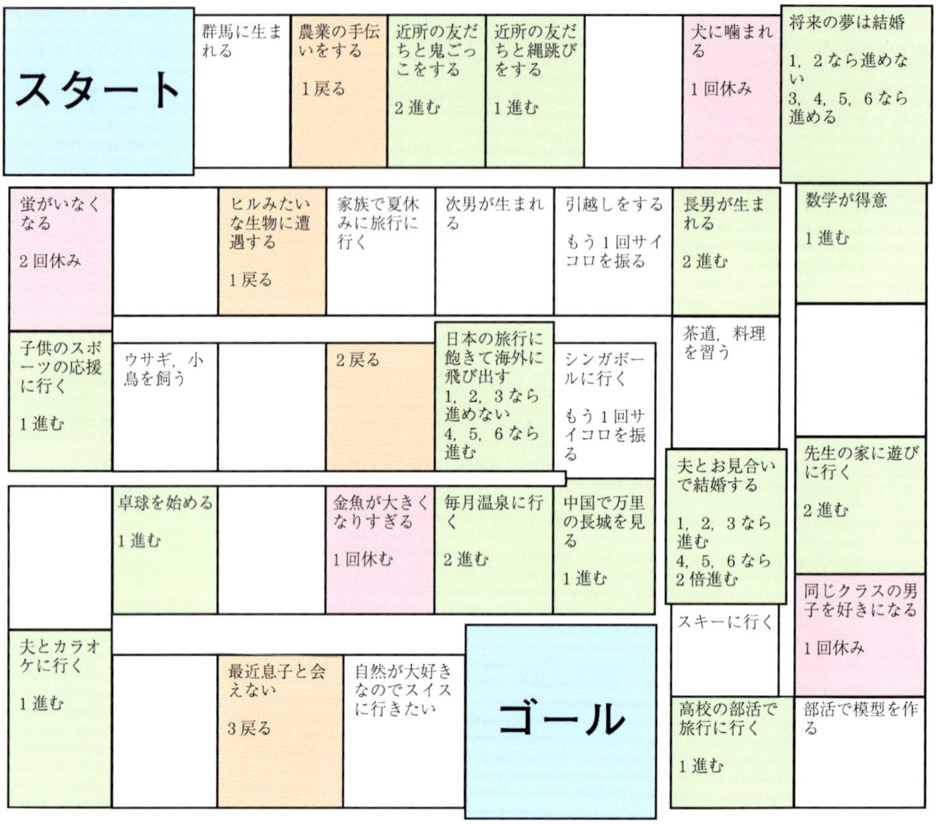

図 5.11 回想式すごろく完成例

（4） **回想式すごろくプレイ**　完成した回想式すごろくを被験者を含めた複数人でプレイする。止まるイベントマスの内容を話題のきっかけとして，コミュニケーションを図りながらプレイを進行することで，脳の賦活が期待される。

● 5.3.4　近赤外分光法によるシステムの評価

（1） **評価方法**　システムの評価尺度には，脳内ヘモグロビン濃度〔単位：mol/l〕を用いる。脳内ヘモグロビン濃度すなわち脳内血中量の増加は，脳の賦活を意味する。脳内ヘモグロビン濃度の測定には島津製作所無侵襲酸素モニタ「OM-220」を使用した[20]。OM-220 は，近赤外光の生体透過性を利用して，酸素化ヘモグロビンと脱酸素化ヘモグロビンのスペクトルの変化をとらえ，光拡散方程式に基づいた空間分解法より，脳や筋肉といった深部組織の酸素状態を非侵襲的に測定できる。測定項目には，酸素化ヘモグロビン，脱酸素化

ヘモグロビン，総ヘモグロビンの初期値からの相対変化指数（測定開始を0として変化を相対的に示す指数），定量指数（計算によって得られた濃度），酸素化率などがある。また，装置には2本のプローブがあり，同時に2か所の測定が可能である。装置の詳細は2.2節に記載されている。

本評価では，国際脳波学会が標準指定しているFp.1（左前頭前野）とFp.2（右前頭前野）の2か所を測定した。測定項目のなかからわれわれは総ヘモグロビンの定量指数（以下，$C_{\text{total-Hb}}$ と記す）に着目し，システムの評価を行った。

（2） 評価対象　認知症予防の面でシステムおよびその評価方法の有効性を確認するため，福祉施設に通う64歳から89歳までの老年健常者，男性1人，女性6人の計7人（A，B，C，D，E，F，G）に被験者としての協力を得て，評価を行った。被験者の詳細を**表5.14**に示す。なお，評価は2日に分けて行った。

■表5.14　被験者詳細

被験者	年齢	性別
A	74	女性
B	81	女性
C	75	女性
D	80	女性
E	74	男性
F	89	女性
G	64	女性

（3） 評価手順　被験者の頭部にOM-220のプローブを貼り，まず安静時における $C_{\text{total-Hb}}$ を1分間測定し，その後，インタビューおよびすごろくプレイ時の $C_{\text{total-Hb}}$ を測定した。測定間隔は1秒とした。以上の測定項目から**表5.15**に定義する単位時間当りの総ヘモグロビン濃度変化率（以下，%$C_{\text{total-Hb}}$ と記す）を算出し，評価尺度とした。また，被験者の発言や行動を把握するため，音声の録音を同時に行い，%$C_{\text{total-Hb}}$ と比較し評価を行った。

■表5.15　総ヘモグロビン濃度変化率（%$C_{\text{total-Hb}}$）の定義

項目	記号	式	単位
インタビューおよびすごろくプレイ時の総ヘモグロビン濃度（単位時間当り）	$C_{\text{total-Hb 1}}$		mol/l
安静時1分間の総ヘモグロビン濃度の平均（単位時間当り）	$C_{\text{total-Hb 2}}$	$\dfrac{\sum_{i=1}^{60} C_{\text{total-Hb}}\,(\text{安静時})}{60}$	mol/l
総ヘモグロビン濃度変化率（単位時間当り）	%$C_{\text{total-Hb}}$	$\dfrac{C_{\text{total-Hb 1}} - C_{\text{total-Hb 2}}}{C_{\text{total-Hb 2}}} \times 100$	%

5.3.5 評価結果・考察

評価結果より得られた被験者のデータを示す。図 5.12 は被験者 A，B，C，D，E，F，G について，インタビュー時における左前頭前野（以下，P-l と記す）の ％$C_{total-Hb}$ を時間経過に沿って示したグラフである。同じく図 5.13 はインタビュー時における右前頭前野（以下，P-r と記す），図 5.14 はすごろくプレイ時における P-l，図 5.15 はすごろくプレイ時における P-r のグラフである。なお，図 5.12 の被験者 G において，経過時間 1 625 秒付近でノイズと思われる異常値が測定されたので，この測定点は考察対象外とした。同様に，図 5.13 の被験者 G における経過時間 1 623 秒付近および，図 5.15 の被験者 F における経過時間 238 秒付近も考察対象外とした。

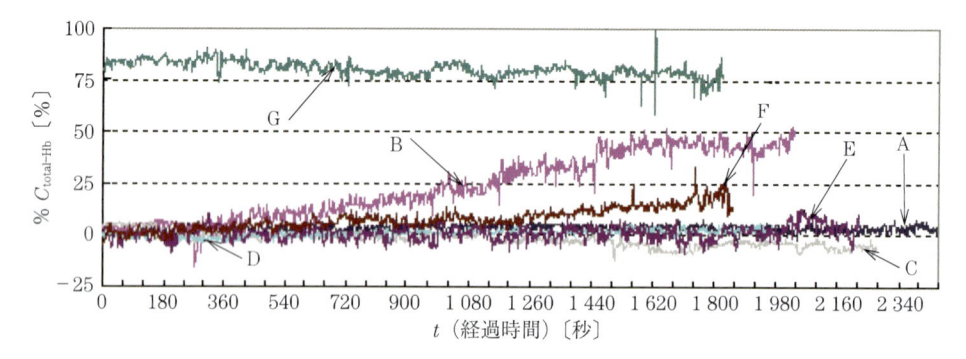

■ 図 5.12　インタビュー時 P-l における総ヘモグロビン濃度変化率

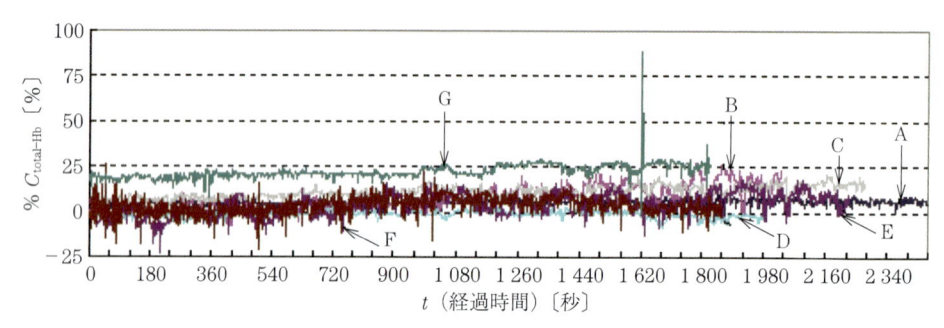

■ 図 5.13　インタビュー時 P-r における総ヘモグロビン濃度変化率

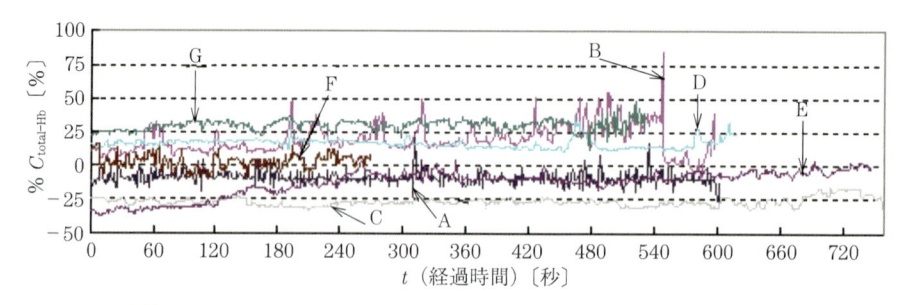

■ 図 5.14　すごろくプレイ時 P-l における総ヘモグロビン濃度変化率

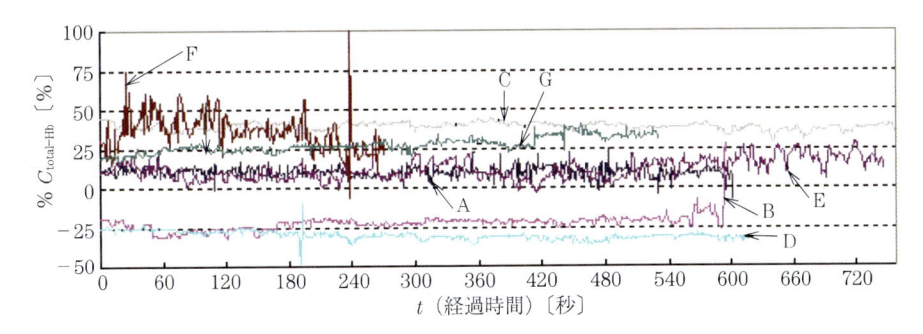

図 5.15 すごろくプレイ時 P-r における総ヘモグロビン濃度変化率

まず，図 5.12 のインタビュー時 P-l に注目する．被験者 A, C, D, E は，% $C_{\text{total-Hb}}$ が 0% 付近で推移しており，安静時からの変化はほぼ見られない．被験者 B, F は時間の経過とともに % $C_{\text{total-Hb}}$ が上昇している．これはほかの被験者に比べ，被験者 B, F の会話が特に活発であったためだと考えられる．また，インタビュー開始からの時間経過によって被験者の緊張がほぐれ，積極的に発言を行うようになり，% $C_{\text{total-Hb}}$ が上昇したとも考えられる．被験者 G はインタビュー開始直後から % $C_{\text{total-Hb}}$ が高値を示しているが，インタビュー内容に他の被験者との大きな違いは見られなかった．

図 5.13 のインタビュー時 P-r では，P-l と比較すると被験者 A, C, E の % $C_{\text{total-Hb}}$ が高値を示している．また，被験者 B, F に関しても P-l ほどではないが，高い % $C_{\text{total-Hb}}$ を示している．一般的に右脳は，イメージ情報を処理する働きがあるといわれており，インタビューに答える際に，過去をイメージを働かせながら思い出していると考えられる．被験者 D は P-l と同様，安静時からの変化はほぼみられない．

つぎに，図 5.14 と図 5.15 のすごろくプレイ時 P-l, P-r に注目する．被験者 B, D は P-l において，被験者 A, C, E, F は P-r において高い % $C_{\text{total-Hb}}$ を示している．特に被験者 F については大きな変化が見られる．これは自らを回想する効果に加えて，止まるマスによって回想の流れの変化やプレイ相手との会話があったためだと考えられる．すごろくプレイ時は P-l と P-r の % $C_{\text{total-Hb}}$ に大きな差が見られるが，被験者に共通するような傾向は見られなかった．

また，被験者 A, C, E, F, G の P-l および被験者 B, D の P-r において，すごろくプレイ時よりもインタビュー時の % $C_{\text{total-Hb}}$ が高値を示している．

以上のように，本システムの利用は，左右前頭前野の総ヘモグロビン濃度を増加させ，脳の賦活を促す効果があることがわかった．一方，はっきりと効果が現れない被験者や，左右の前頭前野，インタビューおよびすごろくのプレイに関する明確な傾向を見出せない被験者もいた．今後さらなる評価およびシステムの改善が必要とされる．

続いて，図 5.12-図 5.15 の % $C_{\text{total-Hb}}$ が高い値を示した箇所と低い値を示した箇所と，

その時点での会話や動作との関連性を被験者の発話を用いて分析する．分析結果を**表5.16**に示す．インタビュー時の特徴として，子供のころの思い出や家族の思い出などポジティブな話題を話すときに％$C_{total-Hb}$が高値を示す傾向にあった．一方で，嫌な思い出などネガティブな話題のときやインタビュー開始時，会話の間に低値を示す傾向があった．

■ 表5.16　会話や動作の特徴

	％$C_{total-Hb}$	
	高値	低値
インタビュー時	幼少時代や家族の思い出を話すとき，旅行に行ったときの話，インタビュー終了時	嫌な思い出，インタビュー開始時，自己紹介，出身地の話，会話の間
すごろくプレイ時	良いコマ運び，笑っている，会話が盛り上がっている，ゴール時，イベントマスに止まって昔のことを回想している	スタート時，ほかの人の話やすごろくのルールを聞いているとき，会話の間，相手の番で待機しているとき，会話が盛り上がらないとき

すごろくプレイ時の特徴としては，良いコマ運び，会話が盛り上がっているとき，イベントマスに止まって昔の回想をしているとき，ゴール時などに％$C_{total-Hb}$が高値を示す傾向にあった．一方，話を聞いているとき，会話の間など，被験者が受け身の場合や会話が盛り上がらないときに低い値を示す傾向があった．

以上のことより，自らを回想しポジティブな思い出話をしているときに脳が賦活し，ネガティブな思い出話や，会話が盛り上がらないとき，被験者が受け身の体験をしているときには脳の賦活化が妨げられるという傾向を見出すことができた．また，会話や動作の内容と％$C_{total-Hb}$値の関係が一意的ではない被験者もいたが，回想内容の変化により％$C_{total-Hb}$値の変化を促すことが確認された．

本節では，近赤外分光法を用いて，開発した「オンデマンド型回想式すごろくシステム」の評価を行った．評価装置には島津製作所無侵襲酸素モニタ「OM-220」を使用し，脳内ヘモグロビン濃度を測定した．インタビューおよびすごろくプレイ時の全般において，安定した脳内ヘモグロビン濃度のデータが得られ，評価の有効性が示唆された．なお，評価装置である「OM-220」を用いて脳内の酸素状態を測定する際には2本のプローブを頭部に装着する必要があるが，このとき，被験者に不快感を与えないよう注意しなければならない．また，測定中に装着部分に衝撃を与えることによって，ノイズが現れる可能性があるため，被験者が大きな動作を行った場合，安定したデータは得られにくい．

本節の執筆には元東海大学井上豊君の協力を得たことを記し，感謝の意を表します．

5.4 ペグ・ソリテールによるゲーム療法 （田中有希・志村学城）

本節では，早期認知症患者に対するペグ・ソリテールを用いた脳リハビリテーションの有効性を，近赤外分光法を利用した装置で計測できるかどうかを言及する。

● 5.4.1 ゲーム療法とアクティビティケア

はじめに，ゲーム療法とアクティビティケア（activity care）[21),22)]について説明を行う。脳リハビリテーションのためのゲーム療法はアクティビティケアの一種である。アクティビティケアとは音楽療法と同じく心理療法の一つであり，利用者（被施行者）に対して意図的に達成感や有用感，実感をもたらすことで利用者の自尊心や自信を取り戻させ，活き活きとした生活を送ってもらうためのソーシャルワーク（social work）の一種である。近年，アクティビティケアは，臨床現場において，ゲーム療法だけでなく園芸や料理，音楽などを手段として頻繁に実施されるようになった。特に高齢者ケアの現場では頻繁に実施される。

ここで少しアクティビティケアの歴史について触れる。高齢者および認知症患者に対するアクティビティケアは，1980年代の米国において必要性が明確に示されたものであり，比較的新しいケア方法である。そのときに提唱されたのが MDS（minimum data set，高齢者アセスメント表）と RAPs（resident assessment protocols，問題領域別検討指針）である。MDS とは約350個のチェック項目から構成されたアセスメント（assessment，評価・査定，被施行者に関する情報収集）である。RAPs とは健康状態をスクリーニングするために開発された問題領域チェックである。MDS のアセスメント項目をチェックすることによって，RAPs の18種類の問題領域のうち利用者がなにを改善すべきかが示される。なお，RAPs の中で，アクティビティケアがケアプランを策定するうえでの指針の一つとして提唱されている。その後，MDS および RAPs を用いた RAI（resident assessment instrument，ケアプラン）が提唱された。これは日本でも広まり高齢者ケアの領域において一般的かつ普遍的な指標となっている。

アクティビティケアの中でもゲーム療法は，過去の経験に依存せず「達成感」や「充実感」を高齢者に与えるケアとして注目されている療法である。健常な高齢者には有効な手段である。しかしながら，ゲーム療法はルールを覚えるという要素が存在しているため，記憶力や判断力が健常者よりも低下している認知症患者にとっては非常に難しい。よって，認知症患者の症状に対応してどのレベルのゲームが最適かを見極めることが必要不可欠であり，また重要となってくる。

● 5.4.2 近赤外分光法を利用した装置によるデータとその意味

近赤外分光法を利用した装置のデータやその意味などは，2章および本章5.1節に詳しく説明されているため説明を省略する。

本実験で用いた近赤外分光法を利用した装置は島津製作所製のNIR-Station OMM-3000である。NIR-Stationはマルチチャネルで測定でき，作業中の脳の賦活状況を実時間で画像として見ることができ，直感的にだれでも脳機能の判定をすることができるのが特徴である。しかし，本項目では5.1節で説明したイメージングによる直感的な判定方法ではなく総ヘモグロビン濃度の変化量の時間軸推移による解析方法で，認知症患者を含めた被験者の脳の賦活状況を把握する手法を説明する。

● 5.4.3 実験研究：時間軸推移によるゲーム療法中の前頭前野機能の賦活状況の評価

ゲーム療法による脳リハビリテーションの基礎実証実験の例[23]を以下に示す。この実験では，実験結果の時間軸推移を用いてリハビリテーションを評価できるかどうかを検討した。

（1）**実 験 方 法**　実験方法および手順は音楽療法Ｉとほぼ同様であるため省略する。

使用したプローブの装着場所は前頭前野（送信ファイバ5個，受信ファイバ5個）である。プローブの装着場所を**図5.16**に示す。ファイバは，国際脳波学会の基準箇所である前頭前野の測定箇所を覆うように装着するものとする。また，データ処理には受信ファイバ3および5のデータを用いた。これは，国際脳波学会が標準指定しているFp.1とFp.2に相当する場所である。

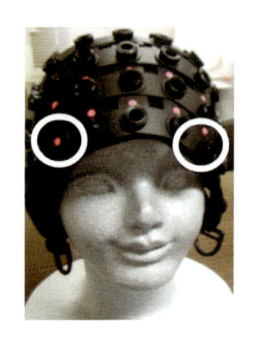

丸を付けた場所がデータ処理を施した場所である。
■ 図5.16　プローブ装着位置およびデータ処理位置

被験者は，認知症専門医院に来院した認知症患者3名およびその家族5名，また20代のボランティア（大学学部生）6名の合計14名である。被験者の情報を**表5.17**に記載する。なお，認知症の判定は浜松二段階方式で判定された結果である。

■ 表5.17 被験者情報

被験者番号	Sub 1	Sub 2	**Sub 3**	**Sub 4**	Sub 5	Sub 6	Sub 7	**Sub 8**	Sub 9	Sub 10	Sub 11	Sub 12	Sub 13	Sub 14
年代	60代	20代	70代	70代	70代	60代	60代	60代	20代	20代	20代	20代	20代	20代
性別	男性	女性	男性	男性	男性	男性	男性	女性	男性	男性	男性	男性	男性	女性
判定	正常	正常	軽度	中度	正常	正常	正常	軽度	正常	正常	正常	正常	正常	正常

（2）ペグ・ソリテール　今回使用したゲームは，脳リハビリテーション用ゲームとして臨床の場で使われ，前頭前野を賦活させる効果があるといわれているペグ・ソリテール（図5.17）である。このゲームは，ダイヤモンドゲームに似たルールをもつ1人プレイ用のゲームである。このゲームのルールを簡単に説明する。

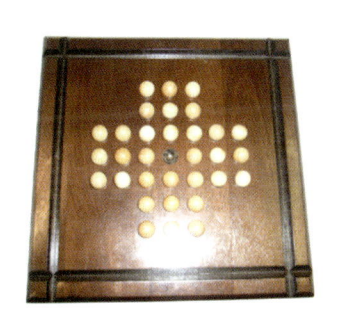

（a）実験に用いたペグ・ソリテール　　（b）盤面の構成

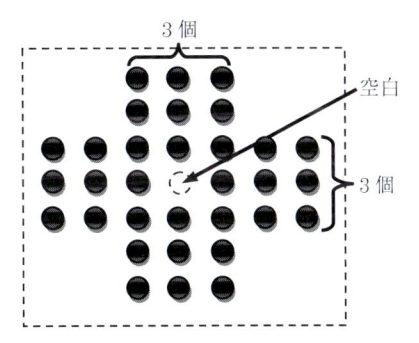

■ 図5.17　ペグ・ソリテール［（b）はゲーム開始時のペグ（駒）の配置を示す］

任意の場所にある駒が隣にある駒を一つとばして空白のマスに移動した後，とばした駒を取る（回収する）というゲームである。なお，駒は前後左右にとばすことができるが，斜めにとばすことはできない。また，駒は一つしかとばすことは許されない。さらに，空白が一つとばしにあったとしてもつぎつぎにとばすことはできず，あくまで一つとばしで駒を移動させる。この作業を繰り返し行い，最終的に駒がより少なくなったほうがよい（図5.18）。なお，理論上では，一つのみ残すことが可能である。

（3）実験プロトコル　実験プロトコルの詳細な立て方は，音楽療法Ⅰとほぼ同様である。実験に先立ち，ペグ・ソリテールの遊び方の説明を行い，被験者に数度実践してもらった。なお，最終的に残る駒が少ないほうがよいという説明は行ったが，実施中に駒を早く取ったほうが勝ちなどのインセンティブは与えなかった。これにより，各被験者のペースでゲームを実施してもらうことが可能となる。また，実験は，閉眼安静をゲームタスクの前に90秒とり，またゲーム自体は終了していない場合も180秒で打ちきりとした。具体的には以下のプロトコルとなる。

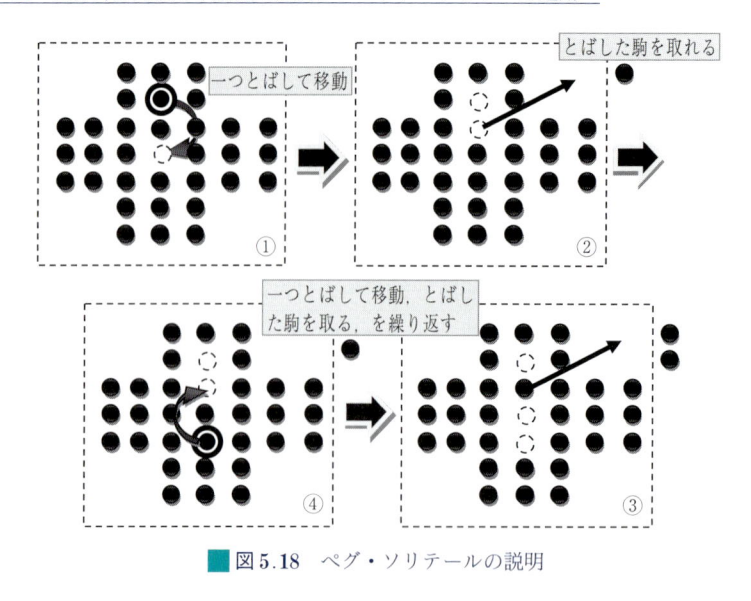

図5.18 ペグ・ソリテールの説明

閉眼安静（90秒）―ゲームタスク（180秒）―閉眼安静（90秒）

（4） データ処理方法　データ処理方法として，時間軸推移の賦活グラフを使った検証方法を提案する。これは，タスク中の賦活を時間の推移によって提示し，賦活のパターンの検証を行うものである。

前述の受信ファイバ3および5から得られる信号は時系列信号（**図5.19**）である。

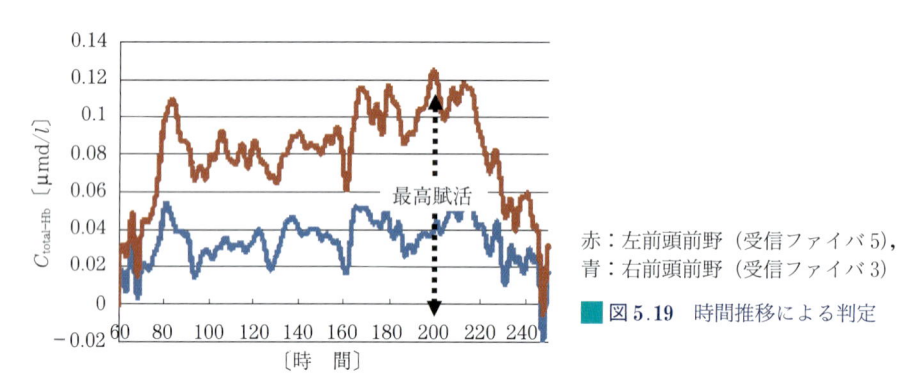

赤：左前頭前野（受信ファイバ5），
青：右前頭前野（受信ファイバ3）

図5.19　時間推移による判定

今回測定対象としたのは総ヘモグロビン濃度（$C_{\text{total-Hb}}$）である。本節において，安静閉眼時の総ヘモグロビンの信号を $C_{\text{total-Hb}}(t_i)_{(\text{relax})}$（ただし，$i=1,2,\cdots,n$）とし，ペグ・ソリテール中の同信号を $C_{\text{total-Hb}}(t_i)_{(\text{task})}$（ただし，$i=1,2,\cdots,n$）とする。また，賦活値 $\overline{\Delta C_{\text{total-Hb}}}$ を式（5.5）で求めて，検討を行う。

$$\left.\begin{array}{l} \Delta C_{\text{total-Hb}}(t_i) = C_{\text{total-Hb}}(t_i)_{(\text{task})} - \overline{C_{\text{total-Hb}(\text{relax})}} \\ \overline{\Delta C_{\text{total-Hb}}} = \sum \dfrac{\Delta C_{\text{total-Hb}}(t_i)}{n} \end{array}\right\} \quad (5.5)$$

（5） 結　　果　実験結果を賦活の推移パターンと賦活値による結果に分けて提示す

る。

　まず，賦活の推移パターンについての結果をまとめる。賦活の推移パターンは四つに分けられることがわかった。一つめは，左右の前頭前野ともにつねに賦活するパターンである。本実験では表 5.17 の Sub 1，Sub 2，Sub 5，Sub 11，Sub 12 がこのパターンを示した。二つめは，左右の前頭前野とも賦活を一切しないパターンである。本実験では Sub 3，Sub 4 がこのパターンを示した。三つめは，片方の前頭前野が賦活するパターンである。本実験では，Sub 6，Sub 7，Sub 8，Sub 10 がこのパターンを示した。四つめは，左右の前頭前野の賦活が徐々に低下していくパターンである。本実験では Sub 9，Sub 13，Sub 14 がこのパターンを示した。以上の推移パターンを具体的な例をあげてまとめたものを**表 5.18** に示した。

表 5.18　実例による時間軸推移のパターン分け

実　　例	推移パターン	被験者
（グラフ）	左右の前頭前野ともに，つねに賦活する	パターン① Sub 1，2，5，11，12
（グラフ）	左右の前頭前野とも賦活を一切しない	パターン② Sub 3，4
（グラフ）	片方の前頭前野が賦活する	パターン③ Sub 6，7，8，10
（グラフ）	左右の前頭前野の賦活が徐々に低下していく	パターン④ Sub 9，13，14

　＊　赤：左前頭前野，青：右前頭前野

　つぎに，賦活値による結果をまとめる。**表 5.19** に各被験者の「ペグ・ソリテール」施行中の賦活値（平均）および賦活パターンをまとめたものを示した。なお，表中では認知症患者のセル全体に色付けを行った。さらに左右の賦活値を比べ，より賦活している数値には網掛けを行った。この表より以下のまとめをすることができる。

・右脳より左脳が賦活している被験者が 8 人

表 5.19 結果（賦活値込み）

被験者番号	パターン	右前頭前野賦活値	左前頭前野賦活値
Sub 1	①	0.035	**0.083**
Sub 2	①	0.017	**0.029**
Sub 3	**②**	**−0.011**	**−0.021**
Sub 4	**②**	**−0.025**	**−0.039**
Sub 5	①	0.014	**0.025**
Sub 6	③	**0.002**	−0.002
Sub 7	③	−0.024	**0.034**
Sub 8	**③**	**0.011**	**−0.021**
Sub 9	④	0.017	**0.008**
Sub 10	③	**0.019**	−0.019
Sub 11	①	0.014	**0.025**
Sub 12	①	0.013	**0.044**
Sub 13	④	0.018	**0.020**
Sub 14	④	−0.012	−0.013

* 認知症患者のセル全体にピンクで色付けを行った。
左右の賦活値を比べ，より賦活している値には黄色で網掛けを行った。

- 左脳より右脳が賦活している被験者（うち1人が認知症患者）が3人
- 変わらない被験者（うち2人が認知症患者）が3人

（6）考察およびまとめ 以上の結果より以下の考察ができる。

1. 賦活パターン①（左右の前頭前野ともに，賦活する）および④（左右の前頭前野の賦活が徐々に低下していく）は正常者の賦活パターンを示していると推定した。
2. 賦活パターン②（左右の前頭前野とも賦活を一切しない）は，軽度および中度認知症患者の賦活パターンを示していると推定した。
3. 賦活パターン③（片方の前頭前野が賦活する）は，正常者が示す賦活パターン①とは異なるパターンであると推測できるが，軽度認知症患者でも1名（Sub 8）このパターンを示していた。なお，軽度認知症患者でも正常者に近いレベルであることを別途確認した。
4. 右脳より左脳が賦活している被験者が8人，左脳より右脳が賦活している被験者が2人，変わらない被験者が3人であることより，右脳よりも左脳のほうが賦活している被験者が多いことがいえる。これは，一般的に左脳が論理・思考をつかさどっているといわれているため，これを反映した結果であると思われる。
5. ある程度認知症が進んだ人間にとっては，脳リハビリテーションゲームの「ペグ・ソリテール」は効果が薄い，ないし効果がない可能性があるといえる。

以上の考察より，以下のまとめをすることができる。

- 「ペグ・ソリテール」はルールが複雑で難しいため，軽度認知症患者でも中度に近い患者には，ルールが理解できないため脳リハビリテーションになると考えられる。
- 前頭前野が賦活することが明確となったので，健常者に近い軽度認知症者の脳リハビリテーション，および認知症予備軍の認知症予防に役立つと考えられる。

● 5.4.4 近赤外分光法を利用した装置によるゲーム療法の効果の測定

脳が賦活しているかどうかは近赤外分光法を利用した装置で測定することができる。また，一般に有効であるといわれている脳リハビリテーション方法でも，認知症の度合いや各個人の特性でまったく有効ではない可能性があることが示唆されている。

時間軸推移による検討について，ゲーム療法での実験のような経過時間と反応を対応させて反応を見たい場合，画像診断よりも変化の様子はつかみやすい。しかし，どうしても数プローブ分でのデータ処理になってしまうのが欠点である。よって，実時間観測ではないが全画面の測定時の時系列データを記録し再生するときにROI（region of interest，関心領域）を確実に設定し検討する必要がある。このとき実験中の様子をVTRで撮影しておくと検討に非常に役立つのでおすすめする。しかし，実際に測定する場合，測定点の分解能が悪いこと，測定点の脳の座標が被験者ごとに異なることなどの問題があるため最適なROIを設定することはなかなか難しい問題である。

謝　辞

実験に協力下さった金子クリニックの金子満雄院長，元NPO法人ウェルネスサポートの奥山惠理子副理事長およびスタッフの皆様，そして被験者のボランティアの皆様に心からお礼申し上げます。また，実験装置でお世話になった島津製作所の皆様にお礼申し上げます。

5.5　絵 画 療 法　　　　　　　　　　　　　　（田中有希・志村孚城）

本節では，早期認知症患者に対する絵画療法を用いた脳リハビリテーションが光イメージング装置で計測できるかどうかを言及する。20歳代学生に被験者となってもらい，高齢者適用を行う前の基礎的な評価を行った。

● 5.5.1 絵 画 療 法

まず簡潔に，絵画療法が属している芸術療法（アートセラピー，art therapy）について説明を行う。芸術療法とは，芸術を利用して活動を行い，病気の治癒に役立て，さらには予防も行い，対象者（利用者）の心身の安定を図る心理治療法全般をさす[24]。芸術療法という

呼称は特定の活動をさす療法ではなく芸術活動を通じた治療法の総称であり，芸術療法にはコラージュ療法，ダンス療法，箱庭療法，音楽療法，書道療法，陶芸療法，絵画療法などがある。つまり，芸術療法とは，言葉以外のさまざまな表現手段によって人間の行動の背後にある言語化されにくい情緒や欲動・願望・幻想などを適切な媒体を通して表現することで，患者の心理に働きかける治療法のことである。また，芸術療法は，芸術的な作品の制作が目的ではなく，対象者の心の苦悩への癒しや対象者の感情の解放が目的である。対象者は，芸術療法を行うことにより，無意識あるいは意識的に抑圧され表現していなかった感情や思考などを表現していくことができる。なお，各療法の中には，心理テスト的役割をもつものや楽しみとして行うレクリエイション的役割をもつものがある。また，芸術療法は対象者の過去を調べるためにあるのではなく，芸術の創造を通して未来に対象者の目を向けるためのものである。

なお，今回の実験に用いたものは絵画療法[25]~[27]の中のアナログ画療法である。アナログ画療法とは，対象者にアナログ画を書いてもらい対象者の心理状態を測ることを目的とする療法である。アナログ画とは，自分の感情を特定のシンボル（固有名詞のつくすべてのもの）を一切用いず，線の強弱や形だけで表現するという絵画手法である。アナログ画の特徴として以下の事項があげられる。

① ディジタル画（だれでもわかるようにイメージが信号化・シンボル化され，共通してすり込まれた象徴を描かれた絵画）と違い，上手い下手の区別なく描ける。
② 難しい理論や技法に関係ないため，手軽に描ける。
③ 年齢・性別などにかかわらず描ける。

この特徴は，認知機能が落ちている認知症患者の脳リハビリに適していると考えられ，絵画の手法として広く用いられている。なお，アナログ画の特徴を生かすために，アナログ画を描く際には以下の約束事を被験者に十分に理解してもらうことが必要である。

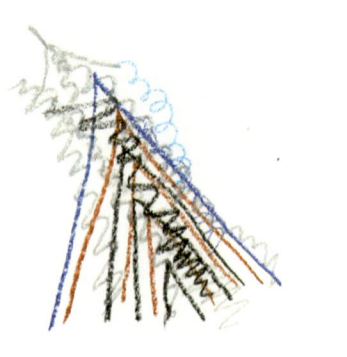

（a） 怒りのイメージ　　　（b） 喜びのイメージ

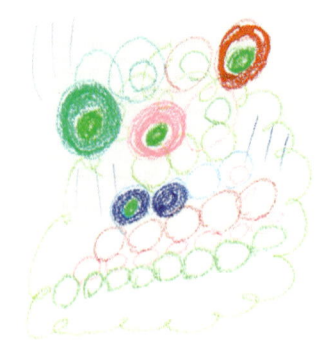

■図5.20　アナログ画の一例

① 具体的な形やシンボル的なことは描かない。
② 手法として，強い線・弱い線・曲線・点・塗るなどを用いる。

アナログ画の具体例として，今回協力してくれた被験者が描いた「怒りのイメージ」と「喜びのイメージ」を図 5.20 示す。

●5.5.2 近赤外光イメージング装置によるデータとその意味

近赤外分光法を利用した装置のデータやその意味などは，2 章および 5.1 節に詳しく説明されているため説明を省略する。

また，本実験で用いた近赤外光イメージング装置は島津製作所製の無侵襲酸素モニタ OM-220 である。OM-220 は 2 プローブでの測定ができる装置である。装置の詳細については 5.1 節に説明されているため説明を省略する。

●5.5.3 実験研究：芸術療法による前頭前野機能の賦活状況の評価

芸術療法による脳リハビリテーションの基礎実証実験の一例[28]を以下に記す。この実験では，絵画療法のリハビリテーションの実用性および数値解析法を用いて脳リハビリテーションを評価できるかどうかを検討することを目的としている。

（1） **実験方法および手順**　実験方法および手順の理由の説明については，OM-220 を用いることから，5.1 節の音楽療法 I の 5.1.4 項の実験研究 1 と類似点が多いので参照のこと。しかし，今回はアンケートなどを用いるため多少手順が違う。実施した具体的な手順を以下に示す。

① 被験者は椅子に座わり，安静にしてもらう。
② 被験者の前頭前野の部分にプローブを装着して無侵襲酸素モニタにつなぐ。
③ 被験者に実験のプロトコルに従い，感情のイメージをアナログ画で表現し，色塗り（図 5.21）をしてもらう。
④ 絵を描くことが好き，どちらでもない，嫌いのアンケートをとる。
⑤ タイムスケジュールに沿ってとったデータをパソコンに取り込み，データ処理を行う。

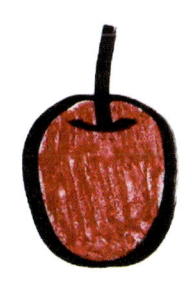

■図 5.21　りんごの色塗り

なお，使用したプローブの装着場所は，国際脳波学会が標準指定している Fp.1 と Fp.2 とする。

実験には大学生のボランティア（20代）10名に協力してもらった。内訳は，20代男性6人と女性4人であり，すべての被験者は右利きである。なお，作業療法や芸術療法などの場合，被験者の利き腕をあらかじめ調べておく必要がある。これは，利き腕が違うと効き脳が違う可能性があり，その違いにより賦活する場所が左右逆になったりすることが過去の実験により判明しているためである。**表 5.20** に被験者の詳細を示す。表中には「性別，絵を描くことが好き・嫌い・どちらでもない」のアンケートの結果も示している。絵を描くことが好きか嫌いかのアンケートをとったのは，被験者ごとの好き嫌いにより賦活具合が違うかどうかを判別するためである。

■表 5.20 被験者の詳細

被験者		性別	アンケート
被験者1（sub 1）	22	男	どちらでもない
被験者2（sub 2）	22	男	好き
被験者3（sub 3）	22	女	好き
被験者4（sub 4）	22	男	どちらでもない
被験者5（sub 5）	22	男	嫌い
被験者6（sub 6）	22	女	好き
被験者7（sub 7）	22	女	好き
被験者8（sub 8）	22	男	嫌い
被験者9（sub 9）	22	男	嫌い
被験者10（sub 10）	22	女	好き

（2）**実験プロトコル** 実験プロトコルの立て方の考え方は，5章5.1節と同様である。

具体的な実験のプロトコルを以下に示す。本実験は三つのタスクがある。一つめは怒りをイメージしたアナログ画，二つめは喜びをイメージしたアナログ画，三つ目は色塗りである。アナログ画のタスクは，閉眼安静を90秒，課題である怒り（タスク①）・喜び（タスク②）をイメージする時間を60秒とり，その後イメージした課題のアナログ画を180秒描いてもらった。また描写自体は終了していない場合も180秒で打ちきりとした。また，リンゴの絵の色塗り（タスク③）も30秒行ってもらった。それぞれのタスク間には，脳を沈静化させるため180秒の休憩を挟んだ。プロトコルの流れを**図 5.22** に示す。

（3）**データ処理方法（数値解析法）** 本節において，閉眼安静時の総ヘモグロビンの信号を $C_{\text{total-Hb}}(t_i)_{(\text{relax})}$（ただし，$i=1,2,\cdots,n$）とし，タスク試行中の同信号を $C_{\text{total-Hb}}(t_i)_{(\text{task})}$（ただし，$i=1,2,\cdots,n$）とする。また，賦活値 $\overline{\Delta C_{\text{total-Hb}}}$ を求めたうえで賦活度〔％〕を以下の式で求め検討を行う。なお，計算式の意味などは音楽療法Ⅰと同様であるため省略する。

5.5 絵画療法

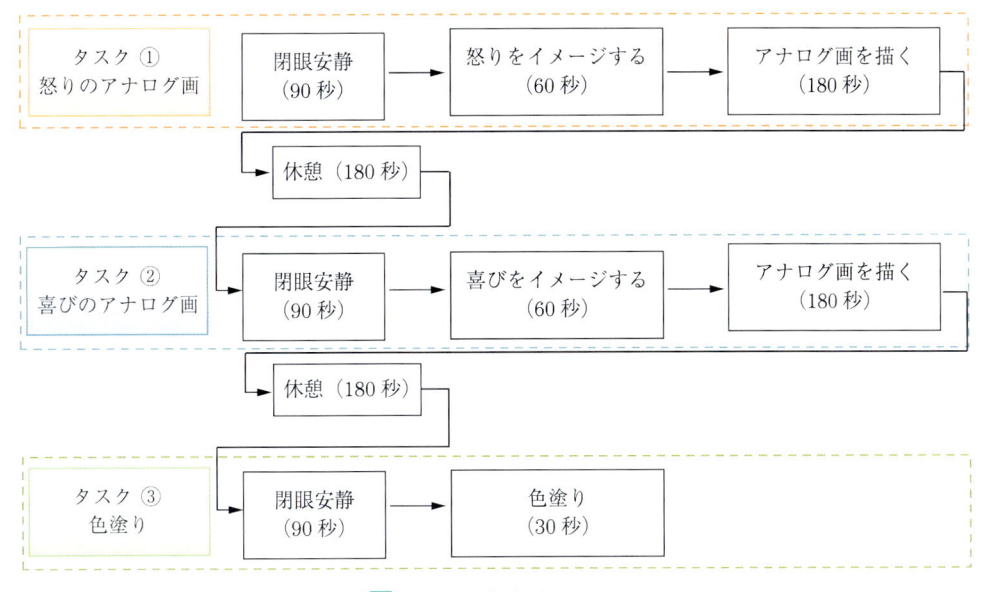

```
タスク①         閉眼安静      怒りをイメージする    アナログ画を描く
怒りのアナログ画  (90秒)    →   (60秒)         →   (180秒)
                  ↓
               休憩(180秒)
                  ↓
タスク②         閉眼安静      喜びをイメージする    アナログ画を描く
喜びのアナログ画  (90秒)    →   (60秒)         →   (180秒)
                  ↓
               休憩(180秒)
                  ↓
タスク③         閉眼安静      色塗り
色塗り           (90秒)    →   (30秒)
```

図5.22 実験プロトコル

$$\varDelta C_{\text{total-Hb}}(t_i) = C_{\text{total-Hb}}(t_i)_{(\text{task})} - \overline{C_{\text{total-Hb(relax)}}}$$

$$\overline{\varDelta C_{\text{total-Hb}}} = \sum \frac{\varDelta C_{\text{total-Hb}}(t_i)}{n}$$

$$\text{賦活度}[\%] = \frac{\overline{\varDelta C_{\text{total-Hb}}}}{C_{\text{total-Hb(relax)}}} \times 100$$

また,賦活度の比較を行い,各タスクに対する左前頭前野と右前頭前野の優位性についての検討を行う.具体的には,左右の賦活度を比較し,右がより賦活している場合はRとし,左がより賦活している場合はLとし,ほぼ値が等しい(ニアリーイコール)場合は＝とした.

$$\left.\begin{array}{l}\text{賦活度}_{\text{Left}} < \text{賦活度}_{\text{Right}} = \text{"R"} \\ \text{賦活度}_{\text{Left}} > \text{賦活度}_{\text{Right}} = \text{"L"} \\ \text{賦活度}_{\text{Left}} \approx \text{賦活度}_{\text{Right}} = \text{"="}\end{array}\right\} \tag{5.6}$$

(4) 実験結果 実験で得られた $\varDelta C_{\text{total-Hb}}(t_i)$ の一例を**図5.23**-**図5.25**に示す.図5.23は怒りのアナログ画のイメージ時から描写時までの $\varDelta C_{\text{total-Hb}}(t)$ であり,図5.24は喜びのアナログ画のイメージ時から描写時までの $\varDelta C_{\text{total-Hb}}(t_i)$ であり,図5.25は色塗りの $\varDelta C_{\text{total-Hb}}(t_i)$ である.なお,この被験者を例にとった意味は特にない.

つぎに,**表5.21**には色塗りとアナログ画の比較の結果を示し,賦活度5%以上を賦活したと仮定し赤字で数値を示した.また,**表5.22**にアナログ画のイメージ時と描写時の比較の結果を示し,賦活度5%以上を賦活したと仮定し赤字で数値を示した.さらに**表5.23**には,その賦活度を比較して左右の優位性について検討した結果を示した.なお,賦活度が5

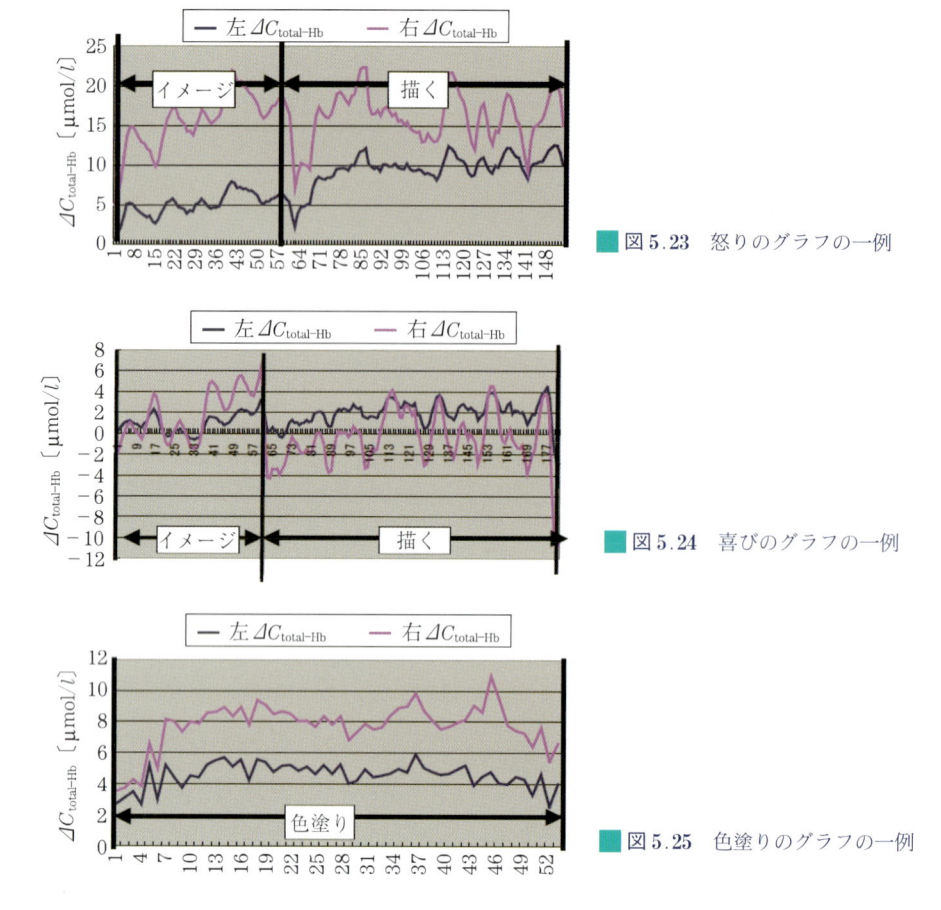

5. 近赤外分光法の早期認知症脳リハビリテーションへの適用

■ 図 5.23 怒りのグラフの一例

■ 図 5.24 喜びのグラフの一例

■ 図 5.25 色塗りのグラフの一例

■ 表 5.21 色塗りとアナログ画の賦活度（賦活度：〔%〕）

被験者番号	色塗り		怒り		喜び	
	左前頭前野	右前頭前野	左前頭前野	右前頭前野	左前頭前野	左前頭前野
Sub 1	-2.8	4.7	1.1	0.3	-0.01	-2.3
Sub 2	-8.6	10.5	1.2	6	100.5	103.7
Sub 3	4.6	3.2	7.9	8	1.6	-1.4
Sub 4	1	1.1	1.2	-1.5	5	-0.7
Sub 5	0.9	5.1	0.9	1.7	0.3	1
Sub 6	1.5	2.2	13.5	0.7	-2.5	-2.4
Sub 7	1	0.8	1.8	1.5	-0.2	-1.3
Sub 8			2.7	-14.7	6.1	0.2
Sub 9			2	5.7	1.8	0.3
Sub 10	4.7	1.8	1.7	0.9	5	1.5

* なお，被験者 8, 9 は色塗りのタスクを行っていない。
賦活度が 5% 以上のものを赤字とした。

%以上ある場合は色付けを行った。さらに，左右ともに 5% を超えている場合は赤字で左右ともに記号を書き，より賦活した数値に網掛けを行った。また，**表 5.24** にアンケート結果

5.5 絵画療法

■ 表5.22 アナログ画におけるイメージと描写時の賦活度（賦活度：〔%〕）

被験者番号	イメージ（怒り）		イメージ（喜び）		描写（怒り）		描写（喜び）	
	左前頭前野	右前頭前野	左前頭前野	右前頭前野	左前頭前野	右前頭前野	左前頭前野	右前頭前野
Sub 1	0.9	−0.007	−0.02	−1.8	3	3.4	1.3	−0.07
Sub 2	8	14.1	2.3	3.4	12.4	10.5	4.5	0.7
Sub 3	2	4.3	1.4	4.4	41	4.3	2.3	4.7
Sub 4	5.2	8.6	1.1	5.1	5	13.9	3.8	13.3
Sub 5	6.4	0.09	24	1.4	19.8	−0.4	18.7	1.6
Sub 6	14.3	0.4	−1	−1.9	29	1.4	−0.1	−0.9
Sub 7	3.8	2.4	2.4	0.8	3.7	21	8.1	0.3
Sub 8	0.6	−15.9	−0.005	−1.1	2.7	−14.7	6.1	0.2
Sub 9	2.3	3.3	0.08	1.1	2	5.7	1.8	0.3
Sub 10	8.1	3.9	20	7.6	10.8	4.9	20.4	8.8

＊ 賦活度が5%以上のものを赤字とした。

■ 表5.23 脳の優位性

被験者番号	アナログ画（怒り）			アナログ画（喜び）			色塗り
	平均	イメージ	描写	平均	イメージ	描写	
Sub 1	L	L	=	=	=	L	R
Sub 2	R	L & R	L & R	L & R	R	L	R
Sub 3	L & R	R	L	L	R	R	L
Sub 4	L	L & R	L & R	L	R	R	=
Sub 5	R	L	L	R	L	L	R
Sub 6	L	L	L	=	=	=	R
Sub 7	=	L	R	=	L	L	
Sub 8	L	L	L	L	=	L	
Sub 9	R	R	R	L	R	L	
Sub 10	L	L	L	L	L & R	L & R	L
まとめ（人数）	R：4/L：6	R：4/L：8	R：4/L：7	R：1/L：6	R：5/L：3	R：3/L：7	R：4/L：2

＊ 5%以上賦活したものを赤字とした。
　左右ともに示されている（R & L）場合，さらにより有意な値を示した側には網掛けを行った。

■ 表5.24 アンケート結果と賦活結果（平均）

アンケート結果	好き	どちらでもない	嫌い
賦活した人数	4/5	1/2	1/3

と賦活結果の比較の結果を示してある。

（5）考　察　　以上の結果より，以下の考察をした。

① 表5.23より，アナログ画の2題のうちタスク内平均値・イメージ時・描写時のいずれかででも賦活した人数は10人中9人である。これにより，絵画療法が効果的であることがうかがえる。

② 表5.23より，色塗りが2人に対し，アナログ画（怒り，喜び）は9人賦活している。これはただ色塗りをするだけではなく，感情をイメージし，感情を描くことで表現することのほうがより効果があると示唆される。

③ アナログ画の怒りと喜びを比較すると，特に怒りのイメージ時と描写時において左脳が賦活している被験者が多いことがよくわかる。しかし，喜びのイメージ時には右脳が賦活しているが，描写時には左脳が賦活している被験者が多い。これは，イメージ時に浮かべる感情が違えば使用する部位が違うこと，また描写する場合にはどんなイメージでも左脳を使う傾向にあるのではないかと推察した。

④ 表5.24より，アンケート結果と賦活度結果を比較した場合，好きと答えた被験者の大半（4/5）が賦活していることがわかる。しかし，嫌いと答えた被験者3人のうち賦活したのは1名のみであった。これは，データ数は少ないが，嫌いな療法による脳リハビリテーションの効果は少ないことを裏付けていると推察した。

●5.5.4 近赤外分光法を利用した装置による絵画療法の効果の測定

脳が賦活しているかどうかは近赤外分光法を利用した装置で測定することができる。また，有効であるといわれている脳リハビリテーション方法でも，各個人の特性や好み，その場のモチベーションなどによって，効果がまったく違うことが示唆されている。

なお，この実験の場合総ヘモグロビン濃度の時系列信号を見る限り変動が激しいことがよくわかる。今回の実験では検討しなかったが，数値解析法においてこの変動を表す標準偏差（SD）も指標として検討する必要があると思われた。

謝　辞

芸術療法の実験および考察の過程において全面的に協力してくれた平川杏奈さん（当時，東海大学電子情報学部コンピュータ応用工学科の学生），同じく実験に協力してくれた藤森達也さん（当時，東海大学電子情報学部コンピュータ応用工学科の学生）に心より感謝を申し上げます。最後に，実験装置でお世話になった独立行政法人産業技術総合研究所の福田修様に御礼申し上げます。

■引用・参考文献■

1) Funatsu, K. and Kaneko, M.: The trial of evaluation and function training against the frontal lobe function, J. of Jpn. Soc. for Early Stage of Dementia, **1**, 1, pp.4-17 (2007)
2) 金子満雄:地域における痴呆の健診と対策―早期なら痴呆は防げる,治せる―,真興交易,医書出版部 (2002)
3) 日本認知症学会:日知症テキストブック,pp.240-293,中外医学社 (2008)
4) 貫 行子:高齢者の音楽療法,pp.15-24,pp.44-51,p.74,音楽之友社 (1996)
5) 宮原英種,稲谷ふみ枝:高齢者理解の臨床心理学,pp.98-104,ナカニシヤ出版 (2003)
6) 日本音楽療法学会ホームページ:http://www.jmta.jp/
7) 野田 燎,後藤幸生:脳は甦る―音楽運動療法による甦生リハビリ―,pp.14-16,大修館書店 (2000)
8) Tsunazawa Y., Oikawa, Y., Iwamoto, S., Eda H. and Takada, M.: Spatially resolved spectroscopy for extracting spectrum of hemoglobin diluted in a highly scattering medium, In: sevick-Muraca, E. and Benaron, D.(eds.) Biomedical Optical Spectroscopy and Diagnostics, techical digest, Optical Society of America, pp.119-121 (1996)
9) 田中有希,志水哲雄,福田 修,金子満雄,志村孚城:痴呆の音楽リハビリの基礎検討,日本生体医工学会誌「生体医工学」第 **43** 巻特別号, p.147, OS 10-3 (2005)
10) 田中有希,金子満雄,志村孚城:脳リハビリテーションの基礎検討―音楽療法を対象として―,第7回日本早期痴呆学会講演録集,pp.71-74 (2005)
11) Kawashima, R. et al.: Reading aloud and arithmetic calculation improve frontal function of people with dementia, J. Gerontol., Series A, Biol. Sci. Med. Sci., **60**, pp.380-384 (2005)
12) Hirokawa, E.: Effects of listening and relaxation instructions on arousal changes and the working memory task in older adults, J. Music Ther., **41**, 2, pp.107-127 (2004)
13) 近藤真由,灰田宗孝ほか:音楽療法の客観的評価法〜内分泌,免疫,自律神経,脳機能測定による科学的検討〜,神経治療学,**24**,6,pp.695-702 (2007)
14) 近藤真由,灰田宗孝ほか:音楽療法の新しい客観的指標の探索〜聴取状況による違い:受動的音楽聴取と能動的音楽聴取〜,日本音楽療法学会誌,**7**,2,pp.138-144 (2007)
15) 野村豊子:認知症へのアプローチ―認知症高齢者への心理・社会的アプローチ―回想法を中心として,理学療法ジャーナル,**40**,7,pp.521-528 (2006)
16) 土屋秀和,小島 悠,中濱信彦,井上 豊,浅川 毅:認知症の予防やリハビリに用いるオンデマンド型回想式すごろくシステムの提案,日本早期認知症学会論文誌,**1**,1,pp.34-39 (2007)
17) 松沢広和:ここが変わった!認知症ケアの最前線―認知症疾患に対する心理療法回想法,月間ナーシング,**26**,1,pp.35-37 (2006)
18) 野村豊子:回想法の可能性と限界,老年精神医学雑誌,**17**(増刊号-Ⅰ),p.89 (2006)
19) 黒川由紀子:高齢者の心理療法―回想法,誠信書房 (2005)
20) 島津製作所医用機器事業部:島津無侵襲酸素モニタ OM-220 取扱説明書,島津製作所
21) 厚生省老人保健福祉局監:高齢者ケアプラン策定指針,厚生科学研究所 (1994)
22) 宮原英種,稲谷ふみ枝:高齢者理解の臨床心理学,ナカニシヤ出版 (2003)
23) 田中有希,金子満雄,志村孚城:脳リハビリテーションゲーム中の前頭葉の賦活―ソリティアの場合―,日本生体医工学会誌「生体医工学」,**43**(特別号)p.210, SS 14-5(第3回 BME on Demantia 研究会,講演録集),(2005)
24) 宮原英種,稲谷ふみ枝:高齢者理解の臨床心理学,pp.98-107,ナカニシヤ出版 (2003)

25) ジャン＝ピエール・クライン（著），阿部惠一，高江洲義（訳）：芸術療法入門，白水社（文庫クセジュ）(2004)
26) 金子健二：臨床美術—認知症治療としてのアートセラピー—，日本地域社会研究所 (2003)
27) 日本臨床美術協会：臨床美術のすすめ—よくわかるだれでも学べる脳の活性化と痴ほうの予防・改善に！，日本地域社会研究所 (2004)
28) 藤森達也，平川杏奈，田中有希，福田 修，金子満雄，志村孚城：脳リハビリ手法の評価方法の検討—音楽療法と芸術療法—，日本生体医工学会専門別研究会 BME on Dementia 研究会研究報告集，**1**, 2, pp.13-17 (2006)

索　　引

【あ】
アクティビティケア　161
アーチファクト　95
アナログ画療法　168
アルツハイマー型認知症　6
アルツハイマー病　1,91
アンデルセンの定理　17

【い】
意味記憶　77

【う】
ウェクスラー成人知能検査　119
右側大脳半球障害者　119

【え】
エトス論　131
エピソード記憶　77
遠隔記憶　7

【お】
音楽療法　130
オンデマンド型回想式すごろく
　　システム　154

【か】
絵画療法　167
回想法　154
改訂長谷川式簡易知能評価
　　スケール　100
海　馬　77,130
外乱光　32
拡散型トレーサ　95
拡散反射光強度　34
核磁気共鳴現象　12
画像診断　2
活動的音楽療法　131
活動電位　15
かなひろいテスト　5,114
川島計算ドリル　114
感覚一時貯蔵　7
観察法　2
漢字色別テスト物語編　109,114
感　度　119

【き】
利き腕　170
吸収スペクトル　18
吸収補正法　94
局所脳血流　56
距離感覚　78
近時記憶　7
近赤外分光トポグラフィ　30
近赤外分光トポグラフィ法　29
近赤外分光法　3,18,20

【く】
空間分解分光法　41

【け】
芸術療法　167
軽度前頭前野機能障害　8
軽度頭頂野機能障害　8
軽度認知機能障害　2
軽度認知障害　6
軽度レベル　81
ゲーム療法　154,161

【こ】
行動記憶　77
口頭指示　119
後部帯状回　99
五十音書写　124
コリメータ　92
コントロール　58

【さ】
最尤推定-期待値最大化法　95
左側大脳半球障害者　119
酸素化ヘモグロビン　3,18
散乱線補正　94
散乱補正式　23

【し】
時間の見当識　119
色彩感覚　78
自在調整曲面ホルダFLASH　25
視床下部　130
自発書字　119
周波数分解法　21

【し】
受容的音楽療法　131
小　脳　130
書字指示　119
人格変化　101
神経受容体分布断層像　15
神経心理テスト　2,107
心理療法　131

【す】
数字の順唱　114
数字の復唱　124
スクリーニング　5
図形模写　119

【せ】
生活習慣病型　71
生活の質　131
正規化組織ヘモグロビン指標　43
前頭前野　4
前頭前野機能　71
前頭前野穹隆部　73
前頭側頭型認知症　71
前頭側頭葉型認知症　101,102
前頭側頭葉変性症　2
前頭側頭葉変性症群　2
前頭葉型認知症　2

【そ】
早期認知症　81
即時想起　119
組織酸素化指標　42,43

【た】
第3次意欲領域　78
代替医療　131
代替療法　153
大脳後半部　72
大脳皮質　130
タスク　57,124
タスク集中期間　117
脱酸素化ヘモグロビン　3,18
短期記憶　7

【ち】
遅延再生　119
逐次近似法　95

蓄積型トレーサ		95
知能テスト		80
中度レベル		81
超音波診断装置		17
陳述記憶		77
鎮静効果		151

【て】

テストバッテリー	3
手続き記憶	77

【と】

統計学的画像診断法	97
統計的検定評価	25
特異度	119
独立成分分析	27
トータルヘモグロビン	116
トレーサ	62

【に】

2波長方式	34
認知症	91
認知症予備軍	2
認知野	72

【の】

脳幹	130
脳計測のモデル	62
脳血管性認知症	102
脳血流	56, 62
脳血流SPECT検査	91
脳磁計	16
能動的な音楽療法	131
能動的聴取時	150
濃度長	35
脳のエネルギー代謝断層像	15
脳波計	3, 15
脳リハビリ教室	88

脳リハビリテーション	130

【は】

把握運動	61
場所の見当識	119
波長間差計算法	22
浜松二段階方式の診断法	5
パラレルホールコリメータ	92

【ひ】

非アルツハイマー型前頭葉変性症	2
光CT	20
光拡散方程式	53
非陳述記憶	77
ピック病	1
標準偏差	136
病理学的診断	2

【ふ】

ファンビームコリメータ	92
フィルタ補正逆投影法	94
賦活化面積率	148
賦活化率	148
賦活値	148
賦活パターン	166
賦活量	107
物品呼称	119
プロトコル	124
文の復唱	119

【へ】

閉眼安静	134
ペグ・ソリテール	161
ベースライン	124

【ほ】

方向感覚	78

補完療法	153
ポジトロン	14

【ま】

マルチファイバアダプタ	49

【む】

無侵襲計測	18

【も】

モル吸光係数	41
問診	2

【ゆ】

優先順位	75

【よ】

陽電子	14

【ら】

ラジオアイソトープ	14

【り】

リクルート現象	62
両側側頭頂連合野	99
両側大脳半球障害者	119
臨床心理士	108

【ろ】

老化廃用型痴呆	91
老化廃用型認知症	2, 71

【わ】

ワーキングメモリ	80

【数字】

3 D-SSP	98

【A】

AACD	4, 7
AD	1
aging-associated cognitive decline	7
Alzheimer's disease	1

【B】

B-mode	17

【C】

CDR	7
color Doppler	17

CW法	21

【D】

deoxy-Hb	3
DIMENSION解析	16
DOT法	21
DSM-IV	100

【F】

f-MRI	3, 13
Folstein	119

【G】

GDS	7

【I】

Index1	112

【L】

laterality index	66

【M】

MCI	4, 7
MDS	161
mild cognitive impairment	6
MLB法	40
MMSE	3
Modified Lambert-Beer法	40

MRI 3, 13	Petersen らの MCI 7	SPECT 3, 14
	Pick's disease 1	SPM 処理 97
【N】		SPM 94 97
NDB 12	【Q】	SQUID 17
near infrared spectroscopy 20	QOL 131	SRS 法 21
NIRS 3, 20	quality of life 131	
【O】	【R】	【T】
OS-EM 法 95	RAPs 161	TOI 43
oxy-Hb 3	RI 14	TRS 法 21
【P】	ROI 167	【Z】
PD 1	ROI 解析 125	Z-score 12
PECT 15	【S】	【ギリシャ文字】
PET 3, 15	SD 136	γ カメラ装置 95

―― 編著者略歴 ――

1965年 東海大学工学部応用理学科卒業
1965年 富士通株式会社入社
1995年 博士（工学）（東京大学）
2000年 東海大学教授
2007年 株式会社浜松早期認知症研究所所長
　　　 現在に至る

近赤外分光法による前頭前野計測
　―認知症の早期発見とリハビリテーション方法の評価―
Prefrontal Lobe Measurement Using Near Infrared Spectroscopy
― Evaluation of Early Detection Methods and Rehabilitation Methods of Dementia ―
© Takaki Shimura 2009

2009年8月27日　初版第1刷発行

| 検印省略 |

編　著　者　志　村　孚　城
発　行　者　株式会社　コロナ社
　　　　　　代 表 者　牛来辰巳
印　刷　所　新日本印刷株式会社

112-0011　東京都文京区千石 4-46-10
発行所　株式会社　コロナ社
CORONA PUBLISHING CO., LTD.
Tokyo　Japan
振替 00140-8-14844・電話 (03) 3941-3131 (代)
ホームページ　http://www.coronasha.co.jp

ISBN 978-4-339-07222-8　（柏原）　（製本：愛千製本所）
Printed in Japan

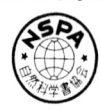

無断複写・転載を禁ずる
落丁・乱丁本はお取替えいたします